中文翻译版
原书第8版

骨与关节影像

BONES AND JOINTS

主　编　[英] 詹姆斯·马库斯（James Harcus）

主　译　罗殿中　韦　兴

科学出版社

北　京

图字：01-2023-2173号

内 容 简 介

本书为原书第8版，主要介绍骨与关节的结构特征、临床影像、病理改变和创伤等方面内容。本书共分11章，第1～4章分别讨论了骨骼、关节的一般特征、骨折和骨关节相关的病理；第5～11章分别对上肢、肩带骨、下肢、骨盆肢带骨、胸部、脊柱、颅骨进行介绍。

本书特点是解剖基础与创伤、病理、典型医学影像紧密结合，简洁、精练，图片精美、准确。可供骨科、运动康复、医学影像等专业人员阅读参考。

图书在版编目（CIP）数据

骨与关节影像：原书第8版/（英）詹姆斯·马库斯（James Harcus）主编；罗殿中，韦兴主译 . —北京：科学出版社，2024.6
书名原文：Bones and Joints
ISBN 978-7-03-078503-9

Ⅰ.①骨⋯　Ⅱ.①詹⋯②罗⋯③韦⋯　Ⅲ.①骨疾病—影像诊断②关节疾病—影像诊断　Ⅳ.① R680.4

中国国家版本馆 CIP 数据核字（2024）第 093908 号

责任编辑：李　玫/责任校对：张　娟
责任印制：师艳茹/封面设计：龙　岩

Elsevier (Singapore) Pte Ltd.
3 Killiney Road, #08-01 Winsland House I, Singapore 239519
Tel: (65) 6349-0200; Fax: (65)6733-1817

科　学　出　版　社 出版

北京东黄城根北街 16 号
邮政编码：100717
http://www.sciencep.com

北京汇瑞嘉合文化发展有限公司印刷

科学出版社发行　各地新华书店经销

*

2024 年 6 月第　一　版　开本：889×1194　1/16
2024 年 6 月第一次印刷　印张：16
字数：460 000

定价：298.00 元
（如有印装质量问题，我社负责调换）

主译简介

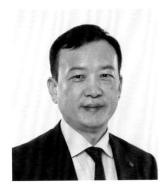

罗殿中　医学博士，副主任医师。解放军总医院骨科学部关节外科副主任。从事关节外科和运动医学临床研究20余年，对青少年与成人髋关节发育不良的保髋治疗、髋关节撞击综合征、髋臼盂唇损伤、扁平髋等疾病有较为深入的探索。对髋关节发育不良、股骨头坏死、髋残余畸形等疾患的保髋和置换治疗有较深入的研究。在张洪教授、GANZ教授指导下率先在国内开展股骨头缩小成形术、髋关节囊成形术、股骨颈基底部截骨术、改良DUNN股骨头骨骺滑脱复位术、髋关节直接造影核磁共振技术等多项相关新技术。

与保髋团队共同提出了髋关节发育不良全生命周围健康管理的理念，内翻盂唇及其早发髋骨关节炎等不良后果，股骨颈基底旋转截骨新方法，股骨头坏死保髋保头"关键技术"及防治"低位假臼"陷阱等系列新理念、新技术、新方法。

国际矫形与创伤外科学会（SICOT）中国部小儿骨科专业委员会副主任委员，中国医师协会骨科分会保髋学组委员，中国康复医学会修复重建外科专业委员会保髋学组组长。中华医学会骨科分会小儿创伤矫形学组委员。曾到韩国、美国、瑞士短期访问学习。多次参加并主持国内外保髋会议，推广普及保髋理念和技术。发表相关论文30余篇；主编、主译、参编、参译专著5部；获华夏医学科学技术奖二等奖1项、中华医学科技奖三等奖1项、解放军总医院医疗成果奖二等奖1项、其他奖项2项。

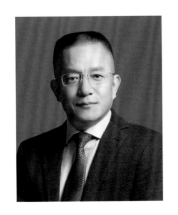

韦兴　医学博士，主任医师，硕士研究生导师，航天中心医院骨科主任。2011年赴美国Mayo Clinic研修，2014年赴韩国首尔大学医学院研修。

在国内较早开展骨肉瘤的新辅助化疗及保肢治疗，脊柱转移癌的原位微波高温灭活治疗，潜心研究脊柱的机器人辅助手术，脊柱转移癌的微创手术治疗等。在脊柱退行性变、创伤、畸形、四肢和脊柱骨肿瘤的诊断与治疗方面颇有建树，擅长骨肿瘤的微创消融技术、运动康复等。

中国抗癌学会肉瘤专业委员会委员，中国康复医学会脊柱脊髓专业委员会委员，中国医师学会骨科分会骨肿瘤专业委员会委员，北京医学会骨科分会委员等。获国家科学技术进步二等奖1项，中华医学科技奖二等奖1项，华夏医学科学技术奖一等奖1项，军队科技进步奖二等奖1项，等等。主译学术著作2部，参编专著4部。获国家发明专利1项，实用新型专利2项。在国内（核心）外学术期刊发表学术论文60余篇，其中SCI收录论文10篇。

译者名单

主　译　罗殿中　韦　兴

副主译　肖　凯　刘松洋

译　者　（按姓氏笔画排序）

丰　波　韦　兴　龙开炳　龙雄武

刘　水　刘　申　刘松洋　李树明

肖　凯　沈　鹰　林崇明　罗殿中

唐政杰　黄　飞　梁永辉　梁伯冉

译者前言

本书是供从事与骨和关节相关领域的（如骨科、影像科）研究生、年轻医师阅读的一本简明实用的参考书。从事相关领域工作的研究生、年轻医师，有必要专门强化学习骨与关节的相关知识，以便对其有更清晰、准确和比较深入的了解，这对以后的专业临床工作和研究工作都非常有用。而这样的相关知识，在一般的基础医学书籍和临床诊疗书籍中讲述得并不多、不够详尽，学习并不方便。

本书是由国际著名的爱思唯尔出版社出版的实用参考书，出版后在国际上受到相关专业的年轻专业人员的广泛欢迎。至今再版了 8 次。这么多次的再版，说明了读者的需求，同时也说明作者吸收读者的需求对内容进行不断的改进和补充，以满足读者需要。

本书的原作者具有丰富的教学经验，写作中充分考虑到学习的特点和临床需求特点。内容的选择和编排形式都非常实用，令人耳目一新。插图的绘制和影像图的选用非常用心，注重相关知识点与临床的结合。不同章节还选用不同颜色进行标记，便于查阅。全书结构清晰、重点突出、简明实用、便于阅读学习，对骨科、影像科专业人员是不可多得的参考书，对与骨和关节相关的其他专科，如运动康复科、神经内外科、口腔颌面外科、整形外科等专科的人员也是值得一读的参考书。

我们的翻译团队在翻译本书的过程中也重温了相关知识，感到颇有收益。为了将这本在国际上很受欢迎的参考书介绍给国内的年轻专业人员，各位译者不辞辛苦，加班加点进行译、校。对一些解剖术语和临床术语，参考国家标准统一、规范，尽可能采用标准化专业词汇。对于一些容易产生歧义的词汇，采用更加接近临床的表述，如卵圆窝 / 髋臼小凹 / 髋臼窝，我们统一采用"卵圆窝"。对于没有统一标准的名称，采用较常使用的表述，如哈弗氏系统 / 哈弗氏管 / 哈佛斯 / 哈佛管 / 哈弗斯管，我们统一采用"哈弗氏系统 / 哈弗氏管"。同时，对原书个别之处做了校正，使之更加完善。

本书中文翻译版在格式、排版、彩页使用等方面，尽最大可能忠实于原著。鉴于译者多数是临床医师，翻译中不足之处在所难免，请各位同仁对于书中出现的错误予以指正。

非常感谢参加翻译工作或给予支持帮助的同道！

真诚希望本书能对大家有所帮助。

罗殿中

解放军总医院第四医学中心

韦 兴

航天中心医院

2023 年 11 月

原著序

20世纪80年代初，我首次受邀编写《骨与关节影像》第1版。第1版是以我的讲义为基础编写的，书中附有骨骼和关节插图，反映当时在科室中看到的影像学表现。多年来，在后来的版本中陆续添加影像学图片，到第4版时包括了新的成像模式。第5版在版面设计时引入色彩。第6版加入了PET和SPECT图像，第7版在图像中引入了颜色，以帮助提高清晰度。多年来1～7版不仅被医学影像学年轻的专业人员使用，还被其他需要学习骨科和关节影像的工作人员用作参考书。

在第8版，更加注重了影像学工作者参与内容更新，更新了许多图像，以反映临床前沿。修订了骨折和病理部分。保持了全书的布局风格，保留了简单清晰的线描图，便于学习和复习。为了便于理解，增加了更多的解析，引入图像演示骨骼的骨化中心。第8版提供了更多的在线资源以反映影像学多年来的变化，影像学已经发展为需要更深入了解的学科。第8版反映了多年来发生的变化，应继续成为学习的有用的辅助工具。

Chris Gunn

原著前言

基于临床背景判读医学影像，我始终认为，深入了解医学图像中的基础解剖来观察和解释病理改变是极其重要的。我很荣幸受邀撰写这本经典教科书新版，本书多年来一直是学习的核心资源。

新版延续了前7版颇有特色的编写格式，但更新了部分内容并用一系列适宜的图像支持相关论点，以期更好地解释一些难以理解的概念。

新版本保持了本书的精髓；以简洁和系统的方式介绍骨的解剖学和关节学内容，然后通过讨论常见的骨折和病理将其应用于实践。本书不期望成为详尽无遗的资源库，而是作为相关专题关键原则的简明指南。本书通过以下3种主要方式使读者获得更好的学习成效。

（1）通过覆盖骨学和关节学的主要内容，集中讨论局部骨骼区域，以强化学习效果。

（2）学习和复习相结合。随附的在线资源有助于读者学习时理解书中的插图和内容。

（3）作为专业读者和健康专业研究生的参考书和信息来源。

第1章和第2章介绍了骨和关节的结构和发育的基本原理，以辅助后续章节的理解。第3章和第4章简要介绍了一些关键概念，包括病理生理学和骨折及病症的外观。第5至11章系统介绍了骨骼系统的每个部分，使用带标注的插图和影像学图像来支持学习和复习。常见的骨折和病理也通过医学图像进行阐释。

尽管本书内容相对简明，但要领会的信息很多。因此，对于重要或常被误解的概念，每章中的"拓展知识"部分旨在突出并对其进行解释。这些概念中有许多是我在教学中经常对听课者强调的，我很乐意通过本书能够向更广泛的受众分享。

我对前几版的作者Chris Gunn及所有其他做出贡献的作者表示感谢，因为他们为我提供了一个如此健全和成功的工作模式，使我能够更轻松地工作。我要衷心感谢Helen和Millie在疫情闭门期间给予我写作上的支持，这是无价之宝，让我保持了动力！

James Harcus

BHSc(Hons) MSc PgCert PgCHE FHEA

诊断影像学讲师

英国利兹大学医学院

目　录

第1章 骨

尽管看起来骨是一种相对简单的惰性结构，但像其他器官一样，骨是一种复杂的、血管化的和高度神经支配的活组织，不断地进行新陈代谢。在整个生命过程中，骨在不断地生成和分解。研究骨的学科称为骨学。

一、骨的功能

1. 支撑躯体重量和作为软组织附着位点。
2. 作为肌肉杠杆保持运动。
3. 保护器官，如大脑。
4. 储存钙、磷和其他重要矿物质以维持机体内环境的稳定。此外，黄骨髓内还储存着脂肪组织。
5. 储存其内的红骨髓产生血细胞。

二、骨的结构

骨是一种结缔组织，成熟的骨细胞被包裹在由有机胶原蛋白纤维网形成的细胞间网络，即类骨质和较硬的无机矿物质组成的骨基质中。

在骨生成的过程中，成骨细胞分泌胶原有机类骨质，随后矿物盐在其中沉积，形成矿化或钙化的无机基质。

在典型的成熟骨中，有机成分类骨质构成约 1/3 的骨基质，赋予骨的弹性和一定的柔韧性。无机矿物盐（主要是钙和磷酸盐类物质，称为羟基磷灰石）形成其余 2/3，为骨提供强度、硬度和承重能力。

（一）骨基质中的细胞

在骨基质中有 4 种细胞，它们在骨的发育、生长、维护和修复中发挥重要作用。

1. 骨祖细胞　存在于骨膜内部、骨内膜和骨单元之间交通通路中的干细胞。这些细胞分裂后形成成骨细胞。

2. 成骨细胞　骨骼建造细胞，分泌类骨质、胶原蛋白和其他成分，构建有机基质。然后，它们在胶原纤维之间的空隙中启动无机矿物基质的钙化过程。

3. 骨细胞　成熟的骨细胞，维持骨的正常细胞活动，如营养物质的交换。成骨细胞定植于基质中不再

1

分泌类骨质时，形成骨细胞。

4.破骨细胞　骨消耗细胞。这类大型细胞由许多单核细胞（白细胞的一种类型）组成，它们释放强作用酶以溶解骨基质，主要存在于骨骼内部的内膜中。

在整个生命过程中，成骨细胞和破骨细胞对骨的形成和吸收保持着平衡（内稳态），这个过程称为重塑。

（二）两种主要类型的骨

两种主要类型的骨是指骨密质（致密型）和骨松质（海绵骨）。骨密质形成成熟骨的表层或皮质，骨松质形成骨的内部结构。骨骼由约80%的骨密质和20%的骨松质组成。

1.骨密质　骨密质坚硬、牢固，主要存在于长骨的骨干（干骺端）。长骨骨干需要坚强的管状结构，骨密质形成所有骨的外层（皮质）。它由许多圆柱形结构或单元组成，称为哈弗氏系统（或骨单位）（图1-1，图1-2）。成熟的骨细胞（成熟骨细胞）位于同心环状骨（骨板）之间的空间（骨陷窝）。骨陷窝之间有互相联络的通道走行，为骨细胞提供营养，维持骨内稳态。

（1）每个哈弗氏系统包括

1）中央哈弗氏管：包含神经、血管和淋巴管。

2）骨板：围绕哈弗氏管的同心环状/层状骨。

3）骨陷窝：含有骨细胞（成熟的骨细胞）的骨板之间的空隙。

4）骨小管：输送营养液的通道；连接骨陷窝并与中央哈弗氏管相通。

（2）在各个哈弗氏系统之间

1）间骨板：填充相邻哈弗氏系统之间的板层骨。

2）福尔克曼管：连接不同系统之间的各种哈弗氏管，内含神经、血液和淋巴管。

（3）围绕哈弗氏系统外部和内部的有环骨板、骨膜、骨内膜。

1）环骨板：围绕骨的内外表面的环形骨组织；通过骨小管与哈弗氏系统相通。

2）骨膜：除关节面由透明软骨覆盖外，其他骨密质外层均由骨膜包绕。骨膜内层是血管和细胞成分，在提供营养、生长和骨修复方面至关重要。外层呈坚韧的纤维状，与肌腱和韧带融合。

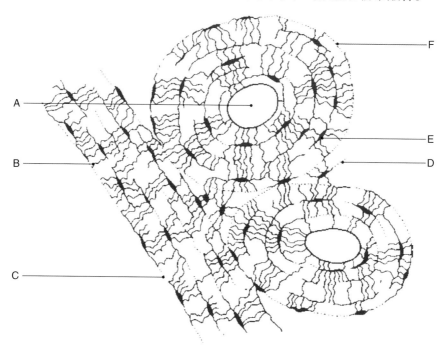

图1-1　骨的横切面（显微镜）

A.哈弗氏管；B.骨小管；C.环骨板；D.间骨板；E.骨陷窝；F.骨板

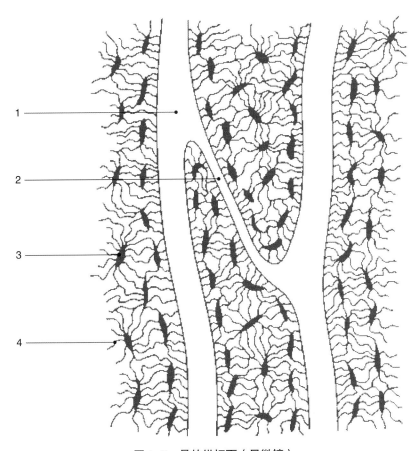

图 1-2　骨的纵切面（显微镜）
1.哈弗氏管；2.福尔克曼管；3.骨陷窝；4.骨小管

3）骨内膜：是一种排列在髓腔内的血管内膜，其作用是提供营养，促进骨的生长和修复。

2.骨松质　也称为海绵状骨，存在于骨骼中需要重量、强度和增加表面积的骨骼部分。它主要存在于长骨的末端和其他类型骨的中间部分。其结构与密质骨相似，但不包含真正的哈弗氏系统。环层骨板以不规则的晶格状排列成薄层骨柱，称为骨小梁。这些骨小梁提供骨的内部支持结构，沿受力方向排列，以提供抗拉和抗压强度。骨小梁之间的空隙减少了骨的整体重量，其内也含有骨髓。

骨髓：长骨的髓腔和松质骨的骨小梁之间的空隙都充满骨髓。在出生时为红骨髓，在造血过程中产生红细胞和白细胞。成人中，活跃的红骨髓只存在于以下部位：股骨近端（上端）、椎骨、肩胛骨、胸骨、肋骨、锁骨、颅骨板障、髋骨。

在骨骼的其他部位，红骨髓变成不活跃的黄骨髓，主要作为脂肪组织的储存场所。

（三）血液供应

作为活体组织，骨骼需要营养，是高度血管化的结构。骨的血液主要供应骨组织（骨基质）、骨细胞、骨髓、骨骺（生长板）软骨、骨膜和骨内膜。

大血管进入骨骼有不同特点。在长骨中，大的营养动脉通过倾斜排列的孔从骨膜进入骨干，这些孔称为滋养孔，通常从骨骼的主要生长端指向远端。营养动脉分为远端（下）和近端（上）分支，这些分支供应大部分骨骼。另外，还有许多较小的干骺端和干骺端动脉进入骨骼末端，为这些区域提供血液。

动脉血供给骨骼，然后流入静脉，静脉沿着伴随的动脉离开骨骼。在骨骼中含有红骨髓的部位，常见有血管分布。在被关节软骨覆盖的表面区域，未见血管出入。

（四）神经支配

神经广泛分布于骨膜，神经纤维伴随动脉通过滋养孔进入骨内。

◉ **拓展知识**

骨膜中丰富的神经可引起与骨折相关的疼痛。骨内血管的特性对于骨折的修复也很重要。

三、骨的发育

胚胎期的骨完全是由纤维结缔组织膜（间质）和透明软骨构成的。妊娠第6周后，这种组织开始通过成骨过程转变为骨。有些骨由软骨内成骨发育而成，如形成四肢、躯干和颅底的骨。有些骨由膜内成骨发育而成，如颅顶、面颅骨和锁骨。还有一些骨在肌腱（腱内）中发育；有些是籽骨，如髌骨和腓肠豆。

（一）成骨

成骨是指从结缔组织中形成骨，受维生素及激素的影响。

1. 维生素　维生素A、维生素C、维生素D的供应具有重要作用，它们在骨细胞的活动、胶原等蛋白质的产生和钙的吸收方面具有特殊意义。

◉ **拓展知识**

羟基磷灰石，化学式 $Ca_5(PO_4)_3$［译者注：应为 $Ca_{10}(PO_4)_6(OH)_2$］，是骨和牙釉质的主要矿物盐。它能提供强度和硬度，占骨重量的2/3。钙作为一种主要成分，对骨的健康和强度至关重要，钙过量或缺乏是导致骨骼疾病的原因之一。钙对躯体其他系统和生理过程也是必不可少的，如血细胞的生成、血液凝固和神经传导。因此，机体需要大量的钙，钙可以储存在骨中并根据需要释放到血液中。

2. 激素　骨的生长和转换受以下激素的影响。

（1）甲状旁腺素（来源于甲状旁腺）：通过提高破骨细胞骨吸收的效率，增加血液中的钙含量。

（2）降钙素（来源于甲状腺）：与甲状旁腺素的作用相反，通过抑制破骨细胞的活动，降低骨吸收的速度，有助于降低血钙水平。

（3）生长激素（来源于垂体前叶）：影响骨组织的生长和更新。

（4）甲状腺素（来源于甲状腺）：通过作用于骨代谢而影响正常的身体发育。

（5）睾酮（男性）和雌激素（女性）：影响正常的骨骼生长，尤其是在青春期。

负重和运动对于刺激骨的生长和保持其强度也很重要；一般健康状况不佳会抑制骨的生长。

（二）软骨内成骨

大多数骨，例如长骨（图1-3）的形成过程是在骨的透明软骨中发生骨化。骨化中心是进行软骨内成骨的一个或多个区域，最终在骨成熟期它们融合在一起。尽管个体间略有差异，但骨化在特定发育年龄发生于骨化中心。

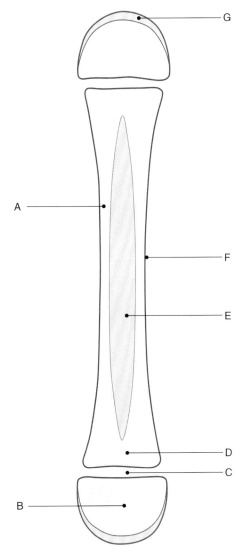

图1-3　发育中的长骨剖面图

A.骨干；B.骨骺；C.骺板；D.干骺端；E.髓腔；F.骨膜；G.关节透明软骨

四、骨化核

（一）初级骨化中心

初级骨化中心出现在骨干中段（骨干的意思是"贯穿式生长"）。成骨细胞出现，骨组织的基质沉积。破骨细胞"破坏"（或重吸收）骨骼，通过"重塑"将骨塑造成所需的形状。破骨细胞还负责在骨内形成髓腔和窦。

初级骨化中心从骨干中部向骨两端的骺板（生长板）延伸。

在形成骨干的同时，骨干外侧的骨质也在不断积累，形成骨膜。骨的宽度增加，随后由骨膜下和骨膜内表面的骨形成和骨转换来维持。

（二）次级骨化中心

次级骨化中心出现在骨的两端，形成骨骺（意为"顶端生长"）。骨骺与骨干之间有一层薄的软骨，称为骺板，长骨中的干骺端通常形成相邻关节的表面。

一些次级骨化中心形成一个明显的突起或骨性突起，韧带或肌腱附着，称为隆突。

（三）增长

骨长度的增加是在儿童时期通过骺板内骨的生成而实现的。它发生在骺板上离骨干最近的一侧，称为干骺端（意为"中间生长"）。骺板内产生的软骨细胞肥大（增大），钙化，继而骨化形成新骨。这个连续的过程引发骨的延长。

（四）融合

当骨生长达到预期的长度时，骨骺与骨干、干骺端融合。典型的长骨可能需要20年才能达到融合，而完全的骨成熟在约25岁时才会发生。

（五）膜内成骨

膜内成骨发生在结缔组织膜（间充质）中，结缔组织并非先转变为透明软骨（例如在发育中的胎儿的颅顶）。在骨化时，结缔组织中出现成骨纤维和成骨细胞，产生骨基质。骨化从骨的中心向外扩散。

五、骨的类型

成人的骨骼由206块单独的骨组成，分为两个部分。中轴骨由躯体中央的80块骨组成，包括头颅、胸廓和脊柱的骨。附肢骨骼（126块骨头）与中轴骨相连，包括上肢骨和下肢骨及带骨（肩部和骨盆）。根据骨的形状，主要分为5种类型。

1. 长骨　长骨具有"典型的"骨的结构。长度大于宽度，由一个带有中央髓腔的骨密质的骨干（干骺端）组成。膨大的两端（由骨骺和干骺端组成）由覆盖着一层骨密质的骨松质形成。包括肱骨、桡骨、尺骨、股骨、胫骨、腓骨、趾骨、跖骨、掌骨。

2. 短骨（立方体形状）　由骨松质形成的，上面覆盖着一层薄的骨密质，可增强骨骼强度，但活动有限。包括腕骨、跗骨。

3. 扁骨　由一层薄的骨松质包裹在两层薄的骨密质中形成，可见于其下方器官需保护或广泛的肌肉附着处。包括肩胛骨、肋骨、颅顶。

4. 不规则骨　骨的形状复杂，由骨松质组成，周围包绕一层薄的骨密质，有许多骨性突起，以利于韧带和肌腱等软组织结构的附着。不规则骨包括椎骨、面骨、髋骨。

5. 籽骨　在肌腱中发育，通常邻近关节，其主要功能是保护肌腱在骨表面移动时不受磨损，并提高关节的机械效率。除髌骨外，籽骨的数量也因人而异，特别是在手和足部。

六、正常骨的影像学表现

骨的影像学表现见图1-4 ~ 图1-6。

1. 骨皮质 / 骨密质　比骨松质和髓腔密度大，因此能吸收更多的X线，在骨的周边产生一个相当坚固的硬化（白色）线。

2. 髓腔　密度低于皮质，呈现出稍高的透明度（较暗）。

3. 骨松质　骨小梁是骨松质的支撑结构，在整个骨内部表现为非常细的硬化（白色）线。

4. 骺板　由于骺板是由软骨形成的，透光度高，因此不可见，注意不要与骨折混淆。骺板呈现为透亮（暗色）线，有两个光滑且规则的边缘，延伸到骨的周边，邻近骨的末端，在干骺端和骨骺之间。

5. 融合的骨骺　通常在青少年时期出现，沿原骺板的部位出现一条很细的硬化线。这些线随着年龄的增长大多不可见，也有一些人仍然存在（特别是在桡骨和胫骨的远端）。

6. 关节腔　含有关节透明软骨和滑液，透亮（因此不显影）。

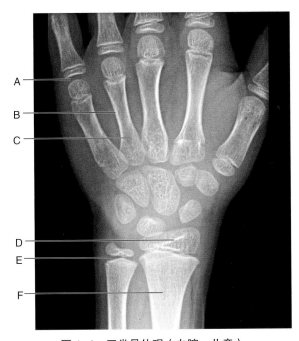

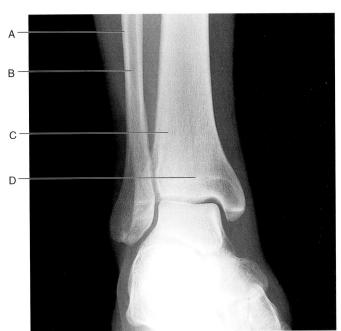

图 1-4　正常骨外观（左腕，儿童）

A. 关节腔 / 间隙；B. 骨密质 / 骨皮质；C. 髓腔；D. 骨骺；E.
骺板（生长板）；F. 干骺端

（引自：STATdx© Elsevier，2022）

图 1-5　正常骨外观（右踝）

A. 骨密质 / 骨皮质；B. 髓腔；C. 骨松质；D. 融合的骺板

（引自：STATdx © Elsevier，2022）

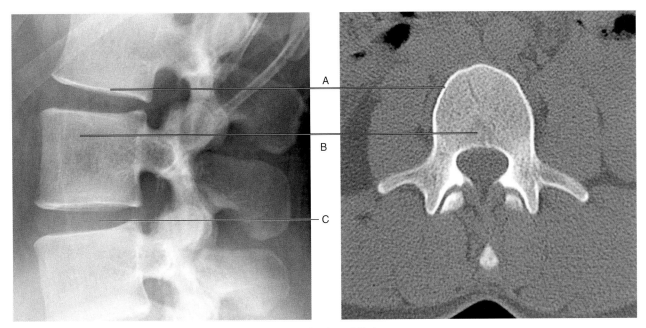

图 1-6　腰椎的 X 线片和 CT

A. 骨密质 / 骨皮质；B. 骨松质；C. 椎间盘（关节）间隙

（引自：STATdx © Elsevier，2022）

七、专业术语

拓展知识

学习术语可使读者熟知不同部位骨的名称，学会描述损伤和病理改变发生的部位。学习和使用术语是很重要的，这些术语将贯穿本书，所以请使用下面的清单来参考，尝试并习惯使用它们。

多数部位骨的名称可以从以下几个方面，通过组合来进行逻辑性构建。

（一）形容词

骨的名称，或与其形成关节连接的骨，或与其形成关节连接的骨的一部分。

（二）前缀

不一定需要，定位骨内部位。使用时放在形容词的前面。

半：一半。

上：在上。

下：在下。

间：之间。

内：在内。

下：在下方。

上：在上方。

（三）描述性术语

即使是最复杂的解剖学和病理学术语也是由较小的部分组合而成的（隆起、凸起、孔和凹陷）。

肩胛下窝：肩胛骨下面的凹陷。

滑车切迹：一个与滑车衔接的大凹槽。

桡窝：承接桡骨头的凹陷。

髁上嵴：髁上的脊状突起。

1. 隆起和突起　这些骨性突起通常是软组织附着点或形成关节的一部分。

（1）耳突：形似耳状。

（2）髁：光滑的圆形隆起，通常由关节透明软骨覆盖（形成关节表面的一部分）。

（3）嵴：尖锐的脊。

（4）上髁：在髁上的隆起。

（5）关节面：光滑的区域，通常由关节透明软骨覆盖（另一种类型的关节表面）。

（6）钩突：钩状突起。

（7）骨板：薄层板。

（8）线：长低窄的脊状突起。

（9）齿突：局部的凸起。

（10）棘：加长的突起。

（11）鳞：薄而平，像鳞片一样。

（12）滑车：滑轮形的表面。

（13）结节：小的圆形隆起。

（14）粗隆：大的圆形隆起（尤其是在肱骨）。

2. 孔或凹陷 孔或凹陷内通常含有并保护软组织，如神经和肌腱。

（1）管：骨性隧道。

（2）裂：狭窄的缝隙。

（3）孔。

（4）窝：宽大的凹陷或空洞。

（5）沟：未被覆盖的通道。

（6）道：狭窄的通道。

（7）切迹：大的凹槽。

（8）槽／沟：凹槽或沟壑。

拓展知识

当使用描述性术语或前缀来描述身体（或骨折）的位置、运动或位移时，一定要参考标准的解剖位置。标准位置是指身体处于：

直立位，身体前部朝前。

头部水平位，眼睛向前看。

双臂放在体侧，手掌朝前。

双足平放在地面上。

（9）前侧：靠近身体的前部。

1）远端：更远端，骨的下端。

2）背侧：身体的背面。

3）外部：在外部。

4）下方：在下面。

5）内部：在内部。

6）外侧：远离身体的中线。

7）内侧：靠近身体的中线。

8）近端：骨的上端。

9）上。

10）腹侧／掌侧：靠近身体前端。

3. 与牙齿相关的术语

（1）颊／唇：与颊／唇部相邻。

（2）尖：圆形凸起。

（3）远端：朝向口腔后方。

（4）舌／舌的：舌旁边。

（5）近中：朝向前线或中线。

（6）颌：咬合缘。

拓展知识

躯体可以分为一系列的平面,这些平面是指计算机断层扫描和磁共振成像等横断面成像中使用的不同"切面"。

正中矢状面(MSP):将躯体从中间分为左和右两边。

矢状面:正中矢状面的任何一侧,将躯体分为左和右。

冠状面:与矢状面成90°,将躯体分为前部和后部(前面和后面)。

轴位(或横断面):将躯体横向地划分为顶部和底部。

第2章 关 节

一、滑膜关节（活动关节）　　　三、软骨连接

二、纤维连接　　　四、软骨

　　骨连接由两块或多块骨相接，或由一块骨与软骨、一颗牙齿相连接形成。其结构和预期功能均决定了骨连接的类型，有些骨连接可以自由活动，有些则完全僵硬且非常坚固。骨连接又称关节，包括纤维软骨和滑膜，常分为两种：骨通过结缔组织或软骨牢固地连接在一起的固定关节；在骨之间形成一个空间，可有更多运动的滑膜关节。关于骨连接的研究称为关节学。

一、滑膜关节（活动关节）

（一）典型特征

　　人体最常见的关节类型为滑膜关节。除了连接关节的骨骼外，滑膜关节的功能是提供运动，即活动关节（图2-1）。

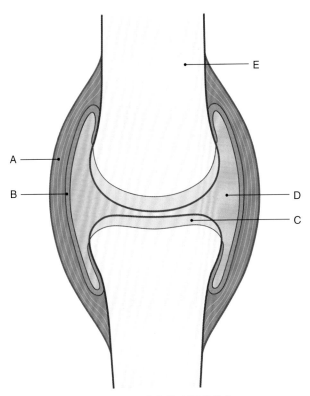

图2-1　滑膜关节（冠状位）

A.纤维关节囊；B.滑膜；C.关节透明软骨；D.滑膜腔/液体；E.骨骼

所有的滑膜关节都有相似的结构。关节骨骼表面覆盖透明软骨，骨骼之间形成滑膜腔，腔内充满具有润滑作用的滑液。滑膜腔由坚韧的外部纤维关节囊和分泌滑液的滑膜构成。

1. 关节（透明）软骨　覆盖骨骼的关节表面，使表面光滑、减少摩擦。其主要成分是透明软骨。透明软骨是一种柔软的蓝白色物质，软骨细胞散布在细胶原纤维网络中。

2. 纤维关节囊　包裹关节腔的最外层，由坚韧、致密的结缔组织组成，与骨膜融合后与骨连接，可自由运动。通过抵抗骨被拉开来增加关节强度，关节囊韧带是增厚的囊束，有助于发挥此作用。

3. 滑膜　排列在纤维关节囊的内表面和骨表面，关节透明软骨之处除外，可向关节腔内分泌滑液。

4. 滑液　可填充关节滑液。滑液是一种类似蛋清的黏稠、清澈 / 白色的液体，起到润滑剂和减震器的作用，当受到压力时会变得更加黏稠，为无血管的关节软骨提供营养，清除"磨损"形成的关节碎片。

5. 神经　与活动关节的肌肉相呼应；在关节处传递疼痛信号及运动和牵拉信息。

6. 血管　供应除关节软骨外的所有组织，关节软骨由滑液滋养。通常情况下，血管包裹并汇聚在关节周围，形成动脉供应和静脉引流。

（二）关节附属结构

除典型特征外，某些滑膜关节内及其周围还有附属结构。

1. 副韧带　与纤维关节囊有部分不同，副韧带通过抵抗牵张力来增加关节强度，这些非常坚韧的纤维组织有助于将骨骼固定在一起。例如膝关节的交叉韧带。

2. 肌腱　连接肌肉与骨骼骨膜，是致密、坚韧的结缔组织的直接延续，将肌肉收缩的力量传递到骨骼以启动运动。

3. 关节盘　纤维软骨垫（较透明软骨坚韧），位于骨端之间，附着在纤维囊上。关节盘可增加关节骨骼的匹配度，并具备减震的作用。如膝关节的半月板。

4. 盂唇　与关节盘相似，为纤维软骨环，围绕在关节骨性表面的外围，以增加骨骼的匹配度。如肩关节盂唇或髋关节的髋臼盂唇。

5. 关节脂肪垫　由脂肪组织集合而成，有助于缓冲和保护关节结构。如可在肘部等关节中存在。

6. 滑膜囊　滑膜中充满液体的囊性结构，见于关节周围摩擦增加的地方，如骨突与皮肤之间或肌腱与骨骼之间。其有助于减少疼痛和组织损伤，如膝关节内。

7. 腱鞘　在结构和功能上与滑膜囊相似，围绕摩擦较多的肌腱，如肌腱交叉的地方（如腕关节）或穿过或越过骨骼的地方。

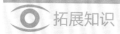
拓展知识

滑膜关节的骨骼结构非常脆弱，强度主要来自于支撑的软组织结构。

（三）关节的活动方式

1. 关节活动方式

（1）屈曲：关节弯曲，减小骨骼之间的角度。

（2）伸展：关节伸直，增加骨骼之间的角度。

（3）外展：远离中线，通常是指肢体活动。

（4）内收：向中线移动，通常是指肢体活动。

（5）内旋：向内旋转。

（6）外旋：向外旋转。

（7）环形运动：上述运动的组合。

（8）滑动：关节面在另一个关节表面上平滑移动。

2. 与骨骼系统运动有关的特定运动

（1）旋前：向内旋转手臂，使手掌朝后，或通过旋转足底向外侧旋转足部。

（2）旋后：向外旋转手臂，使手掌朝前，或通过旋转足底向内侧旋转足部。

（3）旋内：内收（通常是足／踝）。

（4）旋外：外展（通常是足／踝）。

（5）外翻：关节处远端骨骼向外倾斜的异常角度。

（6）内翻：关节处远端骨骼向内倾斜的异常角度。

（四）滑膜关节类型

拓展知识

尽管许多滑膜关节的结构相似，但关节的运动范围决定关节的类型。

1. 滑膜铰链关节　单轴关节（围绕一个轴活动），由一个骨骼的凸面与另一个骨骼的凹面组成，与门的铰链相似。

（1）活动方式：屈曲和伸展。

（2）示例：肘关节、指间关节。

2. 滑膜双髁关节　双轴关节（围绕两个呈90°的轴线活动），相较另一平面的活动，其中一个平面的活动更小（通常为旋转）。其与铰链关节相似，由一个骨骼的两个圆形髁状突与另一个骨骼的平坦或略微凹陷的表面组成。

（1）活动方式：屈曲、伸展和旋转。

（2）示例：膝关节、颞颌关节。

3. 滑膜椭球样（髁状突）关节　双轴关节。由一个圆形凸起的骨表面与另一个凹陷的骨表面连接组成。

（1）活动方式：屈曲、伸展、外展和内收。

（2）示例：腕关节（桡腕关节）、掌指关节、跖趾关节、寰枕关节。

4. 滑膜鞍状关节　双轴关节（可增加少许旋转功能）。类似于椭球样关节，具有更多旋转功能。
由一个细长的凸形骨表面位于相对的凹陷中，如同坐在马鞍上，运动可以是前后、左右和在马鞍上旋转。

（1）活动方式：屈曲、伸展、外展、内收和一定程度的轴向旋转。

（2）示例：第一（拇指）腕掌关节、跟骰关节、胸锁关节、踝关节。

5. 滑膜枢轴关节　单轴接头。由骨突、骨钉及位于其周围的骨环（或部分骨骼、部分韧带）构成，就像铅笔刀里的铅笔。

（1）活动方式：仅限旋转。

（2）示例：上尺桡关节、下尺桡关节、寰枢椎关节（寰椎弓中的齿状）。

6. 滑膜球窝关节　多轴接头（围绕两个及两个以上的轴运动），凹面内的球形关节面，如同一个高尔夫球放在球座上。

（1）活动方式：屈曲、伸展、外展、内收、旋转和环展运动。

（2）示例：髋关节、肩关节。

7. 滑膜平面关节　非轴向（仅滑动）。两个平面（或稍微弯曲），在彼此上方移动。

（1）活动方式：仅限滑动。

（2）示例：骶髂关节、上胫腓关节、楔舟关节、跖跗关节、肩锁关节、第 2～5 腕掌关节、肋椎关节。

二、纤维连接

由纤维连接的关节通常情况下无运动（不动关节）或运动很小（微动关节）。骨骼通过致密的纤维结缔组织紧密地连接在一起。纤维连接的类型有以下几种。

1. 骨缝　顶骨由一条被称为骨缝韧带的结缔组织连接在一起。骨骼不规则的"齿状"互锁可增加强度。骨缝因无运动被归类为不动关节，成年后完全融合，称为骨性融合。

（1）活动方式：20 岁时关节固定、限制活动。使大脑在儿童时期得以生长。

（2）示例：仅限于顶骨之间。

2. 钉状关节　突出的钉状关节，字面意思为"螺栓"，牙齿被牙周膜的强大结缔组织牢牢地固定在下颌骨和上颌骨的牙槽中。由于几乎没有运动，因此被归类为不动关节。

（1）活动方式：不存在或很少。

（2）示例：牙和上颌骨（下颌骨）之间。

3. 联合韧带　特殊的联合韧带。分离的骨骼由纤维韧带或骨间膜固定在一起，允许部分运动，被归类为微动关节。

（1）活动方式：可变但很小。

（2）示例：下胫腓关节、中胫腓关节和中尺桡关节。

三、软骨连接

软骨连接与纤维连接一样无滑膜腔，骨骼由透明软骨、纤维软骨层或椎间盘连接。软骨连接包括两种类型，临时的透明软骨结合是基本形式，继发连接是永久性的。软骨连接的类型有以下几种。

1. 透明软骨联合　特殊的透明软骨联合。骨骼由透明软骨板直接连接，包括未成熟骨中的骨骺，一般来说，此类关节为暂时的，无运动（不动关节），随着骨的成熟而完全融合，变成骨性融合（骨缝）。

（1）活动方式：不存在或很少（不动关节）。

（2）示例：第 1 胸肋关节、骺板——发育中的长骨干骺端和骨骺端间的关节。

2. 透明软骨纤维软骨联合　骨末端覆盖关节透明软骨，由纤维软骨盘隔开，并由周围韧带支撑。常出现在身体的中线，多为终身。

（1）活动方式：可变但很小（微动关节）。

（2）示例：椎体之间（椎间盘）、骶尾部（有时融合）、耻骨联合、胸骨柄（通常融合）。

四、软骨

软骨由散布在胶原、弹性纤维和软骨素（橡胶状物质）的网络或基质中的软骨细胞构成。软骨有 3 种类型，它们的不同性质取决于基质的相对结构。

（一）透明软骨

透明软骨数量最多，但强度最低；光滑，蓝白色外观；可无摩擦运动，具有强度和支撑作用。

（1）滑膜关节和软骨连接中骨骼的关节面。

（2）胚胎骨骼的软骨雏形。

（3）肋骨前部。

（4）呼吸系统的气道。

（二）纤维软骨

纤维软骨在3种软骨中强度最高，具有骨间的强度和刚度。

（1）软骨连接，如耻骨联合和椎间盘。

（2）滑膜关节的关节盘，如膝关节半月板。

（3）滑膜关节的盂唇，如髋关节和肩关节。

（三）弹性软骨

弹性软骨与关节无关，为结构提供强度、灵活性和形状。

（1）外耳。

（2）喉部会厌。

第3章 骨 折

外力可对骨、关节、软组织及其组合造成损伤。损伤包括骨折，关节脱位，韧带、肌腱或肌肉断裂。损伤的程度取决于多种因素，包括损伤机制（受伤时身体发生了什么），受力的部位及个人的年龄和健康状况。损伤模式（发生的情况）可根据上述因素预测可能发生的损伤。因此，良好的临床病史调查至关重要。

拓展知识

回顾与创伤相关的放射影像时，重要的一点是：影像学表现的是事件发生后所呈现的，不能看到受伤时外力对创伤带来的全部影响。了解损伤的机制可以帮助描述发生了什么。同样重要的是要考虑我们看不到的东西，比如软组织。

一、骨折的原因

骨折是指骨的连续性的任何异常"断裂"，可能是完全或部分、移位或非移位，可能是肉眼可见、影像学清晰可见，或影像上看不到（称为隐匿性）。

骨折是由正常骨的异常外力或异常骨的正常受力（因潜在的病理状况）引起的：损伤区域的直接暴力；损伤区域的间接暴力（通常是旋转/扭转）；重复应力（应力性骨折）；潜在的病理因素（病理性骨折，如骨肿瘤、骨质疏松症）。

二、骨折的类型

拓展知识

了解骨折的类型有助于理解损伤机制（并预测其他损伤），对骨折的预后和处理也有重要意义。

（一）分类

1. 单纯性（闭合性）骨折　皮肤表面完整，骨折不与体表相连通。
2. 复合性（开放性）骨折　皮肤表面破裂，外部环境与骨折端相连通，有骨感染（骨髓炎）的风险。

（二）命名

骨折通常以骨折线的走行命名，受力的方向影响骨折的类型。

1. 横行骨折　骨折线水平穿过骨骼（穿过短轴）。

2. 纵行骨折　骨折线沿骨骼走行（沿长轴）。

3. 斜行骨折　骨折线与骨骼呈斜角/对角。

4. 螺旋形骨折　骨折线呈螺旋形，通常由扭转活动引起。

5. 粉碎性骨折　由若干骨折碎片（两部分以上）组成。

6. 嵌插骨折　骨的一部分嵌插入另一部分内。

7. 压缩骨折　骨质被压缩，多发生于椎体及跟骨。

8. 凹陷骨折　骨被尖锐物体击中并推入，多见于头部。

9. 撕脱骨折　肌腱或韧带过度牵拉形成骨折碎片。

10. 关节内骨折　骨折线延伸至关节内，是导致骨关节炎等并发症的重要原因。

11. 青枝骨折　不完全性骨折，多见于儿童。像折弯一根新鲜的树枝，它会弯曲和劈裂，而不会折断成两半。

12. 病理性骨折　由潜在的病理改变或疾病引起，使骨的强度减弱。

拓展知识

儿童骨质较成年人更加柔软、有弹性、易弯曲，因其含有较高比例的有机胶原蛋白（类骨质）基质，而非无机（矿物）材料，两者具有不同的损伤模式。

三、骨折的处理

（一）诊断

骨折的体征和症状可包括以下内容。

（1）疼痛和局部触压痛；软组织肿胀和挫伤（瘀斑）；畸形，如肢体成角、旋转或缩短；反常活动和骨擦音。

（2）影像学确诊，并对以下内容进行评估：骨折片的数量和位置、移位程度和方向、有未知的损伤，潜在的病理改变和提供软组织损伤或异物的证据。

以上内容须作为结果描述的一部分（如临床报告或初步影像评估；结论）。补充其他形式的影像学检查可充分评估上述情况并指导管理。

骨折的处理原则：复位、固定和康复锻炼。

拓展知识

评估放射学图像时，应采用系统的方法、仔细查看图像的所有部分非常重要，以免遗漏异常。如果发现一处异常，应查找更多证据。

（二）复位

复位的目的是将移位的骨折尽可能恢复正常或接近正常的位置，以促进骨折愈合。复位越早、操作越容易，可减少更多的并发症。对于严重移位的损伤，需防止受损部位的神经、血管损伤。

复位方法包括以下几种。

1. 闭合复位　将骨骼"移动"回原位。可在麻醉或镇痛的条件下进行。

2. 切开复位　通过外科手术直视下复位骨折。

3. 机械牵引　传统上被用于股骨骨折，特别是对抗强壮肌肉收缩时使用重物来施加张力，以此抵消肌肉拉力，使骨折复位。随着先进复位技术的出现，现已很少使用。

（三）固定

确保复位后的骨折片保持位置良好。骨折断端之间的微动可促进骨折更好、更快地愈合。稳定型骨折可能不需要固定，但固定有助于减轻疼痛。

1. 石膏　通常在闭合操作后使用，可提供坚硬的保护罩。普通石膏现已被更常用的合成材料和装置替代。

2. 夹板　可提供多种类型，可由铝质、塑料或聚苯乙烯制成，经常用于固定手（手指）受伤。

3. 外固定　将克氏针钻入骨内，连接固定装置从外部稳定骨折，无须开放手术。通常用于不稳定性骨折在进行永久固定前的临时固定。

Ilizarov 支架是一种更永久的外部固定装置，用于治疗非常复杂的腿部骨折。

4. 切开复位内固定（ORIF）　在切开复位过程中植入螺钉和钢板（图 3-1）、克氏针（钢丝）或髓内钉（图 3-2），从内部固定骨折断端。用于不稳定性或粉碎性骨折及其他方法难以应用时（如股骨颈）。

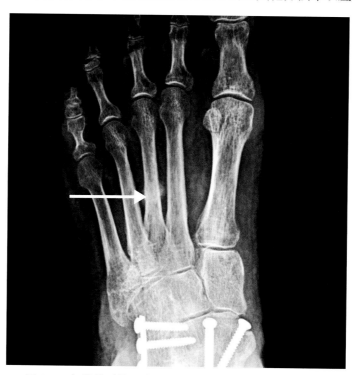

图 3-1　初期临时骨痂的早期影像学征象（箭头）（左足）

骨质疏松症患者的跖骨（第 3 跖骨）应力性骨折（注意骨密度降低），跗骨可见 ORIF 的螺钉（引自：STATdx©Elsevier）

（四）康复锻炼

在复位和固定均允许的情况下，康复需尽快介入，以保持功能并促进骨折愈合。正常的骨骼受力对于骨骼健康是必要的。对于手和手指等功能需求较高的部位尤为重要，可能严重影响患者预后。康复锻炼通常包括物理治疗和锻炼。

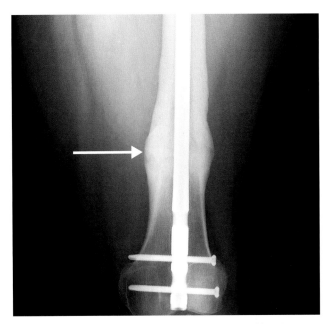

图 3-2 股骨骨折愈合的晚期 X 线征象（箭头）

骨折使用髓内钉治疗，有明显的致密硬化性骨痂，同时髓腔重塑（引自：STATdx©Elsevier）

四、骨折的愈合

骨折的愈合在骨折发生后即刻开始，可分为反应期（天）、修复期（周）、重塑期（月），3个阶段相互重叠。

（一）骨折愈合的发展

从放射学角度看，第三至第五阶段会在骨折周围发展，从微弱的"模糊"临时骨痂到更明显的致密硬化骨痂，最后是正常的骨骼。

（1）髓腔、骨皮质和骨膜中的血管受损，形成血肿和血凝块。

（2）在24小时内，血肿转化为血管化的成纤维细胞（纤维结构）、肉芽（炎症）结缔组织，破骨细胞和白细胞清除骨折端的死骨。

（3）约7天后，软骨和骨组织（有机骨）由成软骨细胞和成骨细胞沉积，形成不规则、未成熟的新骨，称为临时骨痂（或网状骨）。

（4）临时骨痂在几周内转化为含有哈弗氏系统的"正常"骨皮质。

（5）经过几周至几个月的时间，骨骼被破骨细胞和成骨细胞重塑，使其恢复原状、髓腔再通。

（二）影响骨折愈合率的因素

愈合的速度因人而异。虽然多数骨折愈合良好，但有些骨折显示延迟愈合或不愈合。以下因素可能影响骨折愈合的速度及是否发生并发症。

1. 畸形愈合 由于复位不良，骨折碎片排列不齐，可能无法相连，造成残余畸形甚至残疾。

2. 感染 常见于复合性（开放性）骨折。骨内感染（骨髓炎）可能很难治疗。

3. 异物 如果存在异物，可能会引起感染或进入骨折断端，阻碍愈合。覆盖在碎片上的软组织（如肌肉或韧带）也会产生类似的影响。

4. 骨折碎片 如果不能通过自身的炎症反应，经治疗后不能清除多个小的骨折碎片，将延迟愈合。

5. 固定不良 骨折断端的移动可能会阻碍愈合和新骨形成。

6. 年龄 通常情况下，由于血液供应减少和代谢率降低，患者年龄越大，骨折愈合的时间越长。儿童骨折由于骨代谢速度快，往往愈合更快，重塑效果更好。然而，涉及骨骺（生长）的骨折可能会影响骨的生长。

7.血液供应　骨的转换和修复需要充足的血液供应。血液供应的中断，如损伤引起的血管破裂，可能导致骨不连和死亡，即骨坏死。一些骨骼（如舟状骨和股骨头）具有独特的血液供应，更易出现这种情况。

8.一般健康/饮食　骨的修复需要与正常骨骼相同的营养物质（如钙）、资源和压力（如运动）。其他潜在的健康状况、饮食不足或药物可能会影响骨折愈合和骨骼健康。

五、关节与软组织损伤

关节也像骨一样易受到外力的伤害。除非关节内骨折，否则关节损伤（在 CT 或 X 线上）很难显示出来，因为大多数软组织结构是放射透明的或缺乏固有的对比度。虽然可能看不到个别结构，如韧带、肌腱和肌肉，但有间接的关节损伤迹象。一些类型的关节损伤和软组织体征如下。

1.脱位　骨关节面完全失去贴合/对准。如果同时存在骨折，则称为骨折-脱位。

2.半脱位　骨关节面的贴合/对准不完全丧失（部分脱位）。

3.分离　关节间隙变宽，关节面被牵开。

4.渗出　关节腔内的液体量增加。如果是血液，则被称为血性关节炎，可见关节腔内（如膝盖）软组织增加或软组织位置、脂肪垫移位（如肘部）。

5.脂肪性关节炎　与渗出/血肿关节炎类似，但关节囊内含有脂肪（脂）和血液（血红素），明确提示有关节内骨折。脂肪性关节炎表现为一条血/脂水平分界线，最常见于膝关节。

软组织和隐匿性骨损伤，虽然在 X 线片或 CT 上不容易看到，但 MRI 可以更好地观察到，在许多情况下还可以使用超声检查。

◎ 拓展知识

在处理脱位时，考虑伴发骨折是很重要的。对脱位进行复位前后的影像学检查非常重要，需要寻找由损伤或后续操作引起的骨折碎片，特别是在关节腔内的骨折块。

六、创伤的描述

在描述一个损伤或异常时，可使用分型系统（如 Salter-Harris 分型系统）和外来语（如 Colles 骨折）。然而，这些都可能被不准确地使用，或提供混乱和模糊的信息。重要的是使用适当的解剖学和医学术语来清晰、简洁地描述重要的特征，应注意考虑以下几点。

（1）异常情况是什么？（如，横向骨折、脱位）。

（2）异常发生在哪里？哪个骨骼或关节，骨骼的哪一部分？（如，肱骨颈、肩锁关节）。

（3）如何移位？移位的程度和方式是什么？（如，没有移位，移位很小；向前，向外）。

◎ 拓展知识

熟练地描述骨折，而不是依赖特殊名称，有助于掌握解剖学知识和术语。

在描述位移方向时，通常描述远端部分（即未连接部分）相对于身体其他部分（即仍连接部分）和正常解剖位置的关系。

第4章　骨与关节病理

病理学是研究疾病的学科。本章将介绍较常见的疾病类型，这些疾病将会在临床遇到，并在放射学上，特别是在影像上被发现。X线片和其他方式的图像均包括在内，以显示一些病理改变。但早期的迹象可能并不明显（或根本不明显）；可能在骨密度改变 30% ~ 50% 时才能在 X 线片上看到。

骨骼和关节的病理可以通过病理变化（病理生理学）或病理条件的类型、潜在原因（病因学）来考虑。

一、病理变化

◉ 拓展知识

在知道什么是异常之前，首先必须了解什么是正常的。识别图像上的异常依赖于已知道的"正常"应该是什么样子。正常的外观，包括与年龄和正常变异相关的外观，提供了一个参考点，可以发现何时出现异常。很好地了解解剖结构和"正常"图像，有助于建立对正常图像的理解。

在放射学图像上考虑骨骼病理改变时，密度、大小、位置和形状都是非常重要的因素。在寻找病理改变（包括骨折）的证据时，可见的放射学表现可分为骨骼是否太黑（更透射线或溶骨）或太白（更不透射线或硬化）。

（一）骨密度下降：骨质疏松症

字面意思是"骨质贫乏"。这通常是骨中钙和其他矿物质含量减少，要么是钙与其他成分的比例减少，要么是骨组织减少。钙的流失意味着骨的结构密度降低，并且在 X 线片上看起来更透射线或"更暗"。这可能是整体或特定区域骨密度的损失。导致骨密度降低的病理可称为破坏性疾病。

骨密度降低称为骨质疏松症，是一种描述性外观，而不是特定的疾病或病症。它可能由一系列不同的病理类型引起；但当全身性骨量减少时，通常与影响骨代谢和转化的病理改变有关，或是矿物质含量降低，改变了成骨细胞与破骨细胞活性的平衡，导致骨量整体减少。

1. 骨质疏松症　是指"多孔"的骨骼。由于骨形成的减少，导致骨基质的不足，因此容易发生骨折。骨成分（和钙的比例）正常，只是骨量变少，骨皮质变薄，骨松质失去小梁。骨质疏松症是骨质减少的最常见原因，尤其是在老年人中。它通常无症状，可能偶然发现，也可能在骨骼变弱而发生脆性骨折（通常为椎体、颈部、股骨和腕部）时发现。

（1）病因：年龄增长（老年性骨质疏松症）；绝经后（雌激素水平降低影响骨骼新陈代谢）；过度

使用类固醇；以及肢体废用（图 4-1），如骨折后固定（如果活动恢复，骨恢复正常）。

（2）影像学表现：受累骨更容易使射线透过，较大的初级骨小梁可能表现得更明显，因为较小的次级骨小梁首先减少。皮质变薄。脆性骨折最常见于脊柱（楔形压缩性骨折，图 4-2）。在 X 线片上不能诊断为骨质疏松症，但通过双能 X 线吸收测定法（DXA/DEXA）可以诊断。

2. 骨软化症和佝偻病　这是骨矿化下降的一类疾病。与骨质疏松症不同，其骨组织数量正常，但因矿物质含量减少，其骨质量差且软。在成人称为骨软化症，有典型特征；在儿童称为佝偻病，常累及骺板，并影响骨的生长。

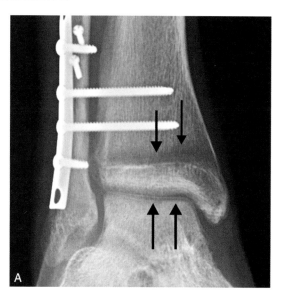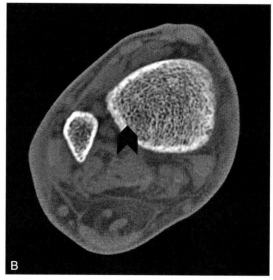

图 4-1　局部"失用"骨质疏松症

A. 踝关节的正位；B. 轴向 CT。骨密度降低可看作是水平的透明带（长箭头）和骨内的透亮区（短箭头）（引自：STATdx © Elsevier）

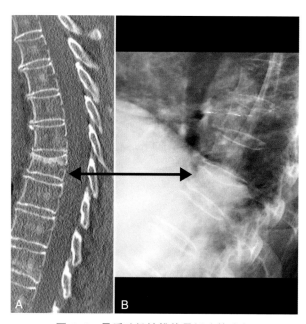

图 4-2　骨质疏松性椎体骨折（箭头）

矢状面 CT（A）和侧位 X 线片（B）。注意与上下节段相比椎体高度的下降，以及与外部皮质骨相比松质骨密度的减少（引自：STATdx © Elsevier，2022）

（1）病因：包括饮食中钙、磷或维生素 D 含量低（或因为缺乏阳光）；吸收不良综合征（如乳糜泻、克罗恩病）；肾病。

（2）影像学表现：骨软化症（图 4-3），边界不清的窄透明带，宽 2～3mm，称为松散区或"假性（假）断裂"。佝偻病（图 4-4），生长板的加宽和干骺端，尤其指长骨。

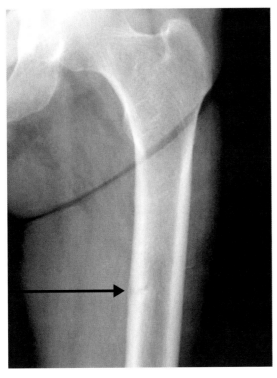

图 4-3　骨软化症（左股骨）

水平的密度减低区（箭头），典型的骨松囊性。因为 X 线片只有明显骨量丢失才会有所表现，因此骨密度看起来正常（引自：STATdx © Elsevier，2022）

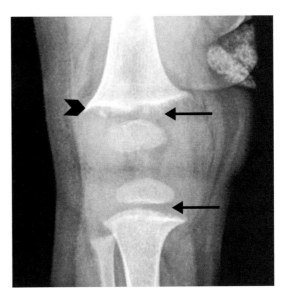

图 4-4　佝偻病（右膝）

增宽的骨骺板（箭头）和扩张的干骺端（引自：STATdx © Elsevierm，2022）

（二）局灶性骨破坏

骨密度降低的局灶性区域称为溶骨性（或只是囊性）病变，通常与骨肿瘤（良性或恶性）、侵袭性破坏性病变有关，如骨髓炎（骨感染）或侵蚀性疾病（如类风湿关节炎）等疾病。骨破坏是由正常骨骼的破坏或替代引起的。因此，骨破坏区域的越明确，一般而言，侵袭性越小和疾病生长越慢。

（三）骨密度增加

骨硬化通常是钙含量增加或骨量增加，导致骨的结构变得更致密。骨变得更加不透射线，因此出现硬化或 X 线片上的"更白"。它是由骨骼矿物质基质的增加或成骨细胞和破骨细胞活性不平衡导致丰富的骨形成，是导致骨量额外增加的疾病。

1. 佩吉特（Paget）病（图 4-5，图 4-6）　可引起代谢紊乱、骨重塑异常，导致骨增厚和骨硬化。它有几个渐进阶段：①骨吸收（破骨细胞活性增加引起的活动期）；②形成不规则骨皮质和骨松质（破骨细胞和成骨细胞混合活动）；③骨硬化（成骨细胞活性过度）。这种疾病在老年男性中更常见，会导致骨痛和肢体畸形，但也可能无症状，在影像学检查时偶然发现。它最常累及颅骨、股骨、胫骨、腰椎和骨盆。

（1）病因：病因尚不确定，被认为包括由病毒性疾病或遗传原因引起的炎症反应。

（2）影像学特征：影像学特征表现取决于分期，早期溶解（透明）区域随后出现粗糙的小梁模式，皮质增厚和硬化，受影响的长骨增大和弯曲。

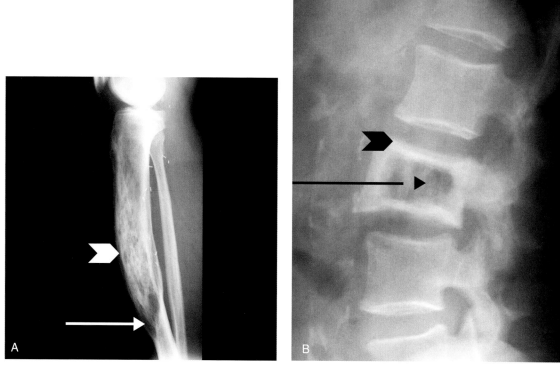

图 4-5　Paget 病

A. 胫骨侧位片；B. 腰椎侧位片。溶解活跃部位（箭头），被膨大的、粗糙不规则骨小梁和硬化骨（箭头）包围（引自：STATdx ©
Elsevier，2022）

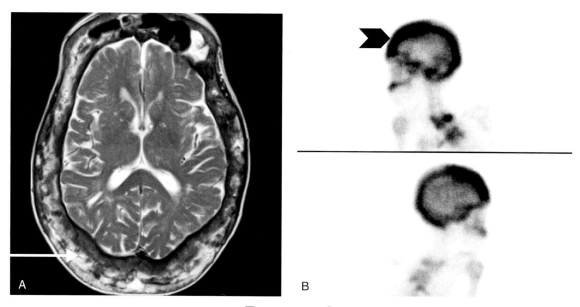

图 4-6　Paget 病

A. 头部轴位 T_2 磁共振成像；B. 骨扫描。增厚的硬化性颅骨穹窿（长箭头）和核素摄取增加（短箭头）（引自：STATdx © Elsevier，2022）

2. 骨坏死　骨坏死（图 4-7，图 4-8）是指骨死亡，也称为缺血性骨坏死，是因血液供应不足或中断引起的，通常是累及血管的骨折的后果。它更常见于被软骨覆盖的骨（如股骨头、距骨）。受影响的骨组织区域坏死后，成骨细胞活性增加，目的在于修复骨骼并使骨硬化。随着骨强度的减弱，骨结构可能会完全塌陷。

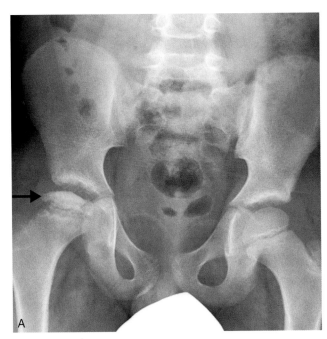 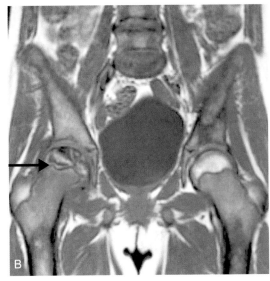

图 4-7　右髋部特发性骨坏死（Legg-Calvè-Perthes 病）

A. 骨盆 X 线片；B. 冠状位 MRI T_1WI。与左侧相比，有骨硬化和股骨头塌陷的证据（引自：STATdx © Elsevier，2022）

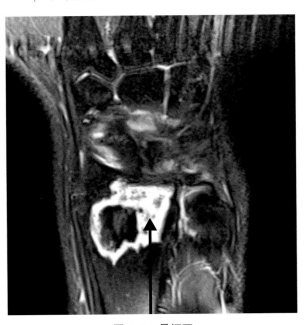

图 4-8　骨坏死

腕关节冠状位 MRI T_2WI 显示高信号骨髓水肿（箭头）（引自：STATdx © Elsevier，2022）

在与骨化生长中心相关的未成熟骨中也可以看到类似的外观，称为骨软骨病。

不同的受累骨骼通常具有特定的同名，如股骨头坏死（Legg-Calvè-Perthes 病，图 4-7），月骨坏死（Kienbock 病）。

（1）病因：包括创伤导致骨的血供中断（最常见于股骨头和舟状骨），使用类固醇和饮酒及特发性（病因不明）。

（2）影像学表现：包括软骨下骨的早期透亮线（新月体），随后出现硬化、塌陷和骨碎裂。随后出现硬化、塌陷和碎裂。MRI 早期诊断比 X 线检查更敏感。

（四）新骨形成

虽然许多骨骼病理改变导致骨的丢失，但其他病理改变通过软组织的钙化、骨化或新的骨生长导致新骨的形成。其中骨"增生"包括以下类型。

1. 骨疣 也称骨瘤，是从骨表面生长出来的骨质。它们可能是无柄的（宽基）或有蒂的（在茎上，如蘑菇）。

2. 骨赘 在关节表面附近生长的"骨刺"，通常由于退行性关节疾病中透明软骨损伤及骨关节炎所致。

3. 腱内骨化 外观与骨赘相似，但骨化韧带或肌腱在骨的起止点（附着点）。可能是退行性或由炎症性病理改变引起。

4. 韧带骨赘 外观与骨赘和腱内骨化相似，是脊柱的韧带和椎间盘特异性钙化或骨化。与脊柱炎症性疾病相关。

5. 强直 关节骨骼的融合，通常是由长期严重的炎症所致。

强直性脊柱炎（图 4-9，图 4-10）是一种长期的炎症性疾病，主要是中轴骨骼（脊柱和骶髂关节）导致韧带骨化，最终导致强直（融合）。该病首先出现在年轻人中。融合脊柱意味着即使轻微创伤也可能发生骨折，就像折断一支粉笔。

（1）病因：主要是基因的遗传；在体内出现特定的 HLA-B27 抗原（引起免疫反应的东西）的人群中更加常见。患有炎性肠病的人也可能发展成类似强直性脊柱炎的情况。

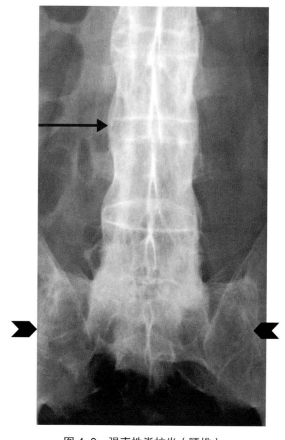

图 4-9 强直性脊柱炎（腰椎）

椎体融合（长箭头），竹节样脊柱和骶髂关节（短箭头）（引自：STATdx © Elsevier，2022）

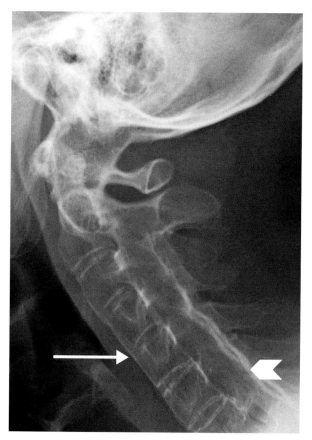

图 4-10 强直性脊柱炎（颈椎）

椎体融合（长箭头）和关节突关节（短箭头）（引自：STATdx © Elsevier，2022）

（2）影像学表现：影像学表现始于椎间间隙周围的细韧带骨赘及椎体角的"方形"和硬化。有骶髂关节、脊柱（竹节样脊柱，图4-9），有时还累及其他关节。

二、疾病类型

不同原因导致的病理改变可以有不同的骨骼影像表现，通过病因分类（病因学）将疾病分为以下几种，但有时会有重叠和交叉。①创伤性：与外伤有关；②退变性：由于过度使用或老化而"磨损"，与慢性损伤有关；③肿瘤：与肿瘤（良性或恶性）有关；④代谢：与新陈代谢及化学物质和营养素的作用有关；⑤内分泌：与激素的作用有关；⑥炎症：与炎症和身体的免疫反应有关；⑦先天性：与出生时存在的疾病有关，如发育或遗传；⑧感染性：与感染有关（如骨髓炎和化脓性关节炎）；⑨关节炎：与关节有关（可能由上述任何类别引起）。

肿瘤

肿瘤（指新的形态/形状）用来描述组织的异常生长。当这种组织形成肿块时，就称为肿瘤。可归类为良性（不能扩散或侵犯其他组织）、原位潜在恶性（可能扩散并侵入其他组织）和恶性（会扩散并侵入其他组织、癌症）。当扩散（转移）时，恶性肿瘤会在其他组织中生长，称为转移瘤。原发肿瘤是指原发部位或肿瘤。扩散引起的转移称为继发肿瘤/肿瘤。

1. 肿瘤的分类　骨肿瘤可能是良性的或恶性的，原发的和继发的。虽然可能有一些交集，但典型的影像学表现可以帮助区分良、恶性。其他病理如骨髓炎和Paget病可能与骨肿瘤有相似的特征，有时很难区分。所看到的表现通常与病理的发展速度或其侵袭性有关。

（1）良性/缓慢生长（图4-11）。典型特征包括以下方面。

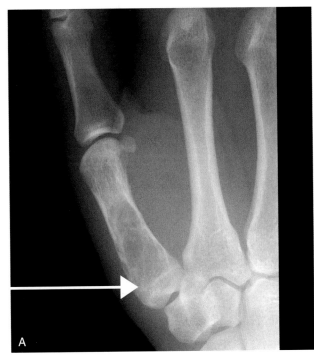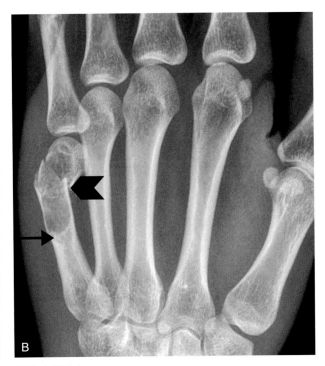

图4-11　内生软骨瘤（掌骨）

A、B. 良性病变的特征包括狭窄的过渡区（长箭头），均匀（透明）质地，无骨膜反应。注意病理性骨折（短箭头）（引自：STATdx © Elsevier，2022）

边缘清晰：正常与异常的骨组织边界清晰（狭窄的过渡区）。

皮质轮廓：说明肿瘤生长慢，有足够时间反应，并形成新骨。

无皮质破坏或骨膜反应：骨皮质可能变薄，但是完整。因为骨骼强度减弱，可能发生病理性骨折。

无软组织肿块或肿胀：不会扩散到周围组织。

内部纹理 / 密度均匀（整体相似）：溶骨性或硬化性。肿瘤的基质较为均一。

单发：往往不是多发（尽管有些是）。

（2）恶性 / 侵袭性（图 4-12）

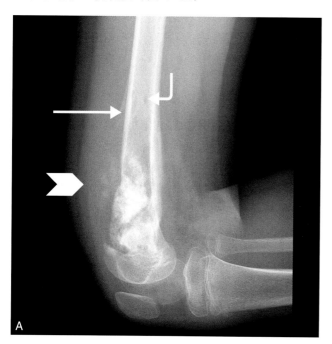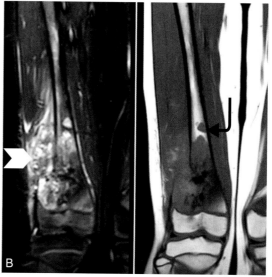

图 4-12　骨肉瘤（股骨远端外侧）

A. X 线片；B. MRI。病变包括混合硬化 / 透亮纹理、没有明显边界，骨膜反应（长箭头），前方骨皮质破坏，多处沉积灶（弯箭头）和软组织肿块（短箭头）

1）边界不清：正常和异常的骨组织之间没有明确的边界（宽过渡区）。肿瘤在骨内扩散，骨骼可能呈现"斑片状"（虫蚀样或侵蚀性）。

2）无皮质轮廓：说明生长和扩散过快超过了新骨沉积的速度。

3）皮质破坏和（或）骨膜反应：肿瘤在向外扩散时破坏皮层并扩散至骨外时使骨膜移位。

4）可能出现软组织肿块或肿胀：因为肿瘤扩散到了周围软组织。

5）内部密度 / 纹理不均匀（透明和透明混合区域）：系肿瘤在正常骨骼内不规则扩散所致。

6）可能是多发的（也可能是单发的），或是因为继发肿瘤（转移瘤）和骨内多发原发肿瘤。

与其他病理一样，X 线片不总是能显示骨肿瘤的所有特征，可能需要其他的影像学检查（特别是 MRI 和 CT）、实验室检查和活组织检查来进行全面评估和明确诊断。核医学对评估转移性疾病在整个骨骼中的扩散是有利的。

2. 良性肿瘤

（1）内生性软骨瘤：髓腔内成熟透明软骨的良性肿瘤。最常见的部位是手和足的长骨（容易骨折）及其他长骨。有时完全透亮区，特别是在手和足，或硬化病灶内为钙化灶（形似爆米花）。

（2）骨软骨瘤（图 4-13）：产生无蒂或有蒂的外生骨组织覆盖在软骨帽上。骨软骨瘤是骨皮质和髓腔的延伸，可出现"蘑菇"或"菜花"形状。它们主要发生在长骨的干骺端，几乎总是指向远离相邻关节的方向。可以是多发的、多重遗传性外生骨瘤。虽然正常情况下是良性的，但软骨帽可以转变为恶性软骨肉瘤，这在超声或MRI上可以更好地评估，因为它通常不能在X线片上显示。

（3）骨样骨瘤（图4-14）：骨的类骨质（有机）组织小肿瘤（＜2cm）。肿瘤是溶骨性的，但周围存在致密的反应性硬化，这可能会掩盖X线片上真实的肿瘤。尽管是良性的，但骨样骨瘤对于患者来说是非常痛苦的，尤其是在晚上。CT可用于评估肿瘤并指导介入治疗。

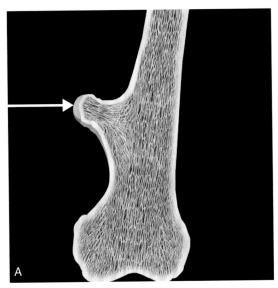
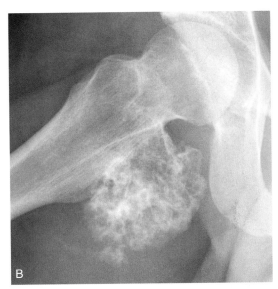

图 4-13　骨软骨瘤（股骨远端和近端）

A、B. 外生瘤的"蒂"与皮质和髓腔相通。软骨帽（箭头）在X线片上不可见（引自：STATdx©Elsevier，2022）

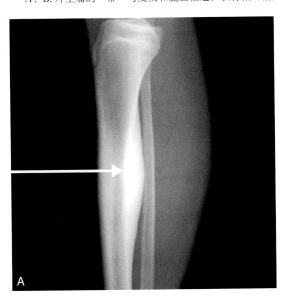
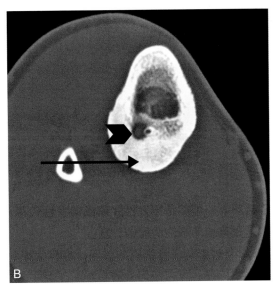

图 4-14　骨样骨瘤（右胫骨）

X线片（A）显示致密的硬化反应（长箭头），但是在轴位CT（B）上，肿瘤出现溶解性中心区域，称为病灶（短箭头）（引自：STATdx©Elsevier，2022）

（4）骨瘤：在骨皮质产生成熟、致密骨骼的良性肿瘤。表现为边界清晰的无蒂的（扁平）外生骨疣。通常与髓腔不相通。

（5）骨巨细胞瘤：也称为破骨细胞瘤，含有巨大的破骨细胞样细胞。表现为骨骺内边界清晰的明亮区（通常靠近关节表面），尤其是膝关节周围和桡骨远端。骨皮质膨胀和变薄，但不被破坏。

（6）单纯性（单发性）骨囊肿（图4-15）：是髓腔内产生的充满液体的空腔，而不是真正的肿瘤。像其他良性肿瘤一样，可能是无症状的，只有偶然发现或在引起病理性骨折时才被发现。主要发生在长骨的干骺端（尤其是肱骨近端），X线片显示典型的良性肿瘤表现。

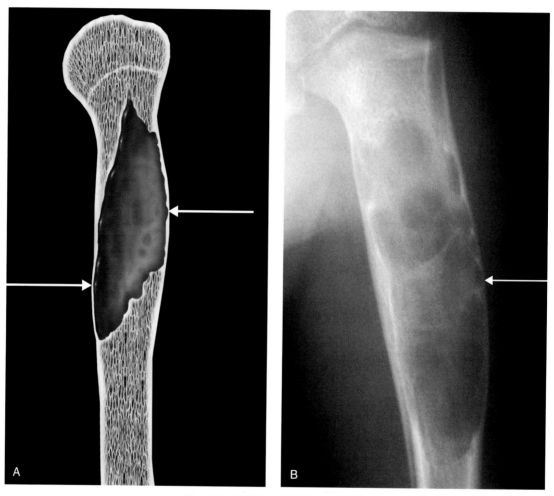

图4-15　单纯性骨囊肿（左肱骨）

A、B.边界清晰的透亮区，变薄但不破坏骨皮质（箭头）（引自：STATdx©Elsevier，2022）

3. 恶性肿瘤　可能是原发性肿瘤或继发性转移。其表现可根据肿瘤的类型和侵袭性而变化，但一般而言显示的是更典型的恶性肿瘤的表现。

（1）骨肉瘤：是成骨细胞的肿瘤（也称为成骨肉瘤，指结缔组织的成骨肿瘤）；产生不规则的骨样组织是其主要特征。可在任何骨骼中发展，但主要在长骨的干骺端，特别是膝关节周围。大多数原发骨肉瘤发生在年轻人和青少年（是这一年龄段最常见的恶性骨肿瘤），也可见于继发其他疾病的老年人，如Paget病。骨肉瘤很容易转移到肺。

放射学特征多种多样，可显示出侵袭性病变的特征，包括模糊不清的不均匀纹理、皮质破坏、突出的骨膜反应模式及软组织肿块和钙化（图4-16）。虽然X线片通常可以提示诊断，但MRI用于肿瘤的全面评估和软组织受累，CT和核医学可以分别用于识别肺和骨转移（图4-17，图4-18）。

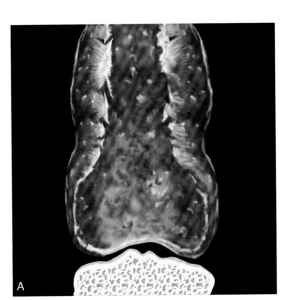
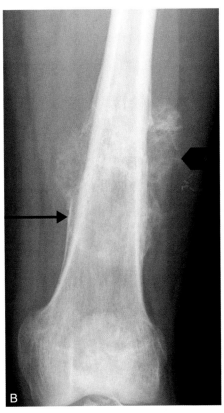

图 4-16 骨肉瘤

A、B. 股骨远端，恶性病变的特征包括边界不清晰、混合的硬化 / 溶骨性结构、骨膜反应（长箭头）、皮质破坏和钙化的软组织肿块（短箭头）（引自：STATdx©Elsevier，2022）

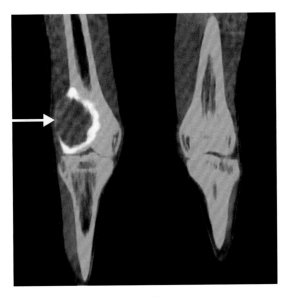
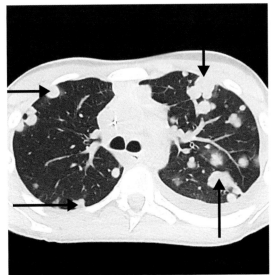

图 4-17 骨肉瘤

股骨远端冠状面的 PET/CT 图像，肿瘤的骨和软组织成分出现局灶性摄取增加（长箭头）（引自：STATdx©Elsevier，2022）

图 4-18 骨肉瘤转移

轴位胸部 CT 显示多发肺转移（长箭头）（引自：STATdx©Elsevier，2022）

（2）尤因肉瘤（图 4-19）：有时难以与骨肉瘤区分，但还是有差异化特征。尤因肉瘤常发生在更年轻的患者（儿童和青少年），通常累及长骨骨干而不是干骺端。尤因肉瘤不产生新的骨基质，因此 X 线有更多的溶骨性表现，如果肿瘤生长缓慢也可出现反应性骨形成。骨膜反应通常表现为不间断的层状，如洋葱状（称为板层状），与骨肉瘤有区别。

（3）软骨肉瘤：一种透明软骨细胞来源瘤，发生在正常的骨，或继发于先前良性内生性软骨瘤或骨软骨瘤。多见于老年人，多出现在长骨和骨盆。影像上主要表现为透明的，伴有肿瘤钙化。本病很难与良性内生性软骨瘤相鉴别，通常需要更多的影像学检查。

（4）多发性骨髓瘤（骨髓瘤病）（图 4-20）：起源于骨髓中的浆细胞，是老年人中最常见的原发性肿瘤。常伴随骨组织的破坏，表现为多发的、广泛的、明确的溶骨性病变。好发部位为脊柱、头骨、肋骨、骨盆、肩胛带和肱骨。

不同于其他骨骼和转移性疾病，传统的核医学骨扫描无法区别肿瘤沉积物，因此其价值有限。相比之下，X 线检查、全身 MRI 或正电子发射断层扫描（PET）/CT 的应用更为广泛。

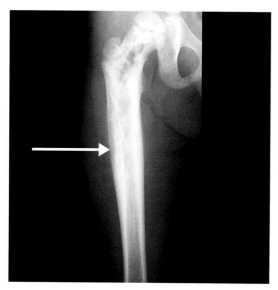

图 4-19　尤因肉瘤

右股骨，边界不清的溶骨性病变伴有骨硬化反应，主要累及骨干。洋葱皮状的骨膜反应（长箭头）（引自：STATdx©Elsevier，2022）

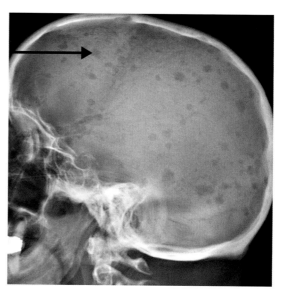

图 4-20　多发性骨髓瘤

在所有骨骼（包括颅骨）中均可见典型的多发、边界明确的圆形溶骨性病变（引自：STATdx©Elsevier，2022）

4. 继发性骨肿瘤（图 4-21 ～ 图 4-23）　转移瘤比原发性骨肿瘤更为常见。尽管多于 50% 的癌最终会扩散到骨，但其中大部分是来源于前列腺、乳房、肺、肾或甲状腺的原发肿瘤。它们的转移灶可表现为单发或多发，同时伴有极度疼痛，且会因原发部位的不同而有所区别（如前列腺常导致硬化性病变，而肺和肾则产生溶骨性病变）。相较于其他恶性骨肿瘤和骨髓炎（类似于恶性肿瘤），骨膜反应并不常见。

继发性骨肿瘤好发于有红骨髓的部位，例如椎体、大长骨（如股骨和肱骨）的近端、骨盆、肋骨和颅骨。X 线片仅可观察到骨量改变超过 50% 的转移瘤。与其他成像方式相比，核医学技术更加敏感，可以更有效地评估所有骨。

▨ 三、代谢性疾病

骨骼的生长、更新、维持和修复需要持续供应某些维生素来合成有机类骨基质，以及钙和其他矿物质的矿化作用。此外，这些过程还需要通过激素、维生素和酶的精确作用来调节。骨稳态的失衡会导致骨骼异常，称为代谢性骨病。通常病因来源于骨骼外部，最常见的是进食不足、吸收不良（如肾脏、胃肠道或肝脏疾病）和内分泌疾病，但有些病因尚不清楚。

代谢性疾病可导致骨量或骨成分异常，可通过影像学检查发现。相关的例子有骨质疏松症、骨软化症 /
佝偻病和 Paget 病。

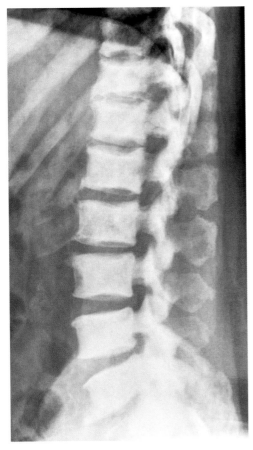

图 4-21 前列腺癌的硬化性转移瘤

腰椎，累及所有可见的椎体和肋骨（引自：STATdx©
Elsevier，2022）

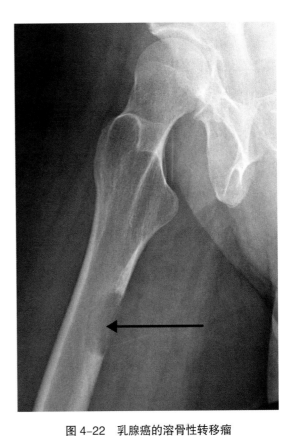

图 4-22 乳腺癌的溶骨性转移瘤

右股骨。注意：它缺乏许多恶性肿瘤的特征：边界清
晰，无骨膜反应，但存在皮质破坏（长箭头）（引自：
STATdx©Elsevier，2022）

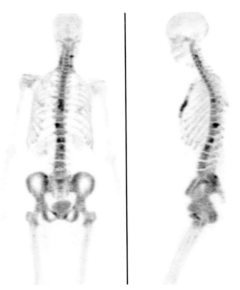

图 4-23 转移瘤

骨扫描，脊柱、胸骨和骨盆均可见多发转移灶（引自：STATdx©Elsevier，2022）

此类疾病对骨骼的影响可能非常显著，有时因病因（如遗传）无法根治，但可通过药物或膳食补充来逆转或改善病变。

（一）维生素 D 缺乏

牛奶、鸡蛋、鱼、肝脏和食用油中富含维生素 D。当皮肤暴露于紫外线时，人体可合成维生素 D。维生素 D 对于钙和磷酸盐的吸收至关重要，而钙和磷酸盐也是骨矿化的最重要成分。维生素 D 的减少会导致骨软化症（成人）或佝偻病（儿童）。

（二）维生素 C 缺乏

维生素 C 广泛存在于新鲜水果和蔬菜中，它在与有机骨基质和肌肉功能相关的胶原蛋白的合成中是必不可少的。维生素 C 的减少可导致坏血病，可发生在任何年龄，在幼儿中最常见。影像学上通常表现为骨密度降低（骨质疏松）并伴有干骺端的张开、骨折和硬化（图 4-24）。

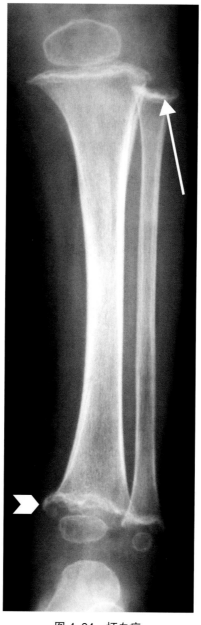

图 4-24　坏血病

左胫骨 / 腓骨，特征包括全身性骨质减少，干骺端角的张开和骨折（短箭头）和干骺端线的硬化（长箭头）（引自：STATdx©Elsevier，2022）

四、内分泌异常

来自不同腺体的多种激素的共同作用对于骨的正常发育和稳态至关重要。激素分泌过多或不足会导致骨的明显变化，具体取决于发生的时间，无论是在发育中、未成熟的骨骼中和在成熟的骨骼中。内分泌异常还可引起其他类型的骨骼病理改变，如代谢性疾病，绝经后由于雌激素减少而导致骨质疏松症，这会导致骨吸收增加。

（一）垂体

垂体前叶产生生长激素，控制骨骺软骨的生长速度。

1. 巨人症　儿童时期过度分泌生长激素，会导致骨骼的过度生长和增厚增宽，从而出现巨人症。

2. 肢端肥大症（图 4-25）　成年期生长激素分泌过多，会导致骨骼增大和增厚（尤其是手和下颌骨）、关节间隙变宽及软组织增厚（如足跟垫）。如果是由腺瘤（腺体的良性肿瘤）引起的生长激素分泌过多，则可以在颅骨中观察到垂体窝扩大。

3. 生长受限　儿童时期的生长激素分泌不足会导致骨生长迟缓和缺乏，从而造成个体身材矮小。如果发生在成年期，则可导致骨骼肌和心脏功能下降，体脂增加。

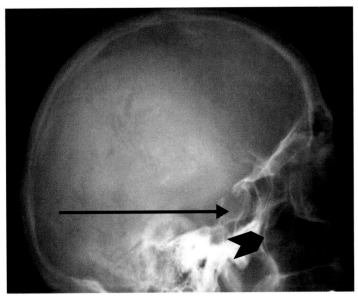

图 4-25　肢端肥大症

侧颅骨，由垂体腺瘤引起的垂体窝扩大（蝶鞍 - 长箭头）。注意：肢端肥大症导致的上颌窦扩大（短箭头）（引自：STATdx©Elsevier，2022）

值得注意的是，更常见的生长受限形式是软骨发育不全。这是一种遗传疾病，可导致骨骼生长受损，尤其是长骨的骨骺生长板。而生长激素的缺乏不会出现这种形式的生长受限。

（二）甲状腺

甲状腺可产生两种激素：甲状腺素和三碘甲腺原氨酸，负责调节人体所有组织的新陈代谢。对于骨组织，这两种激素有助于确保正常的骨更新并影响骨的生长。食物中的碘对于这些激素的合成至关重要。婴幼儿甲状腺功能减退可导致骨骼发育明显迟缓和智力低下。

甲状腺还可产生第三种激素：降钙素，它与骨骼和血液中的钙和磷酸盐水平有关。降钙素可增加骨骼中的钙含量（通过抑制破骨细胞分解）从而降低血钙水平。

（三）甲状旁腺

附着在甲状腺的两对甲状旁腺可分泌甲状旁腺激素（PTH），在钙、磷酸盐稳态和储存方面与降钙素功能相反。它通过刺激破骨细胞分解骨组织来增加血钙水平（并降低骨骼中的钙水平）。

甲状旁腺功能亢进：甲状旁腺激素分泌的增加加快了钙和磷酸盐从骨骼回收入血的速率。甲状旁腺腺瘤或继发于慢性肾脏疾病（肾性骨病）是最常见的病因。

在影像学上，对骨骼的影响包括骨量减少、良性溶骨性病变（棕色瘤），以及骨膜下和软骨下区域的骨吸收（图 4-26）。在脊柱中，它也可能导致椎体出现条纹样改变，有时称为"橄榄球衣征"（图 4-27）。血液中增加的钙水平可能会以软组织和血管钙化的形式沉积（图 4-28）。

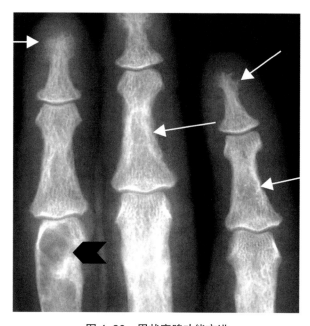

图 4-26 甲状旁腺功能亢进

手，指骨干和粗隆的皮质吸收（长箭头）。棕色瘤的溶骨性病变（短箭头）（引自：STATdx©Elsevier，2022）

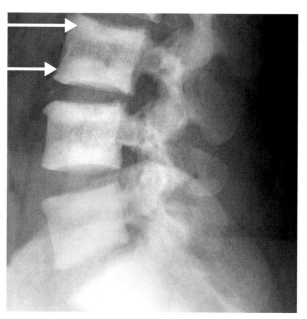

图 4-27 甲状旁腺功能亢进

腰椎，"橄榄球衣征"，在椎体中可见水平硬化带（长箭头）（引自：STATdx©Elsevier，2022）

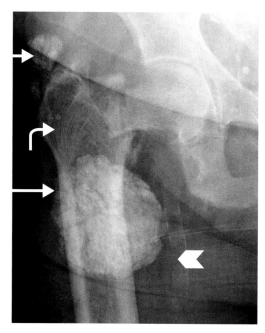

图 4-28 甲状旁腺功能亢进症

右髋关节，软组织（长箭头）和血管（短箭头）钙化。注意股骨颈骨折合并骨质疏松出现明显的骨小梁结构（弯曲箭头）（引自：STATdx©Elsevier，2022）

（四）肾上腺

肾上腺（位于肾的上方）左右各一，主要产生两种类型的激素：①肾上腺素和去甲肾上腺素（均参与"战斗"或"逃跑"反应）；②类固醇激素，包括皮质醇和雄激素（男性性激素）。

肾上腺类固醇激素分泌的增加，如库欣综合征，可影响钙代谢，从而导致骨质疏松症（类似于过度使用类固醇）。

五、感染

细菌和真菌等具有传染性的微生物可进入骨组织并导致感染（骨髓炎）。关节内的感染称为化脓性关节炎。

骨髓炎

骨组织感染最常见的病原体是葡萄球菌，有时也有其他致病微生物，如结核分枝杆菌。它可以快速破坏骨组织，且难以治疗，从而导致慢性感染和脓肿。

1. 病因　血源性扩散（通过血液）最常见，特别是儿童，从血管进入骨骺板很近。此外，开放性骨折、伤口、邻近软组织感染（如溃疡）和关节置换（假体）等外科手术可能会使血源性扩散持续。

2. 影像学表现　急性体征（图 4-29）可能在至少 2 周内未能在 X 线片上有所表现；最早的迹象是骨

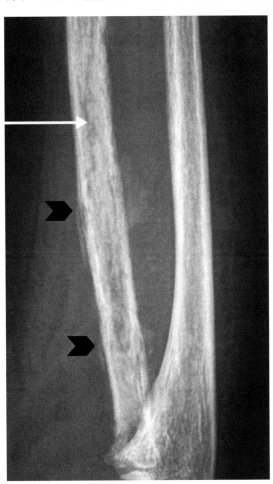

图 4-29　急性骨髓炎

右前臂，整个桡骨有边界不清的溶骨性区域（长箭头），沿骨皮质有骨膜反应（短箭头）（引自：STATdx©Elsevier，2022）

膜升高（骨膜反应），随后是边界不清的骨质破坏和溶骨性病变、软组织肿胀和正常脂肪层的丢失。MRI更为敏感（图4-30）。亚急性/慢性征象可表现为一种边界清楚的溶骨性病变，即布罗迪（Brodie）脓肿（图4-31）。如果不能完全治愈，可能会被一层厚厚的致密硬化骨包裹。

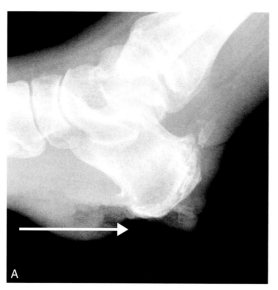
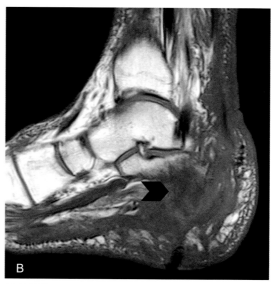

图 4-30　急性骨髓炎

A. 跟骨侧位 X 线片仅显示软组织溃疡（长箭头），无骨质破坏；B. 与其他骨相比，矢状面 MRI T₁WI 显示跟骨（短箭头）有明显的信号丢失（引自：STATdx©Elsevier，2022）

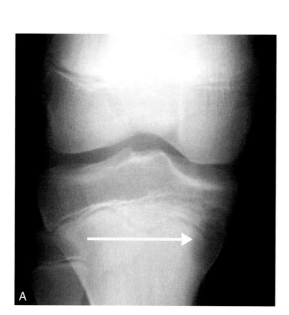
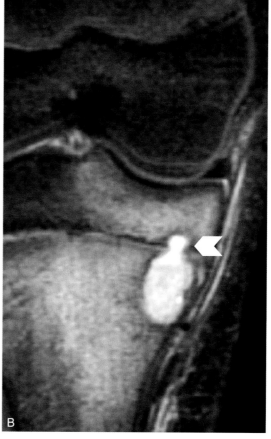

图 4-31　Brodie 脓肿

A. 右膝 X 线片显示内侧干骺端有明确的溶骨性病变（长箭头）；B. MRI 证实其跨过骨骺板（短箭头）（引自：STATdx©Elsevier，2022）

六、关节炎

关节炎（或关节病）是指影响关节的任何病理改变，可能由导致骨骼病理改变的任何病因引起，如创伤、感染或炎症。术语"关节炎"（意指关节炎症）有时是用词不当的，因为并非所有影响关节的病症本质上都是炎症性的。

许多类型的关节炎都可以归入一个范围，从只产生骨组织而不破坏骨组织的关节炎（如骨关节炎）到纯粹侵蚀性但不形成新的骨组织的关节炎（如类风湿关节炎）。其他形式介于两者之间，是骨形成和骨破坏的结合。

在放射学上，关节炎的主要特征是由关节软骨变薄引起的关节间隙狭窄。诊断通常需要结合临床病史和实验室检查，而影像学检查用以确认和评估疾病的严重程度和进展。

（一）骨关节炎

骨关节炎（OA）（图4-32，图4-33）又称为退行性关节疾病，是由关节透明软骨的退化和变薄引起的。此外，关节骨会增厚和硬化，并在关节边缘周围形成骨赘（骨刺）。最常见的部位是负重关节，包括髋、膝、手和脊柱。病因不同，骨关节炎也可见于其他关节。

1.病因　原发性骨关节炎：通常是由于负重关节的正常"磨损"引起的，发病率随着年龄的增长而增加。

继发性骨性关节炎：可以影响任何关节，通常由潜在原因引起的，如肥胖、既往创伤（如关节内骨折）及其他潜在的骨骼或关节病理状况。

2.影像学特征　特征包括关节间隙变窄、骨赘形成和关节面软骨下骨硬化的经典三联征。其他还可见关节面深处的骨骼中形成的囊肿。X线片仍然是主要的影像学检查方式。

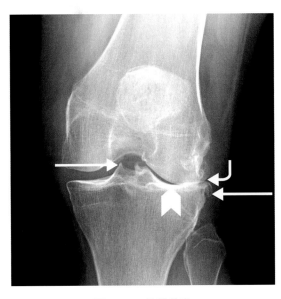

图4-32　骨关节炎

左膝，骨赘形成（长箭头）、关节间隙狭窄（弧形箭头）和软骨下骨硬化（短箭头）的典型三联征。虽然外侧关节也受到了影响，但往往是内侧首先受累（本例中不是）（引自：STATdx©Elsevier，2022）

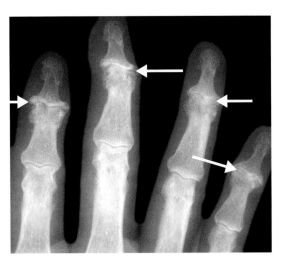

图4-33　骨关节炎

手指，远端指间关节出现骨赘（长箭头）和关节间隙狭窄（引自：STATdx©Elsevier，2022）

（二）类风湿关节炎

类风湿关节炎（图4-34，图4-35）是一种累及全身多种系统并引起慢性炎症的自身免疫病，常见于关节。通常表现为关节内透明软骨破坏和骨侵蚀，进而导致畸形，好发于手部。女性比男性更常见，一般在30～50岁首次发病。

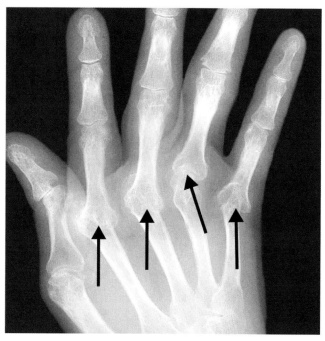

图4-34 类风湿关节炎

手，掌指关节处的晚期侵蚀性改变和畸形（长箭头）。在指间关节可看到较小的侵蚀。关节软组织肿胀（引自：STATdx©Elsevier，2022）

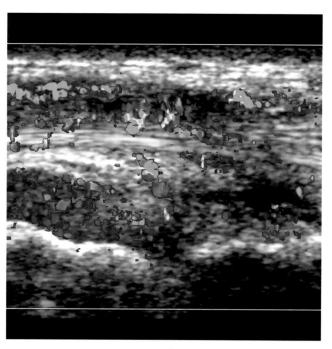

图4-35 类风湿病

腕关节彩色多普勒超声，类风湿关节炎患者腱鞘炎相关的滑膜增厚和充血（颜色显示血流增加）。X线正常（引自：STATdx©Elsevier，2022）

1. 病因　病因尚不清楚，通常认为与基因和遗传相关，感染和吸烟也被认为是潜在的致病因素。

2. 影像学特征　表现为双侧对称，包括骨量减少、关节间隙变窄、骨侵蚀、软组织肿胀、手指和足趾畸形和半脱位（图 4-34）。在超声和 MRI 上可以看到滑膜炎（滑膜的炎症和增厚），可以比 X 线片更早地发现异常（图 4-35）。

（三）痛风

由于血液中尿酸水平升高（高尿酸血症），尿酸钠结晶在软组织和关节中沉积而引起的代谢性疾病。最常见于老年男性，常累及踇趾的跖趾关节。急性发作期表现为剧烈疼痛、肿胀、发红（类似于化脓性关节炎）。

1. 病因　痛风曾被认为与导致高尿酸的饮食有关。目前的观点倾向于特发性的或与慢性病（如肾脏病）有关。

2. 影像学特征　包括关节表面较大的"打孔"侵蚀；由软组织内沉积物引起的致密的软组织阴影（痛风石）；关节间隙和骨密度通常正常（图 4-36）。

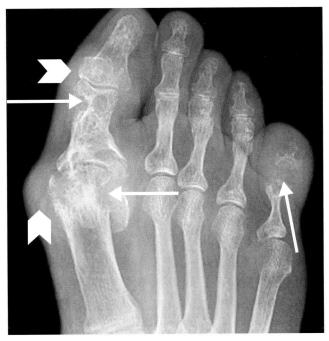

图 4-36　痛风

右足，多个大的侵蚀（长箭头）。软组织肿胀和阴影（短箭头），即痛风石（引自：STATdx©Elsevier，2022）

第5章 上 肢

一、肱骨

图 5-1、图 5-2 为右肱骨。

（一）肱骨解剖特征

1. 类型　长骨。

2. 位置　上肢最大的骨。连接上肢与肩带。

3. 连接　肱骨头与肩胛骨的关节盂形成肩（盂肱）关节。肱骨滑车与尺骨滑车切迹，肱骨头小头与桡骨头，共同形成肘关节。

4. 近端的特点

（1）肱骨头：圆形，被关节透明软骨覆盖。

（2）小结节：前侧，肩胛下肌肌腱附着处。

（3）大结节：后外侧，冈上肌肌腱附着于上部，冈下肌肌腱附着于中部，小圆肌肌腱附着于后下部。

（4）结节间沟（二头肌沟）：大小结节之间包含二头肌长头的肌腱。

（5）解剖颈：毗邻头部，关节面远侧，结节近侧。骨骺生长板的位置。

（6）外科颈：结节远侧、横穿骨干近端的假想水平线。常见骨折部位（因此得名）。

5. 肱骨干（骨干）的特征

（1）横截面呈三角形：内侧缘、外侧缘、前缘。

（2）后表面、前外侧面、前内侧面：前内侧面中段有滋养孔。

（3）三角肌粗隆：三角肌的附着点，位于前外侧面。

（4）螺旋沟：桡神经走行。

6. 肱骨远端的特点

（1）外侧髁上嵴：位于肱骨远端外侧缘、外上髁上方。

（2）内侧髁上嵴：位于肱骨远端内侧缘、内上髁上方。

（3）外上髁：肱骨小头上方。

（4）内上髁：滑车上方。

（5）小头（外侧髁）：圆形；与桡骨头形成关节。

（6）滑车（内侧髁）：滑车状；与尺骨滑车切迹形成关节。有一个较大的内侧唇，形成"提携角"。

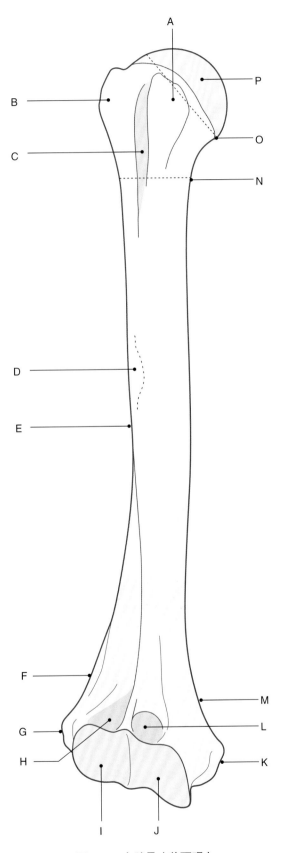

图 5-1 右肱骨（前面观）

A. 小结节；B. 大结节；C. 结节间沟（二头肌沟）；D. 三角肌粗隆；E. 外侧缘；F. 外侧髁上嵴；G. 外上髁；H. 桡骨头窝；I. 小头；J. 滑车；
K. 内上髁；L. 冠突窝；M. 内侧髁上嵴；N. 外科颈；O. 解剖颈；P. 肱骨头

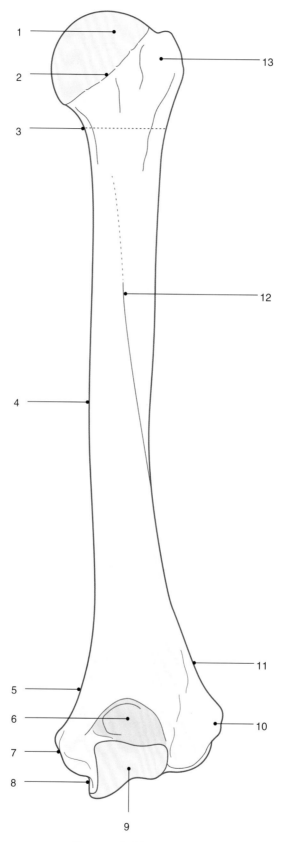

图 5-2　右肱骨（后面观）

1. 肱骨头；2. 解剖颈；3. 外科颈；4. 内侧缘；5. 内侧髁上嵴；6. 鹰嘴窝；7. 内上髁；8. 尺神经沟；9. 滑车（注意内侧唇较大）；10. 外上髁；11. 外侧髁上嵴；12. 螺旋沟；13. 大结节

（7）尺神经沟：位于肱骨后内侧，滑车内侧。

（8）鹰嘴窝：位于肱骨后方，当肘关节伸直时承接尺骨的鹰嘴突。

（9）冠突窝：在肘关节完全屈曲时，在前方承接尺骨的冠状突。小于鹰嘴窝。

（10）桡骨头窝：当肘关节屈曲时，在前方承接桡骨头。

（二）肱骨的X线表现

肱骨的X线表现见图5-3，图5-4。

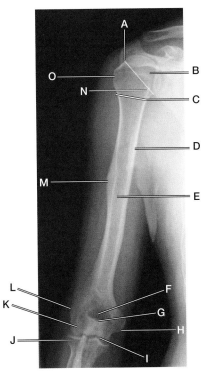

图5-3　右肱骨（前后位片）

A.解剖颈；B.肱骨头；C.外科颈；D.肱骨干（皮质部）；E.髓腔；F.鹰嘴窝；G.鹰嘴（尺骨）；H.内上髁；I.滑车；J.桡骨头；K.肱骨小头；L.外上髁；M.三角肌粗隆；N.小结节；O.大结节（引自：Lampignano，Bontrager's Textbook of Radiographic Positioning and Related Anatomy，10e，Elsevier）

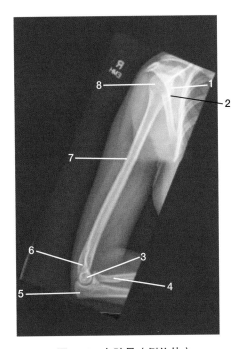

图5-4　右肱骨（侧位片）

1.小结节；2.结节间沟（二头肌沟）；3.肱骨小头；4.桡骨；5.鹰嘴突（尺骨）；6.尺骨鹰嘴窝；7.肱骨干；8.肱骨头（引自：Lampignano，Bontrager's Textbook of Radiographic Positioning and Related Anatomy，10e，Elsevier）

（三）骨化核

图5-5为肱骨近端骨化中心。

1.初级骨化中心　干（骨干）：出现在妊娠第8周。

2.次级骨化中心

（1）近端：3个中心。

肱骨头：6月龄。

大结节：1～2岁。

小结节：4～5岁。

融合成单一骨骺：6岁。

与骨干融合：18～20岁。

（2）远端：4个中心。

肱骨小头：1岁。

内上髁：4～6岁。

滑车：9～10岁。

外上髁：12岁。

外上髁、滑车和肱骨小头在青春期融合在一起。与干部融合：14～16岁。

内上髁与干部融合：20岁。

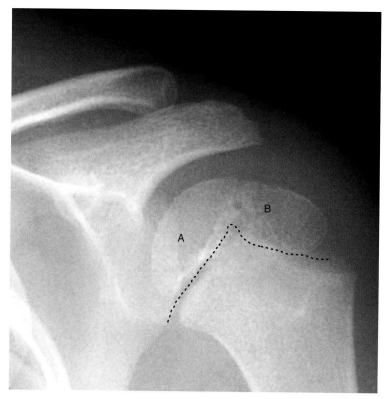

图 5-5　肱骨近端骨化中心（左）

A. 肱骨头（6月龄）；B. 大结节（1～2月龄）。未见 小结节（4～5岁）。注意：骨骺生长板正常出现的形状（虚线）（引自：STATdx ©Elsevier）

骨折

1. 外科颈

病因：手撑地跌倒。常见于老年人。

治疗：通常非手术治疗（吊带）。对于更复杂的粉碎性骨折，可能需要切开复位内固定（ORIF）或关节置换术（关节成形术）。

2. 干部　通常是中间1/3；螺旋形、斜行或粉碎性骨折，取决于致伤机制。

病因：手撑地跌倒或直接击打（老年人）或高速运动损伤。

治疗：通常非手术治疗（吊带）或固定（石膏）。在复杂/移位的骨折中可能需要ORIF。

3. 髁上骨折（图5-6）　远端骨块向后移位，肱动脉和神经极有可能受到损伤。年幼儿童的常见损伤。如果移位很小，可能不易察觉。

病因：肘关节屈曲位时手撑地跌倒。

治疗：肘部屈曲石膏固定。若移位骨折可能需要在麻醉下复位、用克氏针（K）固定。

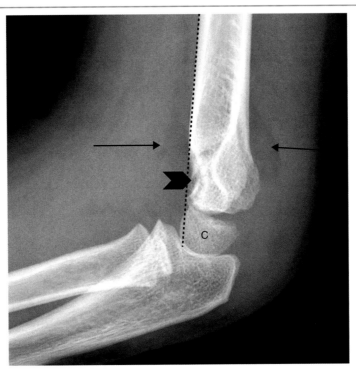

图 5-6 轻微移位的髁上骨折（左肘侧位）

肿大的脂肪垫（长箭头）提示关节积液。肱骨前缘线（虚线）应穿过肱骨小头（C），但此例并未穿过。可见一条非常隐匿的骨折线（短箭头）（引自：STATdx © Elsevier，2022）

👁 **拓展知识**

　　年龄对损伤的类型有显著的影响。老年人手撑地跌倒后更容易导致肱骨外科颈骨折，而幼儿则容易发生髁上骨折。不同年龄组的前臂和手腕损伤类型不同。

二、桡骨

桡骨见图 5-7，图 5-8。

（一）桡骨解剖特征

1. 类型　长骨。

2. 位置　前臂外侧。

3. 连接　桡骨头与尺骨的桡切迹形成上尺桡关节，与肱骨小头形成肘关节的外侧部分。桡骨远端与尺骨头形成下尺桡关节并与舟状骨和月骨形成腕关节的一部分。

4. 主要部分

（1）桡骨近端特征

1）头：圆形，伴有凹面。

2）颈：头部下方的狭窄部分。

3）桡骨粗隆：内侧，位于颈部下方；为二头肌肌腱提供附着。

（2）桡骨干的特点

1）前缘、后缘。

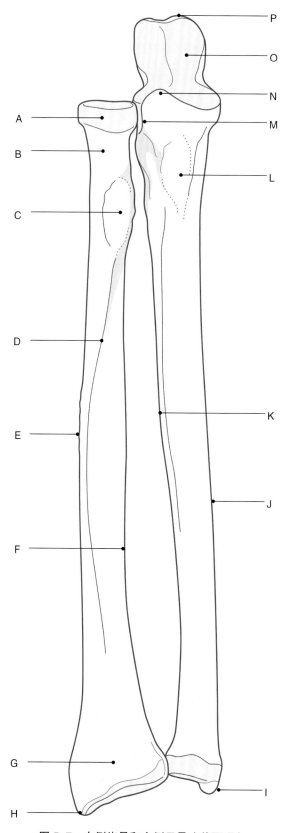

图 5-7　右侧桡骨和右侧尺骨（前面观）

A. 桡骨头；B. 桡骨颈；C. 桡骨粗隆；D. 斜线；E. 外侧缘；F. 骨间缘；G. 桡骨远端；H. 桡骨茎突；I. 尺骨茎突；J. 内侧缘；K. 骨间缘；L. 尺骨粗隆；M. 桡骨切迹；N. 冠状突；O. 滑车切迹；P. 鹰嘴窝

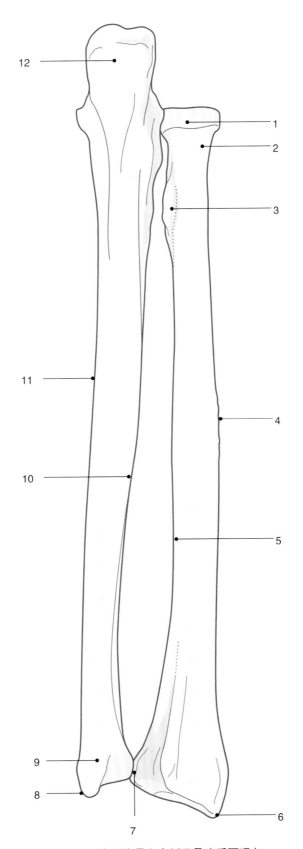

图 5-8　右侧桡骨和右侧尺骨（后面观）

1. 桡骨头；2. 桡骨颈；3. 桡骨粗隆；4. 外侧缘；5. 骨间缘；6. 桡骨茎突；7. 尺骨切迹；8. 尺骨茎突；9. 尺骨头；10. 骨间缘；11. 内侧缘；
12. 鹰嘴突

2）骨间缘：通过骨间膜附着在尺骨的外侧，形成中尺桡关节（纤维联合关节）。

3）前表面：滋养孔的位置。

4）后表面，侧面。

（3）桡骨远端特点

1）尺骨切迹：位于内侧；与尺骨头相连形成下尺桡关节。

2）桡骨茎突：在侧面的突起，容易触诊到。

3）Lister 结节：背面可触及的突起。

4）远端关节面：两个窝，由脊隔开，与舟状骨和月骨形成关节。

（二）骨化核

1. 初级骨化中心　干（骨干）：妊娠第 8 周。

2. 次级骨化中心　2 个中心。

（1）桡骨远端骨化中心在 1 岁时出现。

（2）桡骨头骨化中心在 4～5 岁时出现。

（3）桡骨头骨化中心在 14～17 岁时与骨干融合。

（4）桡骨远端骨化中心在 17～19 岁时与骨干融合。

三、尺骨

尺骨可参见图 5-7、图 5-8 桡骨。

（一）尺骨解剖特征

1. 类型　长骨。

2. 位置　前臂内侧。

3. 连接　桡骨切迹与桡骨头形成上尺桡关节。

滑车切迹与肱骨的滑车形成肘关节的内侧部分。尺骨头与桡骨的尺骨切迹形成下尺桡关节。尺骨头覆盖有纤维软骨关节盘，因此不直接参与腕关节的形成。

4. 主要部分

（1）尺骨近端的特征

1）鹰嘴突：后上方突出物。可以很容易地在肘关节的后部触及，是肱三头肌腱的附着点。

2）冠状突：小的前方突起。

3）尺骨粗隆：位于冠状突前表面；表面粗糙，是肱肌肌腱的附着点。

4）桡骨切迹：冠状突外侧凹陷；与桡骨头相连。

5）滑车切迹：冠状突和鹰嘴突之间的凹陷区域；与肱骨滑车相连。

（2）尺骨干的特征

1）前缘，后缘。

2）骨间缘：由骨间膜附着于桡骨内侧，形成中尺桡关节（纤维韧带联合）。

3）前表面：滋养孔的位置。

4）内侧面，后表面。

（3）尺骨远端的特征

1）头：小而圆。

2）尺骨茎突：在手腕内侧可以触诊到小的突起。

桡骨头和尺骨头在前臂的两端；桡骨头是肘关节的一部分，尺骨头是手腕的一部分。

（二）骨化核

1. 初级骨化中心

干（骨干）：妊娠第 8 周。

2. 次级骨化中心　2 个中心。

（1）尺骨远端骨化中心出现在 5 ~ 6 岁。

（2）鹰嘴骨化中心出现在 9 ~ 11 岁。

（3）鹰嘴骨化中心在 14 ~ 16 岁时与骨干融合。

（4）远端骨化中心在 17 ~ 18 岁时与骨干融合。

（三）桡骨和尺骨的 X 线表现

桡骨和尺骨的 X 线表现见图 5-9，图 5-10。

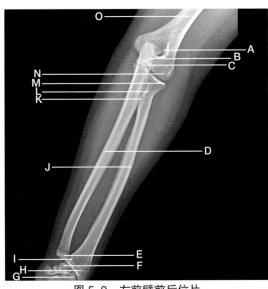

图 5-9　左前臂前后位片

A. 鹰嘴突；B. 滑车；C. 冠状突；D. 尺骨干；E. 尺骨头；F. 月骨；G. 舟状骨；H. 桡骨茎突；I. 下尺桡关节；J. 桡骨干；K. 桡骨粗隆；L. 桡骨颈；M. 桡骨小头；N. 肱骨头；O. 肱骨干（引自：STATdx © Elsevier，2022）

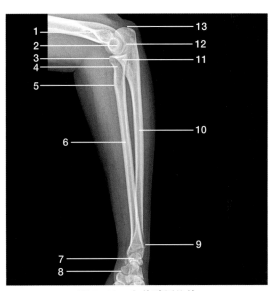

图 5-10　左前臂侧位片

1. 肱骨髁（重叠）；2. 滑车和小头（重叠）；3. 桡骨头；4. 桡骨颈；5. 桡骨粗隆；6. 桡骨干；7. 月骨；8. 舟状骨；9. 尺骨茎突；10. 尺骨干；11. 冠突；12. 滑车切迹；13. 鹰嘴突（引自：STATdx © Elsevier，2022）

骨折

1. 桡骨头骨折　是一种常见的损伤，多发生于年轻人。通常非常隐匿且没有移位；如果有外伤史和关节积液的证据，即使没有明显的骨折，也应怀疑是桡骨头损伤。

病因：手撑地跌倒，导致轴向压缩。

治疗：通常用非手术治疗（吊带）。

2. 鹰嘴突骨折　通常发生在成人。如果是完全骨折，由于肱三头肌的牵拉，骨折有明显移位。

病因：跌落时鹰嘴突着地（肘尖）。

治疗：石膏，肘部屈曲 90°。切开复位钢丝内固定术。

3. 弯曲骨折 / 翘楞骨折或凸起骨折 / 青枝骨折（图 5-11） 多发生于 5 ~ 12 岁儿童。骨骼倾向于弯曲（塑性弯曲）、翘楞（环形凸起骨折）或裂开（青枝骨折）而不是"折断"，因为它们与成熟骨骼相比具有相对弹性。

病因：手撑地跌倒或其他创伤性损伤。

治疗：石膏，肘关节至腕关节。

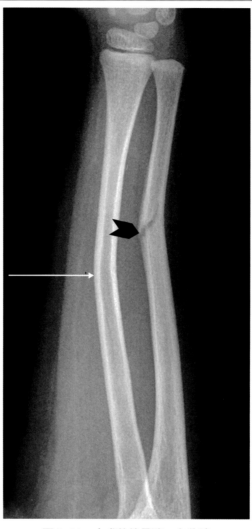

图 5-11 未成熟的骨骼；右前臂

桡骨塑性弯曲，无骨折（长箭头）。尺骨不完全"青枝骨折"（短箭头）（引自：STATdx © Elsevier，2022）

👁 **拓展知识**

由于桡骨和尺骨呈环绕（环形）排列，其中一块骨的骨干骨折通常伴随另一块骨的脱位或骨折脱位。类似的原理也适用于其他骨环结构，如骨盆、小腿和下颌骨。重要的是要考虑有多个损伤（充分查体），并确保对相邻关节进行充分评估和影像学检查。

1. 孟氏骨折 – 脱位（图 5-12） 尺骨近端 1/3 骨折伴桡骨头脱位。

病因：跌倒时手着地伴有前臂用力旋前（内旋）。

治疗：桡骨头脱位复位，尺骨骨折内固定。

2.盖氏骨折-脱位（图5-13）　桡骨远端1/3骨折伴下尺桡关节的尺骨头脱位。较孟氏骨折少见，损伤实际上是相反的。

病因：跌倒时手着地伴旋转暴力。

治疗：尺骨头脱位复位，桡骨骨折内固定术。

桡骨和尺骨远端骨折，详见腕关节。

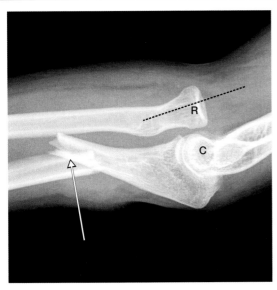

图5-12　孟氏骨折-脱位（左肘/前臂）

尺骨近端移位骨折（长箭头）。桡骨头轴线（虚线）应始终贯穿桡骨头（R）和肱骨小头（C），但此例未连接，表明桡骨头脱位（引自：STATdx © Elsevier，2022）

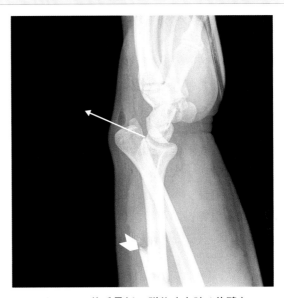

图5-13　盖氏骨折-脱位（左腕/前臂）

桡骨中段移位骨折（长箭头）。尺骨头从下尺桡关节向后脱位（短箭头）（引自：STATdx © Elsevier，2022）

四、手

（一）腕骨

1.腕骨的解剖特征

（1）类型：短骨。

（2）位置：两排腕骨（远排和近排）位于桡骨和掌骨基底部之间。它们在前方形成一个凹形弓（腕管），其中包括正中神经和手指屈肌腱在内的结构。

⊙ 拓展知识

　　为了记住腕骨的位置，可以学习各种助记法，如在图5-15右手腕X线片上看到的。

　　5. Touch（Trapezium，大多角骨）；6. The（Trapezoid，小多角骨）；7. Cold（capitate，头状骨）；8. Hand（hamate，钩骨）；1. Seldom（scaphoid，舟骨）；2. Let（lunate，月骨）；3. The（triquetrum，三角骨）；4. Patient（pisiform，豌豆骨）

（3）连接

1）舟骨与桡骨、月骨、头状骨、大多角骨、小多角骨连接。

2）月骨与桡骨、舟骨、头状骨、三角骨连接。

3）三角骨与钩骨、豌豆骨、月骨连接。

4）豌豆骨与三角骨连接。

5）钩骨与第四、五掌骨，头状骨，三角骨连接。

6）头状骨与第二、三、四掌骨，钩状骨，月骨，舟骨，小多角骨连接。

7）小多角骨与第二掌骨、大多角骨、舟骨、头状骨连接。

8）大多角骨与舟骨和小多角骨（STT 关节），第一、二掌骨连接。

（4）主要部分 / 特点

1）舟骨：近端和远端由较窄的腰部隔开．舟状骨结节位于远端前侧（掌侧）。

2）月骨：月形 / 新月形。

3）三角骨：3 个面。

4）豌豆骨：豌豆形。实际上是尺侧腕屈肌腱中的籽骨，而不是腕关节的一部分。

5）钩骨：楔形的体部和前表面的钩形骨。

6）头状骨：最大的腕骨，具有由腰部分开的近端和远端。

7）小多角骨：不规则，四边形。比大多角骨小。

8）大多角骨：四边形。拇指远端呈马鞍形的凹面。

2. 骨化核　初级骨化中心：通常出现在以下年龄段，尽管它们骨化的日期会有很大差异。

（1）头状骨：2 月龄。

（2）钩骨：3 月龄。

（3）三角骨：3 月龄。

（4）月骨：4 岁。

（5）舟骨：4 ～ 5 岁。

（6）大多角骨：4 ～ 5 岁。

（7）小多角骨：4 ～ 5 岁。

（8）豌豆骨：9 ～ 12 岁。

（二）掌骨

掌骨示意图见图 5-14。

1. 掌骨的解剖特征

（1）类型：小型长骨。

（2）位置：位于腕骨远端，指骨近端。形成手的主要部分。

（3）连接

1）第一（拇指）掌骨与拇指的近节指骨和大多角骨连接。

2）第二（示指）掌骨与示指的近节指骨，大多角骨，小多角骨和头状骨连接。

3）第三（中指）掌骨与中指的近节指骨和头状骨连接。

4）第四（环指）掌骨与环指的近节指骨，头状骨和钩骨连接。

5）第五（小指）掌骨与小指的近节指骨和钩骨连接。

6）第二至第五掌骨的基底部也参与组成这些关节。

（4）主要部分

1）头：远端，圆形；与相应的近节指骨连接。

2）颈：头部和干部之间较窄的部分。

3）干：前缘沿其长轴凹陷。

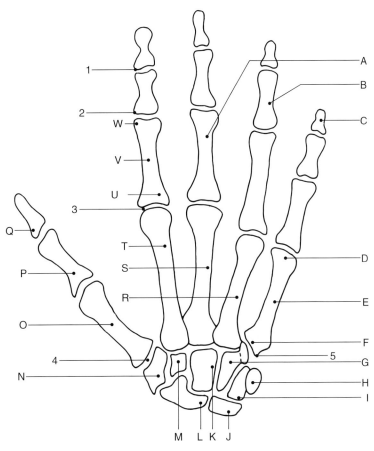

图 5-14 右手背（后）面

A.中指近节指骨干；B.环指中节指骨干；C.小指远节（末节）指骨；D.第五（小）掌骨头；E.第五（小）掌骨干；F.第五（小）掌骨基底部；G.钩骨；H.豌豆骨；I.三角骨；J.月骨；K.头状骨；L.舟骨；M.小多角骨；N.大多角骨；O.第一掌骨干；P.拇指近节指骨基底；Q.拇指远节指骨基底；R.第四（环）掌骨干；S.第三（中）掌骨干；T.第二（示指）掌骨干；U.示指近节指骨基底；V.示指近节指骨干；W.示指近节指骨头；1.示指远端指间关节（滑膜铰链关节）；2.示指近端指间关节（滑膜铰链关节）；3.第二掌指关节（滑膜椭圆关节）；4.第一腕掌关节（滑膜鞍状关节）；5.第五腕掌关节（滑膜平面关节）

4）基底：近端，扩大；与对应的腕骨形成关节。

2.骨化核

（1）初级骨化中心

骨干：妊娠第 9 周。

（2）次级骨化中心

1）每个掌骨只有 1 个。

2）第一掌骨基底部中心出现在 2～3 岁。

3）第二至第五掌骨头的中心出现在 2 岁。

4）次级中心在 15～19 岁时与骨干融合。

👁 拓展知识

副骨化中心（假骨骺），可在部分个体中见到的正常变异。在正常次级骨化中心的另一端，可能会被误认为是骨折。

（三）指骨

1. 指骨的解剖特征

（1）类型：小型长骨。

（2）位置：掌骨远端，形成手指/拇指。

（3）连接

1）5个近节指骨：近端是对应的掌骨，远端是对应的中节指骨，拇指的近节指骨与其远节指骨相连（没有中节指骨）。

2）4个中节指骨（非拇指）：与相对应的近节和远节指骨连接。

3）5个远节指骨：近端与相对应的中节指骨或拇指的近节指骨连接。

（4）主要部分

1）头：远端，膨大。中节和近节指骨有一个中央凹陷的双髁状（圆形）关节面。远节指骨头更膨大，形成指骨"簇"/粗隆，以支持指尖的软组织。

2）干：前缘沿其长轴凹陷。

3）基底：近端，膨大。中节和远节指骨有一个双凹关节面，中间有一条中央脊。近节指骨基底部凹陷。

2. 骨化核

（1）初级骨化中心

骨干：妊娠第8～12周。

（2）次级骨化中心

每个指骨有一个中心：指骨基底部在2～3岁时出现，在15～18岁时与干部融合。

（四）手和手腕的X线表现

手和手腕的X线表现见图5-15～图5-17。

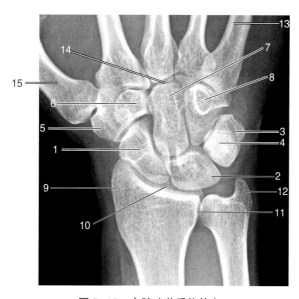

图5-15 右腕（前后位片）

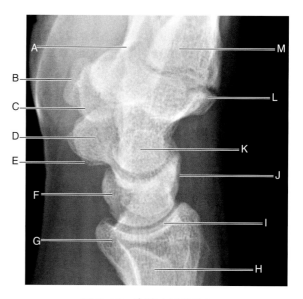

图5-16 右腕（侧位片）

1. 舟骨；2. 月骨；3. 三角骨；4. 豌豆骨（被三角骨遮挡）；5. 大多角骨；6. 小多角骨；7. 头状骨；8. 钩骨；9. 桡骨茎突；10. 桡腕（腕）关节；11. 下（远端）尺桡关节；12. 尺骨茎突；13. 第五（小）掌骨；14. 第三（中）腕掌关节；15. 第一（拇指）掌骨（引自：STATdx © Elsevier，2022）

A. 拇指掌骨；B. 大多角骨；C. 小多角骨；D. 舟状骨；E. 豌豆骨；F. 月骨；G. 桡骨；H. 尺骨；I. 桡腕（腕）关节；J. 三角骨；K. 头状骨；L. 钩状骨；M. 第二至第五掌骨（引自：STATdx © Elsevier，2022）

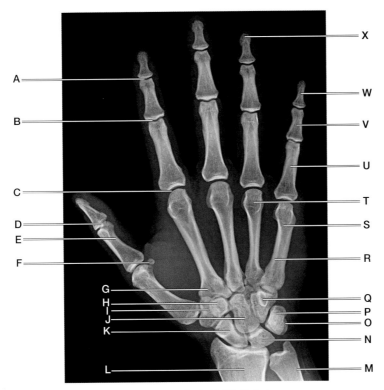

图 5-17　右手（正位片）

A. 远节指间关节（示指）；B. 近节指间关节（示指）；C. 掌指关节（示指）；D. 拇指指间关节；E. 近节指骨（拇指）；F. 籽骨；G. 第二（示指）掌骨基底部；H. 小多角骨；I. 大多角骨；J. 头状骨；K. 舟状骨；L. 桡骨远端；M. 尺骨远端；N. 月骨；O. 豌豆骨（部分被三角骨遮挡）；P. 三角骨；Q. 钩骨；R. 第五（小）掌骨干；S. 第五（小）掌骨颈；T. 第四（环）掌骨头；U. 近节指骨；V. 中节指骨；W. 远节指骨；X. 远节指骨（末端）粗隆 / 帽（引自：STATdx © Elsevier，2022）

骨折

1. 掌骨（图 5-18）

多发生在基部、干部或颈部。

病因：直接打击，例如拳击伤（通常是第五掌骨的颈部）。

治疗：如果移位很小，使用石膏 / 夹板。如果明显移位，用克氏针复位。

2. 指骨

类型广泛；根据不同机制，骨折可能是开放骨折、挤压骨折、斜行骨折或撕脱骨折。

病因：可能是直接打击（例如锤子）或过伸 / 过屈（通常是由于运动损伤）。

治疗：夹板 / 绑带，早期康复，以减少功能丧失。

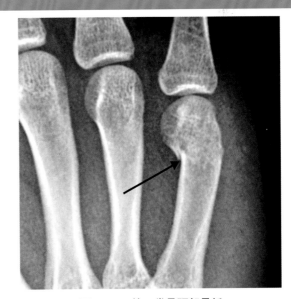

图 5-18　第五掌骨颈部骨折

被称为"拳击手"骨折，由拳击伤引起。本例为轻度移位，仅见轻微的皮质损伤（长箭头）（引自：STATdx © Elsevier，2022）

五、肘关节

严格来说，肘关节由两个关节组成。肱桡关节和肱尺关节形成一个滑膜铰链关节，使肘关节可以弯曲和伸展。第三个关节为上尺桡关节，是一个滑膜枢轴关节，允许前臂旋前和旋后。肘关节见图5-19～图5-21。

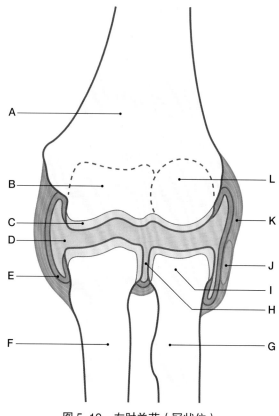

图 5-19　左肘关节（冠状位）

A.肱骨；B.滑车；C.关节透明软骨；D.滑液；E.滑膜；F.尺骨；G.桡骨；H.上尺桡关节；I.桡骨头；J.环状韧带；K.纤维关节囊；L.肱骨小头

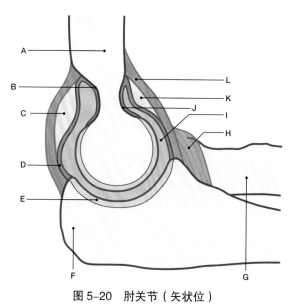

图 5-20　肘关节（矢状位）

A.肱骨；B.鹰嘴窝；C.后脂肪垫；D.滑膜；E.滑车切迹关节透明软骨；F.尺骨鹰嘴突；G.桡骨；H.环状韧带；I.滑液；J.冠突窝；K.前脂肪垫；L.纤维关节囊

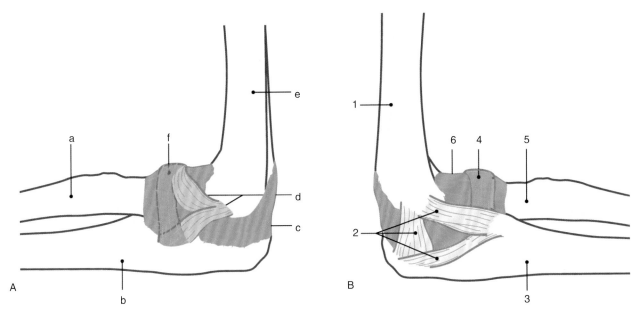

图 5-21　左肘关节

A. 外侧面；B. 内侧面

a. 桡骨；b. 尺骨；c. 纤维关节囊；d. 桡侧副韧带；e. 肱骨；f. 环状韧带；1. 肱骨；2. 尺侧副韧带；3. 尺骨；4. 桡骨；5. 环状韧带；6. 纤维关节囊

（一）骨性关节面

肱骨的滑车与尺骨的滑车切迹相连接。肱骨小头与桡骨头相连接。桡骨头与尺骨的桡侧切迹连接。关节表面覆盖有关节透明软骨。

（二）纤维关节囊

在肱骨外上髁水平附着于肱骨，包裹尺骨的冠状突和鹰嘴突及桡骨颈，并与上尺桡关节的环状韧带相融合。

（三）滑膜

滑膜衬于纤维关节囊深面，和冠状窝、桡骨窝、卵圆突窝连接起来，并与上尺桡关节延续。滑膜分泌滑液，润滑关节。

（四）囊内结构

脂肪垫：前部和后部，位于滑膜和桡骨窝、冠突窝和鹰嘴窝的纤维囊之间。

拓展知识

肘部前后脂肪垫位于冠突窝和鹰嘴窝内。关节内液体增加（积液），如出血、炎症或感染，可能导致脂肪垫移位，导致"帆征"。这是潜在关节积液的一个迹象，创伤时可怀疑骨折。

（五）支持韧带

1. 尺侧副韧带　在关节内侧，附着于肱骨内上髁和尺骨冠突和鹰嘴突。

2. 桡侧副韧带　在关节外侧，附着于肱骨外上髁和环状韧带。

3. 环状韧带　环绕桡骨头，附着于尺骨的桡侧切迹上，牢固固定桡骨头，但允许其绕自身线旋转。

（六）活动方式

1. 通过肱二头肌、肱肌和肱桡肌进行屈曲。

2. 通过肱三头肌和肘肌进行伸展。

3. 通过旋后肌、旋前圆肌和旋前方肌在上尺桡关节处旋前/旋后。

（七）血液供应

肱动脉、尺动脉、桡动脉形成吻合（不同血管的联合）。

（八）神经支配

肌皮神经、桡神经和正中神经。

（九）提携角

肱骨和尺骨长轴之间的夹角。前臂较肱骨更加向外成角（外翻角）。平均角度为163°，女性大于男性。

👁 拓展知识

女性的提携角比男性大，因为女性的骨盆比男性宽。这个角度之所以得此名，是因为它可以让人们伸直手臂携带物品，而不会让前臂卡撞在臀部。

（十）肘关节X线表现

肘关节X线表现见图5-22～图5-25。

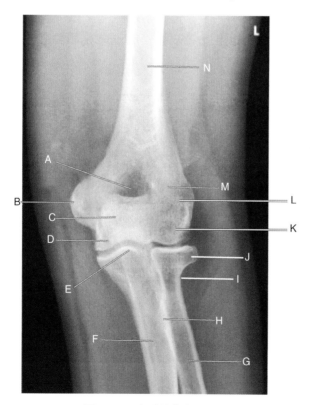

图5-22　左肘关节前后位片

A. 鹰嘴窝和冠突窝；B. 内上髁；C. 鹰嘴；D. 滑车；E. 冠突；F. 尺骨；G. 桡骨干；H. 桡骨粗隆；I. 桡骨颈；J. 桡骨头；K. 肱骨小头；L. 外上髁；M. 桡骨窝；N. 肱骨干（引自：Bruce, Merrill's Atlasof Radiographic Positioning;Procedures: Volume One,14e, Elsevier）

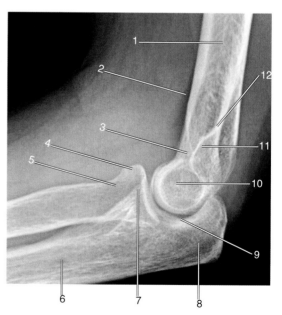

图5-23　左肘关节侧位片

1. 肱骨干；2. 前脂肪垫；3. 冠突窝；4. 桡骨头；5. 桡骨颈；6. 尺骨干；7. 冠突；8. 尺骨鹰嘴突；9. 滑车切迹；10. 滑车和肱骨小头（重叠）；11. 鹰嘴窝（后脂肪垫隐藏）；12. 髁上嵴（引自：STATdx © Elsevier，2022）

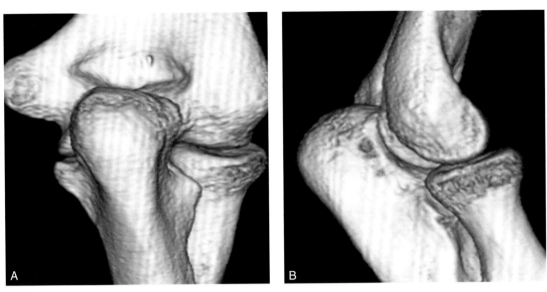

图 5-24 右肘 CT

A. 3D 重建后方；B. 侧位（引自：STATdx © Elsevier，2022）

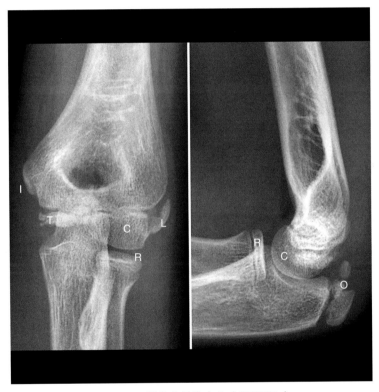

图 5-25 肘关节骨化中心（CRITOL）

CRITOL 可用于记住骨化中心出现的顺序。C. 肱骨小头（1岁）；R. 桡骨头（4～5岁）；I. 内上髁（4～6岁）；T. 滑车（9～10岁）；O. 鹰嘴（9～11岁）；L. 外上髁（12岁）（引自：STATdx © Elsevier，2022）

◎ 拓展知识

图 5-25 中 CRITOL 是记忆肘关节骨化中心出现的典型顺序的有效记忆方法。如果这些骨化中心的出现顺序不对，它还有助于识别儿科创伤。

创伤

肘关节脱位（图 5-26）

病因：严重摔伤，手撑地。桡骨和尺骨向后方或后外侧移位。常伴有骨折和肱动脉或其中一根神经的损伤。

治疗：麻醉下复位。

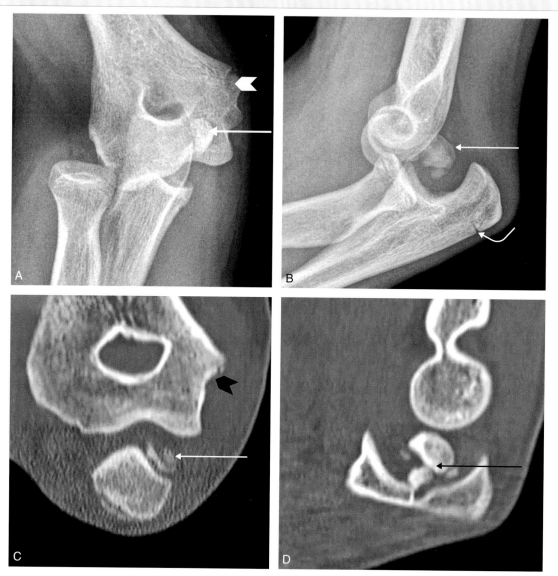

图 5-26　右肘关节脱位

A. 前后位；B. 侧位片；C. CT 冠状位；D. 矢状位。长箭头及相应撕脱部位（短箭头）显示内上髁撕脱性骨折。注意未融合的正常鹰嘴骨化中心（弯箭头）（引自：STATdx © Elsevier，2022）

六、腕关节

（一）腕关节解剖特征

手腕作为一个整体，由 4 个独立的关节腔组成；连接尺桡骨远端和腕骨的桡腕（腕）关节、下尺桡关节、腕骨间 / 腕掌关节和第一（拇指）腕掌关节（图 5-27，图 5-28）。

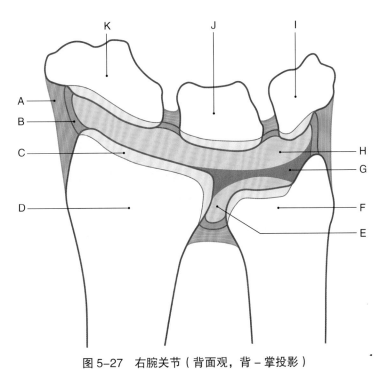

图 5-27　右腕关节（背面观，背 - 掌投影）

A. 纤维关节囊；B. 滑膜；C. 关节透明软骨；D. 桡骨远端；E. 下尺桡关节；F. 尺骨头；G. 关节盘（三角形纤维软骨）；H. 滑液；I. 三角骨；J. 月骨；K. 舟状骨

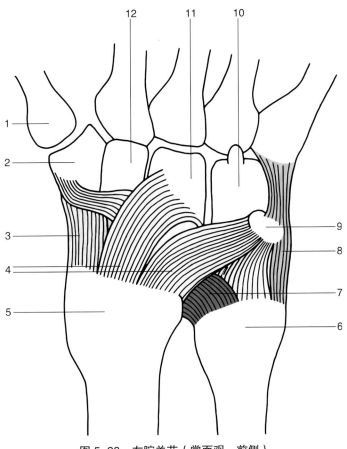

图 5-28　左腕关节（掌面观，前侧）

1. 第一掌骨（拇指）基部；2. 大多角骨；3. 桡侧副韧带；4. 桡腕掌侧韧带；5. 桡骨远端；6. 尺骨头；7. 掌尺腕关节；8. 尺腕掌侧韧带；9. 腕豆骨；10. 钩骨；11. 头状骨；12. 小多角骨

腕关节（桡腕关节）是一个滑膜椭球关节。单个腕骨之间的腕关节是滑膜平面关节和鞍状关节的混合体。下尺桡关节是滑膜枢轴关节。

1. 骨性关节面　桡骨远端与舟骨、月骨在两个相应的窝处连接。下尺桡关节远端的关节盘与月骨和三角骨连接。关节表面覆盖有关节透明软骨。

2. 纤维关节囊　桡腕关节；附着在桡骨和尺骨的远端，关节盘的边缘及舟骨、月骨和三角骨的近端。

3. 滑膜　沿着纤维关节囊，将4个独立的关节分开。它覆盖了未被关节透明软骨覆盖的骨骼部分，分泌滑液，润滑关节。

4. 支持韧带　可分为连接单个腕骨的内部韧带（如舟月骨韧带）和连接桡骨、尺骨、掌骨到腕骨的外部韧带。

（1）桡腕掌侧韧带：从桡骨到腕部前方的舟骨、月骨和三角骨。与以下韧带共同形成"V"形。

（2）尺腕掌侧韧带：从尺骨茎突到腕关节前部的月骨和三角骨。

（3）桡腕背侧韧带：从桡骨到腕部后方的舟骨、月骨和三角骨。

（4）尺侧副韧带：在腕部内侧，附着于尺骨茎突、三角骨和豌豆骨。

（5）桡侧副韧带：在腕部外侧，与桡骨茎突和舟状骨相连。

（6）背侧和掌侧桡尺韧带：分别在下尺桡关节的后方和前方表面连接桡骨和尺骨的远端。

5. 囊内结构　关节盘：位于尺骨远端和下桡尺关节将它们与腕骨分开，厚的纤维软骨盘称为三角纤维软骨复合体。

6. 活动方式

（1）通过桡侧腕屈肌和尺侧腕屈肌进行屈曲。

（2）通过桡侧腕伸肌和尺侧腕伸肌进行伸展。

（3）通过桡侧腕屈肌和桡侧腕伸肌外展／桡偏，受较大的桡骨茎突限制。

（4）通过尺侧腕屈肌和尺侧腕伸肌内收。

7. 血液供应　桡动脉和尺动脉。

8. 神经支配　尺神经、正中神经和桡神经。

（二）影像学表现

腕关节的影像学表现见图5-29～图5-31。

七、第一腕掌关节

滑膜鞍状关节允许广泛活动。其他腕掌（CMC）关节（第二至第五）和掌骨间关节是滑膜平面关节，活动度很小。

（一）骨性关节面

第一掌骨底部的凹面和大多角骨凸起的上表面。关节表面覆盖有透明软骨。

（二）纤维关节囊

附着在第一掌骨基底的外围和大多角骨关节表面的粗糙边缘。纤维关节囊的背侧和侧方均有增厚。

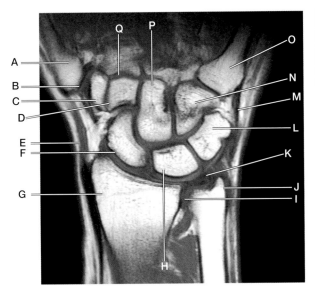

图 5-29　右腕冠状位 MRI T$_1$WI

A.第一（拇指）掌骨；B.第一腕掌关节；C.大多角骨；D.小多角骨；E.拇短伸肌和拇外展肌腱；F.舟骨；G.桡骨茎突；H.月骨；I.下尺桡关节；J.尺骨茎突；K.三角纤维软骨（关节盘）；L.三角骨；M.尺侧腕伸肌腱；N.钩骨；O.第五（小）掌骨；P.头状骨；Q.第二（示指）腕掌关节（引自：STATdx © Elsevier，2022）

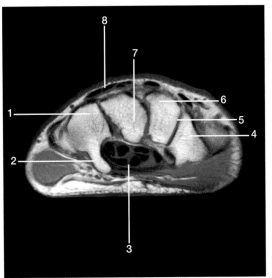

图 5-30　右腕关节远端轴位 MRI T$_1$WI

1.钩骨体；2.钩骨钩；3.腕管（包括屈肌腱和正中神经）；4.大多角骨；5.腕间（多角骨间）关节；6.小多角骨；7.头状骨；8.伸肌腱（引自：STATdx © Elsevier，2022）

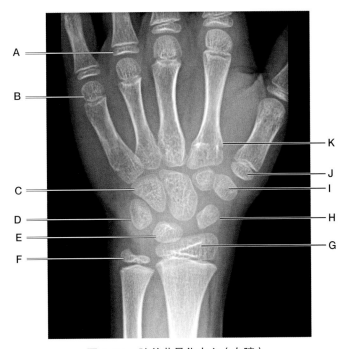

图 5-31　腕关节骨化中心（左腕）

A.近节指骨骨骺（2～3岁）；B.第五（小）掌骨骨骺（2岁）；C.钩骨（3月龄）；D.三角骨（3岁）；E.月骨（4岁）；F.尺骨远端骨骺；G.桡骨远端骨骺；H.舟骨（4～5岁）；I.大多角骨（4～5岁）；J.第一（拇指）掌骨骺骨骺（2～3岁）；K.副骨骺第二掌骨（正常变异）（引自：STATdx © Elsevier，2022）

骨折

1.Colles 骨折（图 5-32）

桡骨远端横向骨折伴远端骨块后方（背侧）移位。尺骨茎突也为常见骨折。

病因：手背伸位撑地摔倒。多见于中老年人，尤其是患有骨质疏松症的女性。

治疗：手法复位，肘下石膏固定。

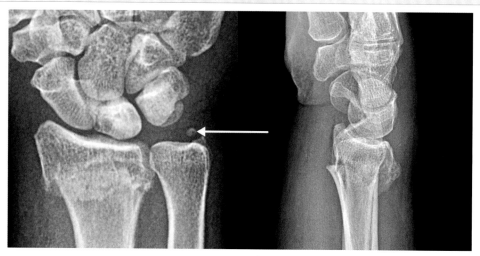

图 5-32　右腕 Colles 骨折（背掌和侧面突出）

注意：常伴有尺骨茎突骨折（长箭头）（引自：STATdx © Elsevier，2022）。

2. 舟骨骨折（图 5-33）

舟骨骨折最常见的腕骨骨折。典型表现是鼻烟窝内舟骨压痛，拇指根部拇长伸肌腱和拇长展肌腱之间形成三角形凹陷。

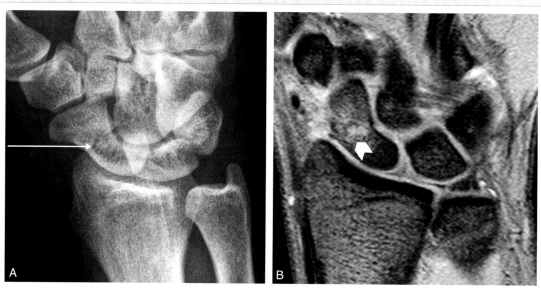

图 5-33　右腕舟骨骨折

A. 背侧掌侧斜位片（DP）斜位；B. 冠状面 MRI T_1WI。轻度移位骨折（长箭头）被 MRI 上的高信号骨髓水肿（短箭头）所掩盖（引自：STATdx © Elsevier，2022）

除非发生移位，否则常在受伤后 10～14 天才出现影像学表现。最常见的是经过腰部的横行骨折。近端骨坏死是一个重要的可能并发症。

病因：手背伸位撑地跌倒。最常见于年轻人。

治疗：未移位则石膏固定。手术适用于移位性骨折或有延迟 / 不愈合或骨坏死等并发症的骨折。

拓展知识

如果舟骨 X 线片未显示骨折，但疼痛临床怀疑仍然存在，则可能需要其他成像技术如 MRI 来证实骨折。

（三）滑膜

沿着纤维关节囊内侧分布，与其他腕掌关节分离。它覆盖了没有关节透明软骨覆盖的部分，分泌滑膜液，润滑关节。

（四）支持韧带

1. 前斜韧带　从大多角骨的掌侧结节到第一掌骨基部尺侧的斜韧带。

2. 背桡韧带　从大多角骨外侧表面到第一掌骨基部的桡侧。

3. 后斜韧带　从大多角骨背侧到第一掌骨基部尺侧的斜韧带。

（五）活动方式

1. 由拇短屈肌、拇对掌肌和拇长屈肌完成屈曲。

2. 由拇外展肌、拇短伸肌和拇长伸肌完成伸展。

3. 由拇短展肌和拇长展肌外展。

4. 拇内收肌内收。

5. 轴向转动是上述动作的组合。

6. 屈曲时伴有内旋，在完全伸展时，关节略微内收。

（六）血液供应

桡动脉。

（七）神经支配

正中神经和桡神经。

骨折

Bennett 骨折脱位

关节内斜行骨折延伸至第一腕掌关节。骨折块由前斜韧带固定，同时拇长展肌腱牵拉导致拇指掌骨的其余部分在近侧和外侧脱位或半脱位。类似的 Rolando 骨折表现为粉碎性骨折（而非斜行骨折）（图 5-34）。

病因：弯曲掌骨受到轴向力的作用，如紧握拳头的冲撞伤。

治疗：切开复位内固定。

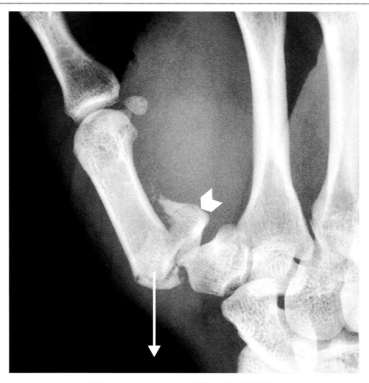

图 5-34　Rolando 骨折（右手拇指）

掌侧骨折块（短箭头）仍与大多角骨连接，而掌骨其余部分向近段和外侧移位（长箭头）（引自：STATdx © Elsevier，2022）

八、掌指关节和指间关节

掌指关节（MTPJ）是滑膜椭球关节，而指间关节（IPJ）是滑膜铰链关节。

（一）骨性关节面

骨性关节面是指近端指骨的凹底与相邻掌骨的圆头在掌指骨关节内关节相连。每个近节和中节指骨的头部都有一个双髁状（圆形）关节面，有中央凹陷，以容纳远节/中节指骨基部的相邻关节面，远端/中端指骨有一个双凹面，有中央正中脊。

（二）纤维关节囊

纤维关节囊将掌骨/指骨的颈部连接到邻近的远端指骨的基部。指间关节囊前部（掌侧）增厚，称为掌板，有助于防止关节过伸。

（三）滑膜

滑膜是指沿纤维关节囊内排列，覆盖未被关节透明软骨覆盖的骨，并分泌润滑关节的滑液。

（四）支持韧带

1. 外侧和内侧副韧带　关节桡侧和尺侧，用于稳定外展/内收。

2. 掌侧韧带　在关节前部防止过伸。与囊的掌板汇合，插入指骨基底。

3. 掌骨横韧带　将每个掌骨的掌韧带与其相邻的掌侧韧带连接（拇指除外）。

4. 伸肌腱腱帽　延伸到掌指关节的背侧，以固定肌腱，使手指伸展到位，并辅助精细运动。

（五）活动方式

手和手指的运动极其复杂，由前臂的外在肌肉和手的内在肌肉组合组成，这些肌肉控制着更精细、更微妙的手指运动。

1. 屈曲　通过指屈肌（或拇指屈肌）控制每根手指。

2. 伸展　由指伸肌（或拇指伸肌）控制每个手指。

（六）血液供应

1. 桡动脉　拇指和示指侧面。

2. 尺动脉　示指、中指、环指和小指的内侧面。

（七）神经支配

神经支配分为桡神经、正中神经和尺神经支配。

脱位

1. 脱位（图 5-35）

典型的指间关节常见于近端关节。重要的是要排除相关的骨折，特别是指骨底部轻微的掌板撕脱骨折（图 5-36）。

病因：过伸性损伤如篮球或无挡板篮球。

治疗：复位和"结伴"绑扎到相邻的手指。康复治疗必不可少。

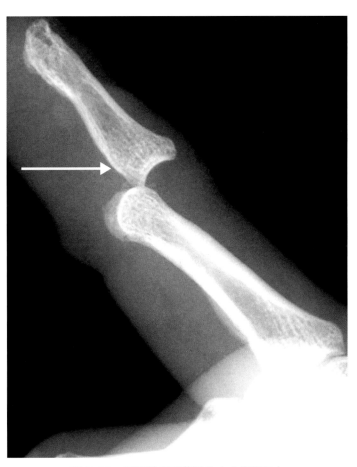

图 5-35　远端指间关节脱位（小指侧位）

远端指骨向后移位（箭头），为后（背侧）脱位（引自：STATdx © Elsevier，2022）

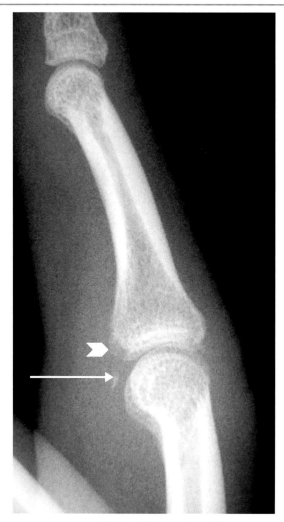

图 5-36　掌板撕脱骨折（右手中指）

中指骨基部发生小撕脱性骨折（长箭头）。注意透亮的撕脱部位（短箭头）（引自：STATdx © Elsevier，2022）

2. 锤状指

远端指骨背侧基部撕脱骨折（或伸肌腱断裂）（与掌板撕脱相反 / 相对应）。表现为远端指间关节屈曲，呈锤状畸形，患者不能伸直。

病因：伸展的手指被迫屈曲，如在试图接球时击打手指末端。

治疗：夹板保持复位。由于骨折碎片小，手术固定通常很困难。

第 6 章　肩带骨

一、锁骨

二、肩胛骨

三、肩关节

四、肩锁关节

五、胸锁关节

　　肩带骨由肩胛骨和锁骨组成，是上肢盂肱关节（肩关节）和胸部胸锁关节及肌肉附件之间的连接部位。肩胛骨和锁骨于肩锁关节处相连接。

一、锁骨

锁骨见图 6-1，图 6-2。

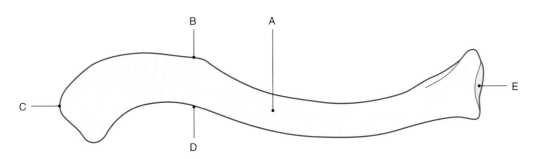

图 6-1　右侧锁骨（上面观）

A. 锁骨干；B. 后缘；C. 肩峰端；D. 前缘；E. 胸骨端

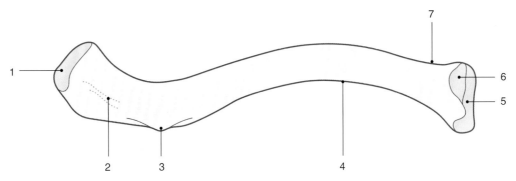

图 6-2　右锁骨（下面观）

1. 肩峰端关节面；2. 斜方线；3. 锥状结节；4. 后缘；5. 胸锁关节面；6. 第一肋软骨面；7. 前缘

（一）锁骨的解剖特征

1. 类型 长骨，无髓腔。

2. 位置 从颈根部水平延伸至肩部，全程位于皮下。俗称"领骨"。

3. 连接 锁骨近端（胸骨端）与胸骨柄的锁骨切迹连接形成胸锁关节。锁骨的远端（肩峰端）与肩胛骨的肩峰形成肩锁关节。

4. 主要部分

（1）锁骨干：呈 S 形。近端向前方凸起，远端向前方凹陷。

（2）胸骨端：内侧，膨大，呈四边形。

（3）肩峰端：外侧，轻度膨大，末端扁平。

（4）第一肋软骨面：位于锁骨、胸骨端的下表面。

（5）肋粗隆：位于胸骨端下表面，有肋锁骨韧带附着。

（6）锥状结节：位于肩峰端后内侧面，锥状韧带附着。

（7）斜方线：自锥状结节向外侧边缘延伸，有喙锁韧带（斜方韧带）附着。

（二）骨化核

膜内成骨的方式不同于透明软骨成骨。锁骨是人体最先骨化的骨骼，却是最后融合的骨骼之一。

初级骨化中心

（1）锁骨干有 2 个初级骨化中心：出现于妊娠第 5 周。在妊娠第 45 天时 2 个中心融合为 1 个骨化中心。

（2）次级骨化中心：1 个次级骨化中心，胸骨端次级骨化中心出现于 18 ~ 20 岁，胸骨端与骨干融合于 18 ~ 25 岁。

（三）锁骨的 X 线表现

锁骨的 X 线表现见图 6-3。

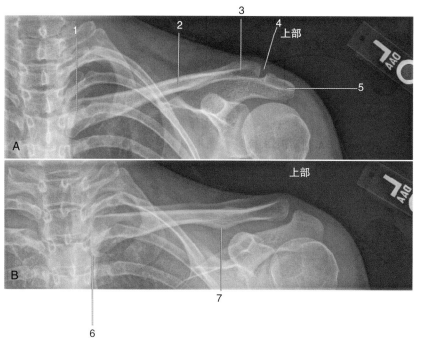

图 6-3 左侧锁骨 X 线片

A. 前后位；B. 下上位（轴位）

1. 胸骨端；2. 锁骨干；3. 肩峰端；4. 肩锁关节；5. 肩峰；6. 胸锁关节；7. 锥状结节（引自：Lampignano，Bontrager's Texbook of Radiographic Positioning and Related Anatomy，10e，Elsevier.）

锁骨骨折（图6-4，图6-5）

锁骨骨折为常见骨折，尤其多见于儿童。骨折多发生于锁骨干中间1/3处，此处骨骼形态是两个曲线之间变化的移行区域。移位较多的骨折可能出现骨折不愈合或畸形愈合，且残留畸形。

病因：手撑地摔倒，力量经过上肢传导至躯干。

治疗：通常使用吊带作为非手术治疗的方式，明显移位骨折应手术固定（绝大多数儿童锁骨骨折不需要手术）。

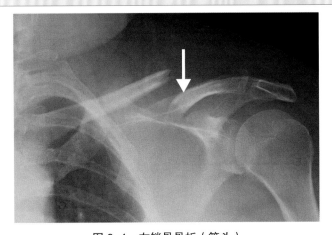

图6-4　左锁骨骨折（箭头）

锁骨中段横行骨折，伴有骨折远端下方移位（引自：STATdx©Elsevier，2022）

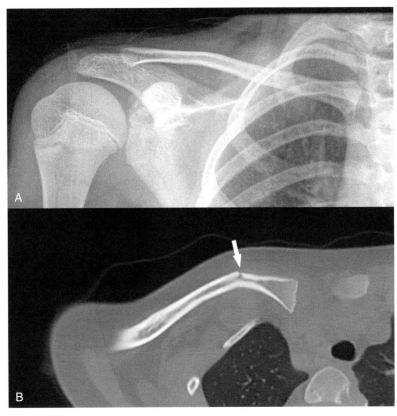

图6-5　右锁骨骨折

A.骨折线隐匿在前后位X线片中的原因是骨骼成像重叠所致；B.轴位CT证实该儿童发生了青枝骨折（引自：Guillaume Bierry，Skeletal Trauma, 1e, Elsevier）

二、肩胛骨

肩胛骨见图 6-6，图 6-7。

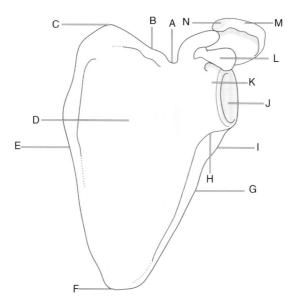

图 6-6 左侧肩胛骨肋骨面（前面观）

A. 肩胛切迹；B. 上缘；C. 肩胛上角；D. 肩胛下窝；E. 内侧；F. 肩胛下角；G. 外侧缘；H. 肩胛颈；I. 盂下结节；J. 关节盂；K. 肩胛骨头部；L. 喙突；M. 肩峰；N. 与锁骨的关节面

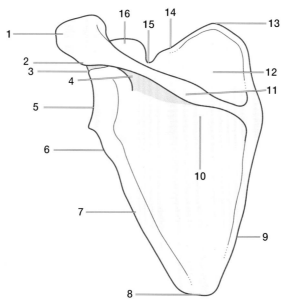

图 6-7 左肩胛骨背面（后面观）

1. 肩峰；2. 肩峰角；3. 盂上结节；4. 冈盂切迹；5. 关节盂；6. 盂下结节；7. 外侧缘；8. 肩胛下角；9. 内侧缘；10. 冈下窝；11. 肩胛冈；12. 冈上窝；13. 肩胛上角；14. 上缘；15. 肩胛切迹；16. 喙突

（一）肩胛骨的解剖特征

1. 类型　扁平骨。结构复杂，外形大致为三角形，有数个突起。

2. 位置　是肩带骨的后方骨骼，位于胸壁骨骼后外侧，第二至第七肋骨之间。俗称肩板骨。

3. 连接　肩峰和锁骨肩峰端构成肩锁关节。

（1）关节盂和肱骨头构成盂肱关节（肩关节）。

（2）肩胛骨的前方肋骨面和胸廓构成肩胛胸壁关节。它不是一个真正的关节，肩胛骨通过肌肉与肋骨固定在一起，肌肉可允许肩胛骨在一定范围内移动。

4. 主要部分

（1）后面观

1）体部：外形呈三角状。

2）肩胛冈：肩胛骨后面突出的狭窄隆起，把肩胛骨后面分成上 1/3 和下 2/3；形成斜方肌和三角肌附着点。

3）冈上窝：在肩胛冈上形成凹陷容纳冈上肌。

4）冈下窝：在肩胛冈下方形成凹陷容纳冈下肌。

5）肩峰：肩胛冈最外侧的边缘。位于肩关节的尖端，易于被触及。在肩峰的内侧有和锁骨相对应的关节面。

6）肩胛上角：位于肩胛骨上缘和内侧缘的交界处。

7）肩胛下角：肩胛骨最下面的部分，是内侧缘和外侧缘的交界处。

8）内侧缘（脊柱缘）：绝大部分易于被触及。

9）外侧缘（腋缘）：小圆肌附着于盂下结节的下方。

10）冈盂切迹：位于肩胛冈和肩胛颈的交界处。

11）肩峰角：肩胛骨后方，位于肩峰和肩胛冈交界处。

（2）外侧面观

1）肩胛骨的头部：在肩胛骨外侧角，形成于上缘和外侧缘的交界处。

2）关节盂（窝）：位于肩胛骨的头部外侧面，梨形的凹陷与肱骨头构成盂肱关节。

3）盂上结节：在关节盂的上方，肱二头肌的长头腱附着于此。

4）盂下结节：位于关节盂下方，为肱三头肌长头腱提供附着。

（3）前面观

1）肩胛下窝：为一大的凹陷，容纳肩胛下肌。

2）上缘：肩胛上角的外侧。

3）肩胛切迹：肩胛骨上缘的外侧端。

4）喙突：长的"指状"膨大的部位，位于肩胛切迹外侧，为喙锁韧带和肱二头肌短头、喙肱肌腱提供附着。

（二）骨化核

1. 初级骨化中心　肩胛体和肩胛冈的骨化中心首先出现在关节盂附近：妊娠第 8 周。

2. 次级骨化中心　7 个中心，但出现的数量和年龄各不相同。

（1）喙突（2 个中心）：12 ～ 18 月龄出现，15 岁融合。

（2）肩盂：10 ～ 11 岁出现，16 ～ 18 岁融合。

（3）肩胛下角：青春期，14 ～ 20 岁。

（4）肩峰突（2 个中心）：青春期，1 ～ 20 岁。

（5）内侧缘：青春期，14 ～ 20 岁。

除非另有情况，上述中心均于 20 ～ 25 岁与体部融合。

（三）肩胛骨的 X 线表现

肩胛骨的 X 线表现见图 6-8 ～图 6-11。

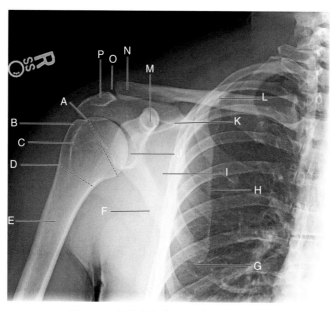

图 6-8　肩关节和肩胛骨片（前后位）

注意观察关节盂和肱骨头的正常重叠

A. 肱骨解剖颈；B. 肱骨大结节 ；C. 肱骨小结节；D. 肱骨外科颈；E. 肱骨干；F. 肩胛骨外侧缘；G. 肩胛下角；H. 肩胛骨内侧缘；I. 肩胛骨体部；J. 关节盂；K. 肩胛冈；L. 肩胛上角；M. 喙突；N. 锁骨肩峰端；O. 肩锁关节；P. 肩峰（引自：Lampignano, Bontrager's Textbook of Radiographic Positioning and Related Anatomy, 10e, Elsevier）

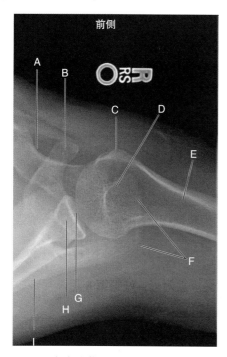

图 6-9　右肩关节和肩胛骨片（上下轴位）

A. 锁骨；B. 喙突；C. 肱骨小结节；D. 肱骨头；E. 肱骨干；F. 肩峰；G . 肩关节盂；H. 肩胛骨头部；I. 肩胛冈（引自：Lampignano, Bontrager's Textbook of Radiographic Positioning and Related Anatomy, 10e, Elsevier）

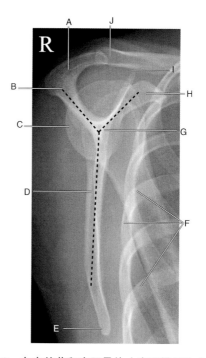

图 6-10　右肩关节和肩胛骨片（肩胛骨侧位 /Y 位）

A. 肩峰；B. 肩胛冈；C. 肱骨头；D. 肩胛骨体部；E. 肩胛下角；F. 肋骨；G. 关节盂（在 Y 的交界处）；H. 喙突；I. 肩胛上角；J. 锁骨肩峰端（引自：Lampignano, Bontrager's Textbook of Radiographic Positioning and Related Anatomy, 10e, Elsevier）

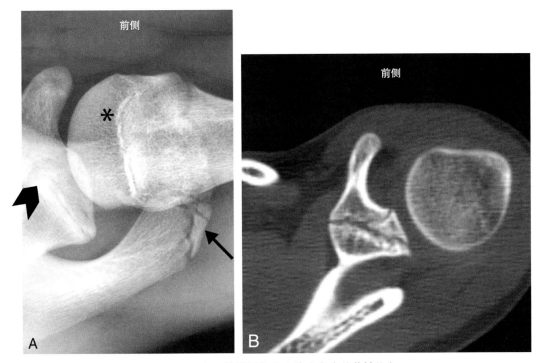

图6-11　肩胛骨的骨化中心片（右肩关节轴位）

A.标记了肩峰（长箭头）和关节盂（短箭头）和肱骨头的骨化中心（＊）；B.轴位CT影像显示尚未融合的喙突和关节盂的骨化中心（引自：STATdx © Elsevier，2022）

肩胛骨骨折

1.体部和颈部的骨折

肩胛骨体部或颈部的骨折通常是由高能量创伤所致，如公路交通事故的碰撞。由于损伤的机制，需考虑其他损伤的可能，如头部、肺部的创伤，以及其他部位的骨折。三维CT重建常被用于评估复杂的关节内骨折。

病因：直接暴力。通常是高速度损伤。

治疗：制动、吊带治疗，减轻骨折引起的疼痛，只有复杂的骨折才需要外科手术干预，如合并了锁骨骨折（"漂浮肩"）（图6-12）。

2.肩峰和喙突骨折

通常为撕脱性骨折或高能量损伤，可能和未融合的骨化中心发生混淆。

病因：直接损伤或体育运动中撕脱骨折。

治疗：制动、悬吊，减轻骨折引起的疼痛。

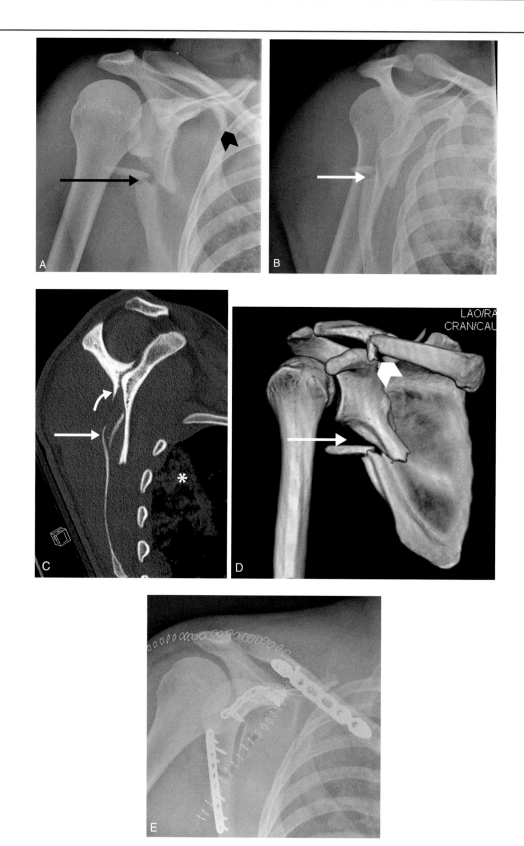

图 6-12 肩胛骨骨折"漂浮肩"

A、B. 右肩胛骨前后位和侧位显示肩胛骨体部粉碎性骨折（长箭头）合并锁骨骨折（短箭头）；C、D. 轴位 CT 和三维 CT 重建显示肩胛骨骨折的范围（长箭头）、锁骨骨折（短箭头）、肩峰骨折（弧形箭头）损伤的程度，而且合并有肺挫伤（*）；E. 该病例需行切开复位内固定（引自：STATdx © Elsevier，2022）

三、肩关节

肩关节，准确地说是盂肱关节（图 6-13，图 6-14）。

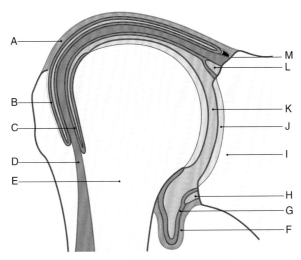

图 6-13　右肩关节（冠状位）

A.纤维关节囊；B、C.滑膜；D.肱二头肌腱长头；E.肱骨外科颈；F.纤维关节囊（腋囊）；G.滑膜；H.盂唇；I.肩胛骨关节盂；J.关节透明软骨；K.关节滑液；L.盂唇；M.盂上结节

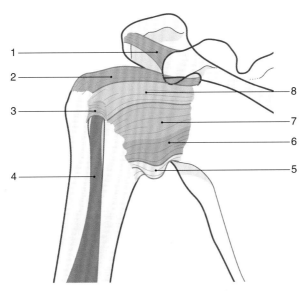

图 6-14　右肩关节（前面观）

1.喙肩韧带；2.喙肱韧带；3.肱骨横韧带；4.肱二头肌长头腱；5.关节囊纤维（腋囊）；6.盂肱下韧带；7.盂肱中韧带；8.盂肱上韧带

（一）肩关节的解剖特征

1.类型　滑膜球窝关节，是活动最自由的滑膜关节。

2.骨性关节面　由肱骨头和肩胛骨的关节盂构成，关节面覆盖关节透明软骨。

3.纤维关节囊　形成一个圆柱状套袖附着于关节盂边缘，向外附着于肱骨解剖颈。下部的关节囊松弛允许关节广泛活动，且具有几个扩大的囊袋（前方、后方、腋囊）。

4.滑膜　沿纤维关节囊分布，包裹肱二头肌长头腱，向内跨过盂唇后形成返折。滑膜分泌关节滑液、润滑关节。此外，还有一些相关的滑囊。

（1）肩胛下滑囊：位于肩关节与肩胛下肌前方。

（2）肩峰下滑囊：位于肩关节、冈上肌和肩峰之间。

5. 加强关节的韧带

（1）盂肱韧带（上、中、下）：起自肩胛骨关节盂前方，止于肱骨小结节和肱骨解剖颈。

（2）喙肩韧带：起自肩胛骨喙突，止于肱骨大结节。

（3）肱骨横韧带：位于肱骨大、小结节之间，保持肱二头肌长头肌腱在结节间沟内。

6. 肌腱 肌肉增强了关节的稳定性，且使肱骨头在关节盂内保持稳定而不降低灵活性。肌腱与关节囊相混合，加固了关节囊，形成了肩袖。

（1）冈上肌腱附着于肱骨大结节上部。

（2）冈下肌腱附着于肱骨大结节中部。

（3）小圆肌附着于肱骨大结节后下部。

（4）肩胛下肌附着于肱骨小结节前部。

7. 关节囊内结构

（1）盂唇：围绕关节盂的纤维软骨边缘，增加了关节盂的深度。

（2）肱二头肌长头腱：近端止于盂上结节，向下穿过关节囊和结节间沟后变成肌肉组织。由外被滑膜的腱鞘包裹，降低了肌腱在结节间沟内的摩擦。

8. 活动方式

（1）前屈：胸大肌和三角肌前束。

（2）后伸：三角肌后束和大圆肌，由背阔肌辅助。

（3）外展：三角肌，由冈上肌辅助（外展 15° 以内）。

（4）内收：胸大肌和背阔肌，由大圆肌辅助。

（5）内旋：胸大肌、三角肌前束、大圆肌和肩胛下肌。

（6）外旋：三角肌后束、冈下肌和小圆肌。

（7）环绕运动：是以上运动方式的联合。

9. 血液供应 腋动脉及锁骨下动脉分支。

10. 神经支配 肩胛上神经、腋神经及胸外侧神经。

（二）肩关节的影像学表现

肩关节的影像学表现见图 6-15，图 6-16。

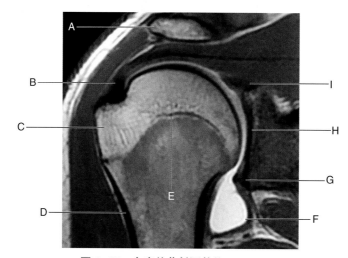

图 6-15　右肩关节斜冠状位 MRI T₁WI

A. 肩峰；B. 冈上肌腱；C. 肱骨大结节；D. 肱骨近端骨皮质；E. 骺线；F. 腋囊；G. 关节盂下唇；H. 关节盂的关节软骨；I. 关节盂上唇
（引自：STATdx © Elsevier，2022）

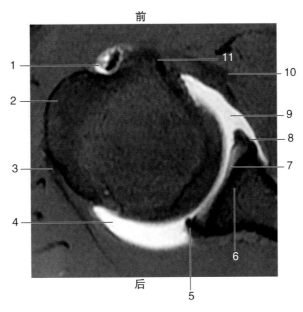

图 6-16　右肩关节轴位 MRI T$_1$WI

1.肱二头肌腱长头；2.肱骨大结节；3.冈下肌腱；4.关节后间隙；5.关节盂后唇；6.关节盂；7.关节透明软骨；8.关节盂前唇；9.关节前间隙；10.肩胛下肌腱；11.肱骨小结节（引自：STATdx © Elsevier，2022）

骨折

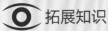 **拓展知识**

与所有关节或关节内创伤一样，肩关节的创伤必须将骨性损伤和软组织损伤结合在一起考虑。

1. 肩关节前脱位（图 6-17，图 6-18）

肩关节（盂肱关节）脱位是人体内最常见的关节脱位，其中95%为关节前方脱位。肱骨头向前、内侧、下方移位，通常位于喙突下方。

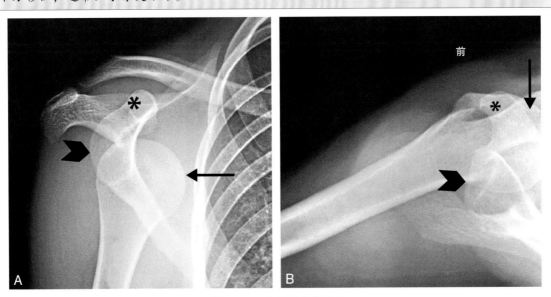

图 6-17　右肩关节前脱位

A. 前后位；B. 腋轴位。肱骨头（长箭头）向关节盂（短箭头）前、内、下方脱位，处于喙突（＊）的下方（引自：STATdx © Elsevier，2022）

当肱骨头撞击关节盂时，合并其他损伤，如大结节压缩骨折（Hill-Sachs 骨折）或关节盂骨折、盂唇纤维软骨撕裂（Bankart 损伤）。

病因：手撑地跌倒或直接暴力损伤。

治疗：在麻醉后复位肩关节，吊带辅助保护。对于复发性肩关节脱位和肩关节不稳定，可能需要手术治疗。

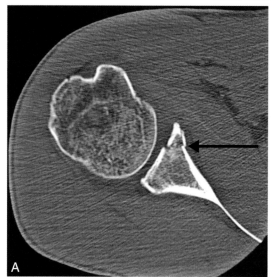
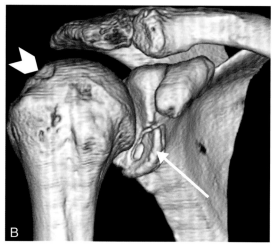

图 6-18　右肩关节前脱位复位术后

A. 水平断面；B. 三维 CT 重建图像。关节盂的 Bankart 损伤（长箭头）和肱骨大结节 Hill-Sachs 损伤（短箭头）（引自：STATdx © Elsevier，2022）

2. 肩关节后脱位（图 6-19）

相对于前脱位来说肩关节后脱位较为少见。通常直接向后脱位伴有固定的内旋（"灯泡征"），或合并肱骨头压缩骨折、关节盂异常。

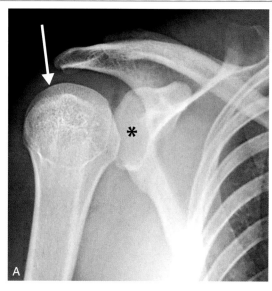
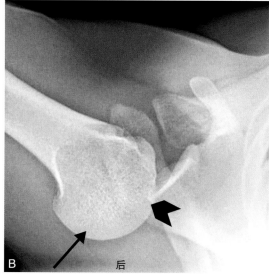

图 6-19　右肩关节后脱位

A. 前后位；B. 腋轴位。肱骨头（长箭头）向内旋转，表现出典型的"灯泡征"，且被卡压在关节盂后缘（短箭头）。注意：增宽的盂肱关节间隙（*）（引自：STATdx © Elsevier，2022）

病因：多见于癫痫发作或电休克时。暴力直接作用于肩关节前方所致。

治疗：麻醉下复位。吊带悬吊保护。复发性肩关节后脱位和不稳定可能需要外科手术治疗。

3. 关节盂唇撕裂

盂唇撕裂的发生类似于骨或其他软组织损伤。几种变异类型包括上盂唇前后贯通撕裂（SLAP）和前下盂唇（Bankart 损伤）撕裂。MRI 关节成像是最佳检查手段。

病因：多种病因，包括上肢过顶运动，手撑地跌倒，合并盂肱关节脱位等。

治疗：通常非手术治疗，但严重的盂唇撕裂可能需要手术治疗。

4. 肩袖撕裂（图 6-20）

肩袖撕裂可能是部分、全部或全层撕裂，具体取决于肩袖肌腱受损的程度。发病率随着年龄的增长而增加。冈上肌腱受损为最常见。影像学检查使用超声或 MRI 成像。

病因：急性损伤，由于跌倒或提拉重物；慢性损伤，由于潜在疾病，如腱病（肌腱退变）或局部撞击。

治疗：取决于肩袖肌腱损伤的严重程度，镇痛、理疗或手术修复肌腱。

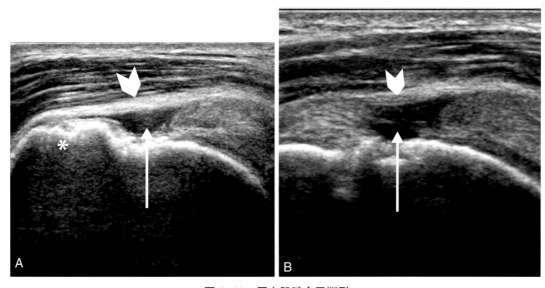

图 6-20　冈上肌腱全层撕裂

A. 纵向；B. 横向。超声图像显示大结节（＊）近端正常肌

（引自：STAdx© Elsevier，2022）

肩关节病理

钙化性肌腱炎（图 6-21）。

钙化（与骨骼中发现的矿物羟基磷灰石相同）发生在肌腱和滑囊内。最常见于肩袖（尤其是冈上肌腱），也可影响身体的任何肌腱。钙化性肌腱炎易于被 X 线和超声检查发现。

病因：特发性（原因不明），可能与代谢疾病相关。

治疗：多为自限性疾病（无须治疗即可自愈），选择冲击波等治疗方式，可以加速症状的消除。

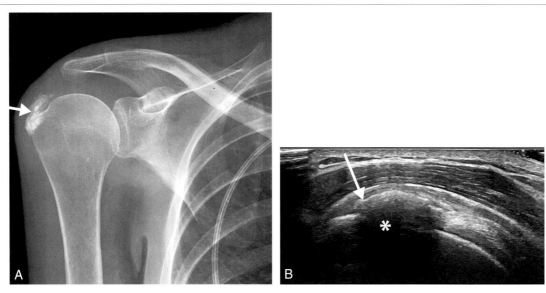

图 6-21 钙化性冈上肌腱炎

A.右肩前后位片；B.冈上肌腱纵向超声。显示一巨大钙化浑浊的冈上肌腱（长箭头）。注意巨大钙化灶导致超声波在其深部出现的声影（*）

（引自：STATdx © Elsevier，2022）

四、肩锁关节

肩锁关节见图 6-22。

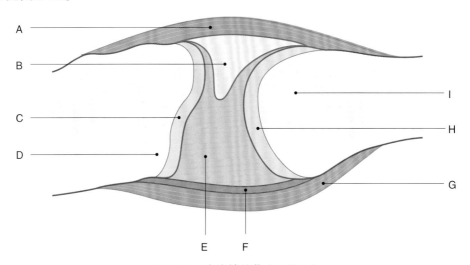

图 6-22 右肩锁关节（冠状位）

A.纤维关节囊；B.关节盘；C.纤维软骨；D.肩峰；E.滑液；F.滑膜；G.纤维关节囊；H.纤维软骨；I.锁骨肩峰端

（一）肩锁关节的解剖特征

1. 类型　滑膜平面型关节。

2. 骨关节面　锁骨肩峰端和肩峰内侧面构成关节。与大多数滑膜关节不同，其关节面覆盖纤维软骨，非透明软骨。

3. 纤维关节囊　附着在锁骨的外侧端和肩峰的内侧面。

4. 滑膜　附着纤维关节囊上，并折返跨过关节盘外侧面。关节滑膜分泌关节液，润滑肩锁关节。

5. 支持韧带

（1）肩锁韧带：起自肩峰上表面，止于锁骨上表面。

（2）喙肩韧带：起自喙突，止于肩峰表面。

（3）喙锁韧带：起自喙突，止于锁骨锥状结节（锥状韧带）和锁骨的斜方线（斜方韧带）。

6. 关节囊内结构

关节盘：纤维软骨，在关节间隙内上方，上表面更为宽大。关节盘有时缺如。

7. 活动方式　滑动。

8. 血液供应

（1）肩胛上动脉：锁骨下动脉的分支。

（2）胸肩峰动脉：腋动脉的分支。

9. 神经支配　肩胛上神经和胸外侧神经。

（二）肩锁关节的影像学表现

肩锁关节的影像学表现参见图 6-3 锁骨的 X 线表现和图 6-8 肩关节的 X 线表现。

创伤

肩锁关节半脱位、完全脱位（图 6-23，图 6-24）

损伤程度包括从肩锁关节轻度的韧带损伤到合并肩锁韧带和喙锁韧带断裂的肩锁关节完全脱位。表现为肩锁关节间隙增宽（＞6mm）、喙突与锁骨间距离增大，以及肩峰、锁骨下表面的对线不齐。

病因：肩关节直接暴力。

治疗：非手术治疗，吊带保护。

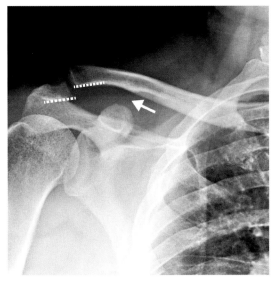

图 6-23　右肩锁关节半脱位

肩峰和锁骨的对线消失（虚线），但喙突锁骨间距离（箭头）正常，表明喙锁韧带是完整的（引自：STATdx © Elsevier，2022）

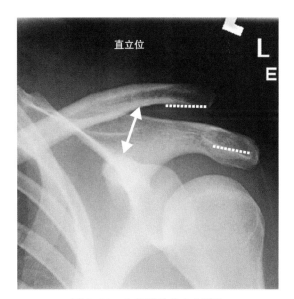

图 6-24　右肩锁关节完全脱位

锁骨相对于肩峰有明显的上移（虚线）。喙突、锁骨间距离的明显扩大（箭头），提示喙锁韧带断裂（引自：STATdx © Elsevier，2022）

五、胸锁关节

胸锁关节见图 6-25。

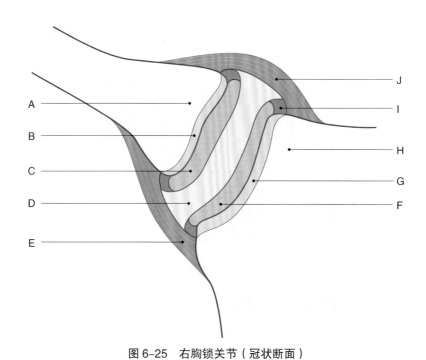

图 6-25　右胸锁关节（冠状断面）

A.锁骨胸骨端；B.纤维软骨；C.滑液；D.关节盘；E.纤维关节囊；F.滑液；G.纤维软骨；H.胸骨柄锁骨切迹；I.滑膜；J.纤维关节囊

（一）胸锁关节的解剖特征

1. 类型　滑膜鞍状关节，允许广泛的活动范围。

2. 骨关节面　由锁骨的胸骨端、胸骨柄锁骨切迹和第一肋软骨面构成。关节表面覆盖着纤维软骨。

3. 纤维关节囊　附着于锁骨的胸骨端和胸骨柄的外侧。关节囊的上下部分变薄。

4. 滑膜　附着在纤维关节囊内，并在跨过关节盘时形成返折。滑膜分泌滑液，润滑关节。

5. 加强胸锁关节的韧带

（1）胸锁关节前、后韧带：位于胸骨柄和锁骨胸骨端之间。

（2）锁骨间韧带：连接左、右锁骨的胸骨端。

（3）肋锁韧带：位于第一肋软骨面的前方与锁骨胸骨端下面的肋粗隆之间。

6. 关节囊内结构　关节盘，为纤维软骨，将关节分成两个不同的部分。

7. 运动　升高，降低，水平方向向前滑动，水平方向向后滑动，环转运动。

8. 血液供应　胸廓内动脉和肩胛上动脉，均为锁骨下动脉的分支。

9. 神经支配　锁骨上神经前支。

（二）胸锁骨关节的影像学表现

胸锁骨关节的影像学表现见图 6-26。

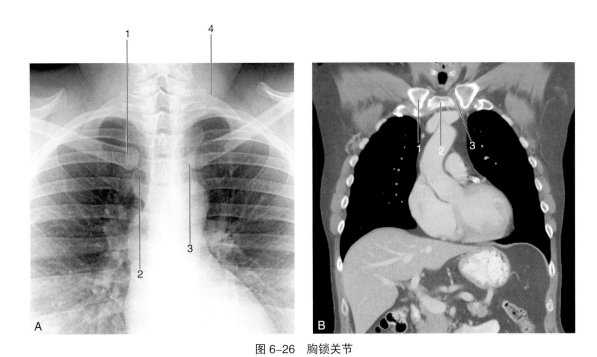

图 6-26 胸锁关节

A. 裁剪后的胸部后前位；B. 冠状位 CT

1. 右侧锁骨的胸骨端；2. 胸骨柄；3. 左侧胸锁关节；4. 左侧第一肋骨（引自：STATdx © Elsevier，2022）

一、股骨

股骨见图 7-1，图 7-2。

（一）股骨的解剖特征

1. 类型　长骨，是人体最长、最重、最结实的骨骼。

2. 位置　连接髋关节与膝关节，构成大腿。自髋关节到膝关节向内侧成角（内翻），女性由于骨盆更宽，因此内翻角度更大。

3. 连接　股骨头与髋臼构成髋关节。

股骨髁与胫骨髁的胫骨平台构成股胫关节，股骨的髌骨关节面与髌骨后方构成髌股关节，两个关节共同构成膝关节。

4. 主要解剖结构

（1）股骨近端解剖结构

1）股骨头：球形，约为球形的 2/3。

2）股骨头小凹：股骨头上的凹陷，有股骨头圆韧带连接。

3）股骨颈：连接股骨头及股骨干的狭窄区域，长约 5cm，与股骨干的夹角约 125°（男性较女性大）。

4）大转子：位于股骨颈与股骨干交界区的外侧的近端，为臀肌、梨状肌、闭孔肌和上下孖肌的附着点。

5）小转子：位于股骨颈与股骨干交界区内侧的下方，为髂腰肌的附着点。

6）转子间线：位于股骨前方大小转子间的线，为股骨颈与股骨干分界线的一部分。

7）转子间脊：位于股骨后方大小转子之间的骨嵴，为股骨颈与股骨干分界线的一部分。

8）转子窝：大转子内侧面向下方的凹陷。

（2）股骨干解剖结构

1）螺旋线：股骨后方，转子间线的延续。

2）臀肌粗隆：位于股骨干近端的外侧，为臀大肌的附着点。

3）粗线：在螺旋线和臀肌粗隆交界处下方，形成股骨后缘的锐利骨嵴。为内收肌的附着点。

4）内侧缘及外侧缘前方、内侧及外侧骨面。横截面大致为三角形，内侧面可见滋养孔。

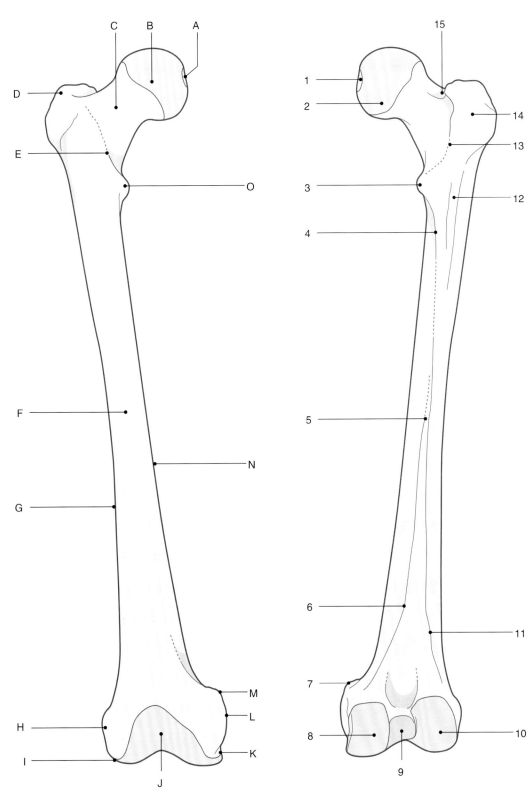

图 7-1 右侧股骨（前面观）

A. 股骨头小凹；B. 股骨头；C. 股骨颈；D. 大转子；E. 转子间线；F. 股骨干；G. 外侧缘；H. 外上髁；I. 外侧髁；J. 髌骨关节面；K. 内侧髁；L. 内上髁；M. 收肌结节；N. 内侧缘；O. 小转子

图 7-2 右侧股骨（后面观）

1. 股骨头小凹；2. 股骨头；3. 小转子；4. 螺旋线；5. 粗线；6. 内侧髁上线；7. 收肌结节；8. 内侧髁；9. 髁间窝；10. 外侧髁；11. 外侧髁上线；12. 臀肌粗隆；13. 转子间嵴；14. 大转子；15. 转子窝

（3）股骨远端解剖结构

1）内侧髁及外侧髁：与胫骨形成关节面，在前方融合在一起，在后方被髁间窝分开。

2）内上髁：内侧髁最凸出的地方，为内侧副韧带的附着点。

3）外上髁：外侧髁最凸出的地方，为外侧副韧带的附着点。

4）髁间窝：内、外髁之间，朝向后下方向。

5）髌骨关节面：股骨远端前方，内外侧髁的连接处。

6）收肌结节：内上髁的近端，为大收肌的附着点。

7）内侧髁上线：自收肌结节至粗线。

8）外侧髁上线：自外上髁至粗线。

9）腘面：内、外上髁线之间的三角形平面。

10）腘沟：外侧髁上的沟槽，有腘肌腱走行。

（二）骨化核

骨化核的影像学表现见图 7-3。

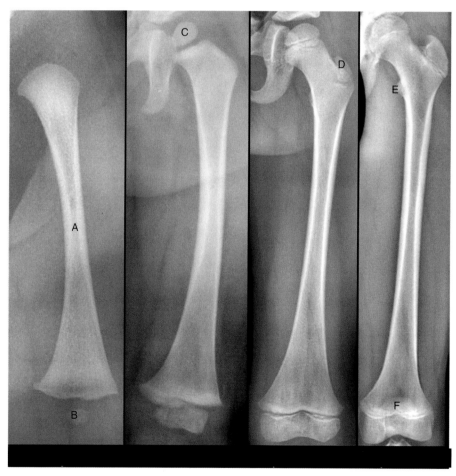

图 7-3　股骨及髌骨（左侧）的骨化中心

A. 股骨干（子宫内）；B. 远端骨骺（刚出生前）；C. 股骨头（6 个月）；D . 大转子（4 岁）；E . 小转子（12 岁）；F. 髌骨（36 岁）
（引自：STATdx© Elsevier，2022）

1. *初级骨化中心*　股骨干：出现在妊娠的第 7 周。

2. *次级骨化中心*　4 个中心。

（1）远端骨骺：刚出生前出现。

（2）股骨头：出生后6个月出现。

（3）大转子：4岁时出现。

（4）小转子：12岁时出现。

在16～18岁时与股骨干融合。

（三）股骨的影像学表现

股骨的影像学表现见图7-4～图7-7。

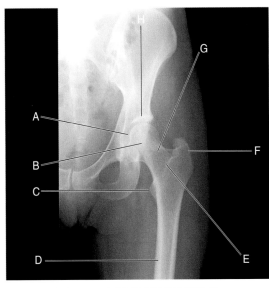

图7-4 左侧股骨近端前后位片

A.股骨头小凹；B.股骨头；C.小转子；D.股骨干；E.转子间嵴；F.大转子；G.股骨颈；H.髋臼（引自：STATdx© Elsevier，2022）

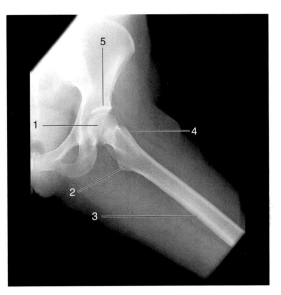

图7-5 左侧股骨近端侧位片

1.股骨头；2.小转子；3.股骨干；4.大转子；5.髋臼（引自：STATdx© Elsevier，2022）

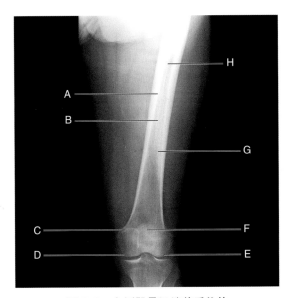

图7-6 左侧股骨远端前后位片

自髋关节至膝关节，股骨向内侧成角。A.股骨干皮质；B.内侧髁上线；C.收肌结节；D.内侧髁；E.外侧髁；F.髌骨；G.外侧髁上线；H.粗线（引自：STATdx© Elsevier，2022）

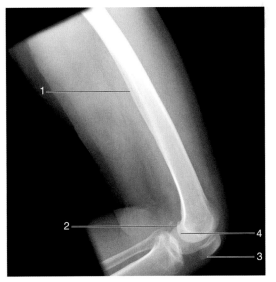

图7-7 左侧股骨远端侧位片

1.粗线；2.股骨内侧髁；3.髌骨；4.股骨外侧髁（引自：STATdx© Elsevier，2022）

骨折

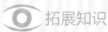 拓展知识

股骨近端骨折可分为髋关节囊内骨折和囊外骨折。由于营养股骨头的血液供应通过股骨颈，因此，不同分型的骨折治疗方式也不同。

根据骨折的部位主要分为3种类型：股骨颈骨折、股骨转子间骨折、股骨转子下骨折。

骨折多发生于老年女性，与骨质疏松有关，甚至轻微跌倒后就可发生骨折。

1. 股骨颈骨折（图 7-8，图 7-9）

股骨颈骨折为关节囊内骨折，涉及股骨头和转子间线之间的部分。股骨头血液供应常受损，因此，股骨头坏死较为常见。骨折表现在 X 线片上可能非常轻微或隐匿，因此，如果临床怀疑骨折，需要进一步行 CT 或 MRI 检查。

病因：通常是因为跌倒。可能会出现应力骨折。

治疗：麻醉下复位，人工股骨头置换术，年轻或无移位的情况下进行螺钉内固定术。

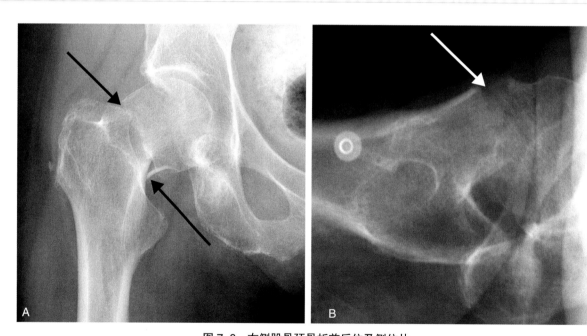

图 7-8　右侧股骨颈骨折前后位及侧位片

A、B.股骨颈骨折端（箭头处）向内侧（内翻）及后方成角（引自：STATdx© Elsevier，2022）

2. 股骨转子间骨折（图 7-10）

关节囊外骨折。骨折发生于大小转子之间。骨折发生在股骨头血液供应的远端，因此股骨头坏死并不常见。

病因：跌倒。

治疗：动力髋螺钉或其他内固定术。

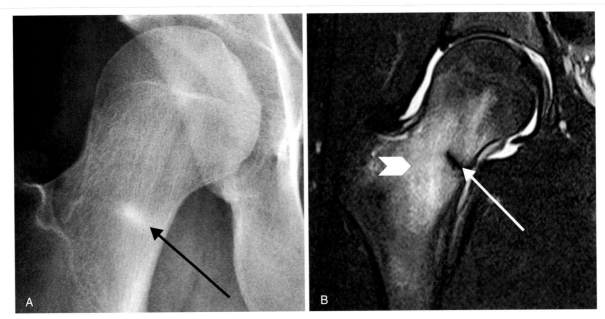

图 7-9 右侧股骨颈隐匿骨折

A. 在前后位片上, 细微的硬化 (长箭头) 是骨折的唯一征象; B. 冠状位 MRI T₂WI 提示股骨颈线性骨折 (长箭头), 伴周围广泛骨髓水肿 (短箭头) (引自: STATdx© Elsevier, 2022)

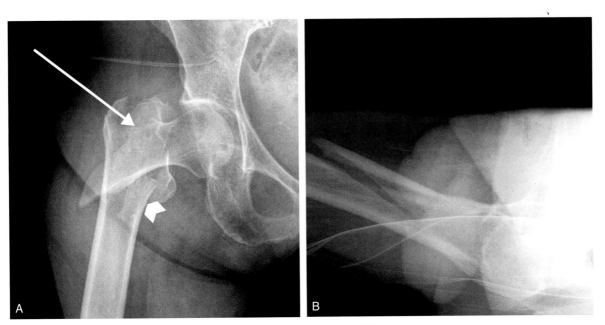

图 7-10 右股骨转子间骨折

A. 前后位片; B. 侧位片。骨折 (长箭头) 自大转子延伸至小转子 (短箭头)。骨折端向外侧 (内翻) 及后方成角 (引自: STATdx© Elsevier, 2022)

3. 股骨转子下 / 股骨干骨折 (图 7-11)

关节囊外骨折。骨折类型多变。如果骨折移位明显或为粉碎性骨折, 可能引起血管神经损伤。

病因: 由高能量创伤导致, 如道路交通事故; 或由潜在的病理改变导致, 如骨质疏松症、骨肿瘤。

治疗: 髓内钉内固或其他固定术。

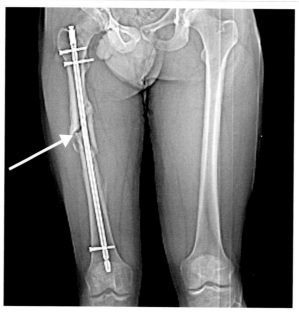

图 7-11　右股骨干中段骨折前后位 CT 定位

粉碎性骨折通过股骨髓内钉固定治疗（引自：STATdx© Elsevier，2022）

二、髌骨

髌骨见图 7-12，图 7-13。

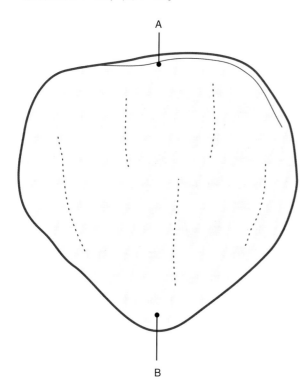

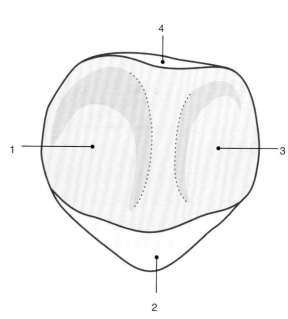

图 7-12　左侧髌骨（前面观）

A. 基底部；B. 尖部

图 7-13　左侧髌骨（后面观）

1. 股骨外侧髁关节面；2. 尖部；3. 股骨内侧髁关节面；4. 基底部

（一）髌骨的解剖特征

1. 类型 籽骨，是人体最大的籽骨。大体呈三角形。

2. 位置 位于股骨干远端的前方，在股四头肌肌腱中。增加股四头肌的效能，并可保护膝关节。

3. 连接 髌骨的两个侧面与股骨髁形成膝关节的髌股关节部分。

4. 主要解剖结构

（1）基底部：髌骨上方部分，通过股四头肌肌腱连接于股四头肌。

（2）尖部：髌骨下方部分，通过髌韧带与胫骨结节相连。

（3）髌骨外侧关节面：较大，位于髌骨的后外侧。

（4）髌骨内侧关节面：较小，位于髌骨的后内侧。

（二）骨化核

初级骨化中心 于3～6岁时出现，在青春期完全骨化。部分人群由于次级骨化中心未融合，影像学可见二分髌骨（图7-14）或三分髌骨，这是一种正常现象，不应与髌骨骨折混淆。

（三）髌骨的影像学表现

髌骨的影像学表现见图7-15，图7-16。

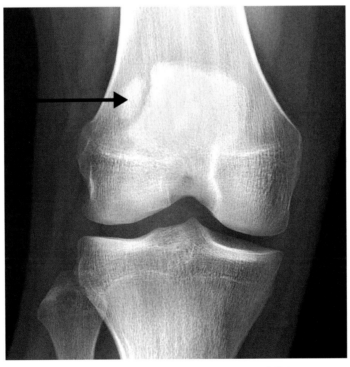

图7-14　左膝关节前后位片（显示二分髌骨）

箭头指示右上方为典型的二分髌骨表现，其边缘光滑，与骨折不同（引自：STATdx© Elsevier，2022）

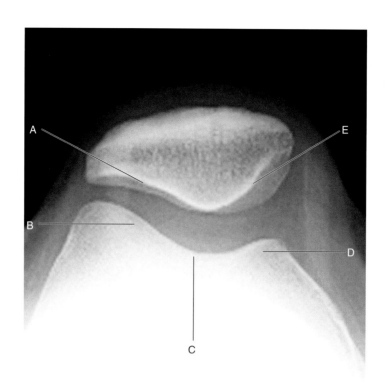

图 7-15　左侧髌骨轴位片

A. 髌骨外侧关节面；B . 股骨外侧髁；C . 股骨滑车沟；D. 股骨内侧髁；E. 髌骨内侧关节面（引自：STATdx© Elsevier，2022）

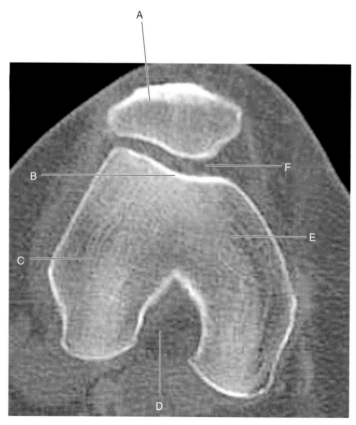

图 7-16　右膝关节 CT 轴位片

A. 髌骨；B. 股骨滑车沟；C. 股骨外侧髁；D. 髁间窝；E . 股骨内侧髁；F. 髌股关节（引自：STATdx© Elsevier，2022）

骨折

1. 横行骨折（图7-17）

骨折线的方向和股四头肌腱的牵引可能导致骨折明显移位。

病因：股四头肌突然剧烈收缩。

治疗：内固定手术。

2. 纵行骨折

通常在X线片上位移轻微且隐匿。

病因：直接暴力。

治疗：制动，石膏固定。

3. 粉碎性骨折

也称为"星状骨折"，骨折线像星星一样呈放射状。

病因：直接暴力。

治疗：内固定手术或髌骨切除术。

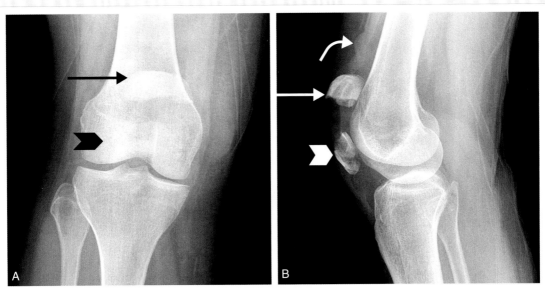

图7-17　髌骨横行骨折

A.前后位片；B.侧位片。近端骨折块（长箭头）及远端骨折块（短箭头）分离移位，弯箭头提示股四头肌的牵拉方向（引自：STATdx© Elsevier，2022）

三、胫骨

胫骨见图7-18，图7-19。

（一）胫骨的解剖特征

1. 类型　长骨，是下肢较大的承重骨。

2. 位置　位于小腿内侧。

3. 连接

（1）胫骨平台（胫骨髁关节面）与股骨髁构成膝关节。

（2）胫骨髁外侧的关节面与腓骨头构成上胫腓关节。

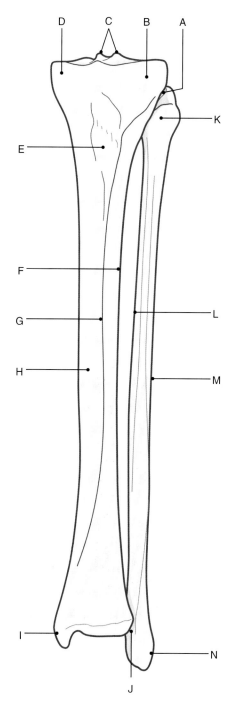

图 7-18　左侧胫骨和左侧腓骨

A.腓骨关节面；B.外侧髁；C.髁间棘；D.内侧髁；E.胫骨结节；F.骨间缘；G.前缘；H.内侧面；I.内踝；J.腓骨切迹；K.腓骨头；L.骨间缘；M.外侧面；N.外踝

（3）胫骨远端与距骨构成踝关节的一部分。

（4）胫骨远端的腓骨切迹与腓骨远端构成下胫腓关节。

4.主要解剖结构

（1）胫骨近端结构

1）内侧髁：胫骨近端的内侧部分，较外侧髁大。

2）外侧髁：胫骨近端的外侧部分。

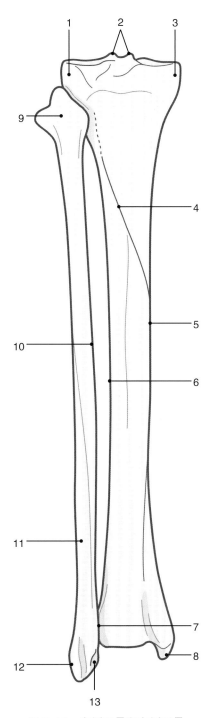

图 7-19　左侧胫骨和左侧胫骨

1.外侧髁；2.髁间棘；3.内侧髁；4.比目鱼肌线；5.内侧缘；6.骨间缘；7.腓骨切迹；8.内踝；9.腓骨头；10.骨间缘；11.后缘；12.外踝；13.外踝窝

3）内侧胫骨平台：胫骨内侧髁的凹形关节面。

4）外侧胫骨平台：胫骨外侧髁的平坦关节面。

5）髁间棘：位于胫骨上方，内、外侧关节表面之间。为交叉韧带的附着点。

6）关节突：位于胫骨外侧髁的后外侧，与腓骨头相连。

7）胫骨结节：胫骨前方，在胫骨髁下方2.5cm处可触及；为髌腱的附着点。

（2）胫骨干结构

1）比目鱼肌线：位于胫骨干后方"马蹄形"斜线，为比目鱼肌的附着点。

2）内侧面、外侧面、后侧面：胫骨的横截面为三角形。滋养孔位于后表面，在比目鱼肌线的下方。

3）前缘：位于皮下，易触及。

4）内侧缘。

5）骨间缘：通过骨间膜与腓骨的内侧面相连接。

（3）胫骨远端结构

1）内踝：踝关节内侧可触及骨性凸起。

2）后踝：胫骨后方远端的延伸部分。

3）腓骨切迹：胫骨远端的外侧，与腓骨远端形成关节。

4）下关节面：胫骨踝穴，呈凹形，与距骨上表面形成关节。

（二）骨化核

1. 初级骨化中心　胫骨干，妊娠第 8 周出现。

2. 次级骨化中心　2 个中心。

（1）近端骨骺：出生前后出现，在 16 ～ 18 岁时与骨干融合。

（2）远端骨骺：1 岁时出现，15 ～ 17 岁时与骨干融合。常遗留肉眼可见的硬化带。

四、腓骨

（一）腓骨的解剖特征

1. 类型　长骨，相对其长度，是所有长骨中最细的。

2. 位置　位于小腿外侧。不参与承重，是肌肉重要的附着点。

3. 连接

（1）腓骨头与胫骨外侧髁的关节面形成上胫腓关节。

（2）腓骨远端与胫骨的腓骨切迹构成下胫腓关节。

（3）腓骨外踝和距骨构成踝关节的一部分。

4. 主要解剖结构

（1）腓骨近端解剖结构

1）腓骨头：大体呈圆形，可以在膝关节外侧下方约 2.5cm 处触及。

2）腓骨头尖：腓骨头上方向上的突起。

3）腓骨颈：腓骨头下方的狭窄部分。

（2）腓骨干解剖结构

1）前缘，后缘。

2）骨间（内侧）缘：通过骨间膜与胫骨外侧相连，形成中胫腓关节（韧带纤维关节）。

3）滋养孔。

（3）腓骨远端解剖结构

1）外踝：腓骨远端的外侧，呈球根状，在踝关节处容易触及。比内踝约低 1cm。

2）关节面：外踝的内侧面。

3）外踝窝：腓骨远端后内侧的凹陷，为踝关节外侧部分韧带的附着点。

（二）骨化核

1. 初级骨化中心　腓骨干，妊娠第 8 周出现。

2. 次级骨化中心　2 个中心。

（1）远端骨骺（外踝）：1 岁时出现，17 ～ 19 岁时与骨干融合。

（2）近端骨骺（腓骨头）：3 ～ 4 岁时出现，15 ～ 17 岁时与骨干融合。

（三）胫骨及腓骨的影像学表现

胫骨及腓骨的影像学表现见图 7-20，图 7-21。

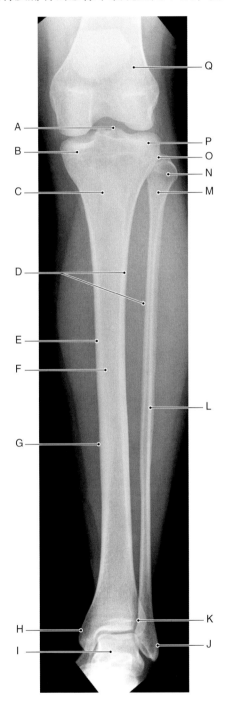

图 7-20　左侧胫腓骨前后位片

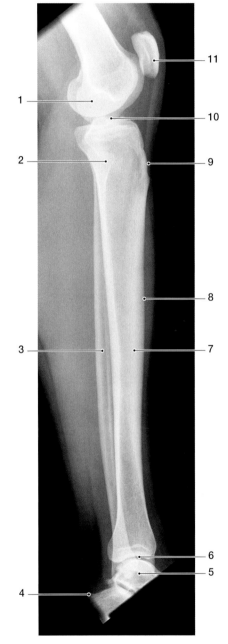

图 7-21　左侧胫腓骨侧位片

A. 髁间棘；B. 胫骨内侧髁；C. 胫骨结节；D. 骨间缘；E. 胫骨皮质；F. 髓腔；G. 内侧缘；H. 内踝；I. 距骨；J. 外踝；K. 下胫腓关节；L. 腓骨干；M. 腓骨颈；N. 腓骨头；O. 上胫腓关节；P. 胫骨外侧髁；Q. 股骨

1. 股骨髁；2. 腓骨头（与胫骨重叠）；3. 腓骨干；4. 跟骨；5. 距骨；6. 踝关节；7. 胫骨干；8. 前缘；9. 胫骨结节；10. 膝关节；11. 髌骨

骨折

1. 胫骨干 / 腓骨干骨折（图7-22）

骨折类型涵盖从简单骨折到高度复杂的粉碎性骨折。与螺旋形骨折相比，横向和粉碎性骨折通常由更高能量的损伤引起。由于血液供应不足，骨折不愈合相对常见。

病因：多种损伤引起，包括运动损伤及交通伤。

治疗：根据骨折复杂程度决定；石膏固定，胫骨髓内钉内固定术，外固定手术（如Ilizarov外固定架）。

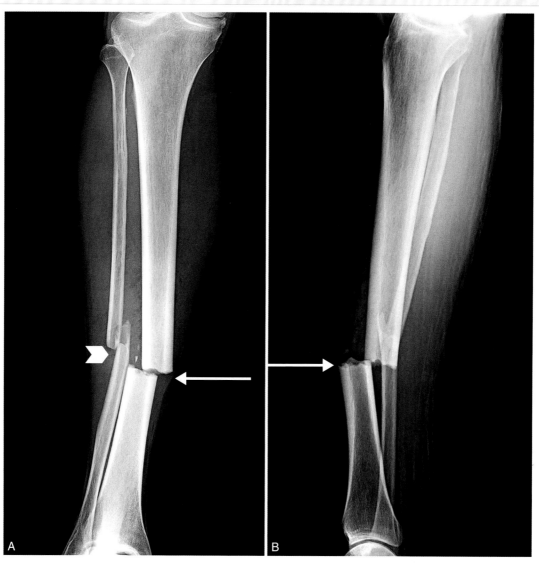

图 7-22　右胫腓骨横行骨折

A. 前后位片；B. 侧位片。显示胫骨骨折远端向前外侧移位（长箭头），腓骨骨折远端向内侧位移（短箭头）。该区域骨折不愈合的风险相对较高（引自：STATdx© Elsevier，2022）

2. 胫骨髁（平台）骨折（图7-23，图7-24）

大多数（80%）为外侧平台骨折，常由膝关节外翻应力导致，如汽车保险杠撞击行人，因此又称"保险杠"骨折。骨折在普通X线片上可能非常轻微或隐匿。CT有助于明确受伤程度和制订治疗计划。

病因：外翻应力导致胫骨相对于股骨发生外展。

治疗：麻醉下复位及内固定手术。

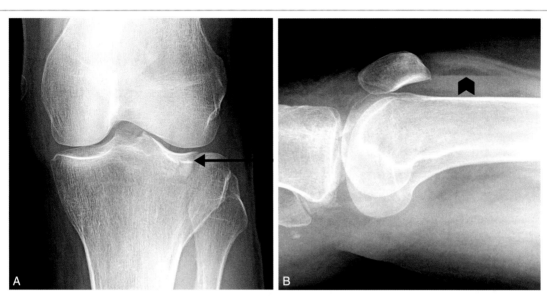

图7-23　左胫骨外侧平台骨折

A.前后位片；B.侧位片。注意轻微移位的垂直骨折块（长箭头）。髌上囊可见水平线（短箭头），提示关节脂血症（引自：STATdx© Elsevier，2022）

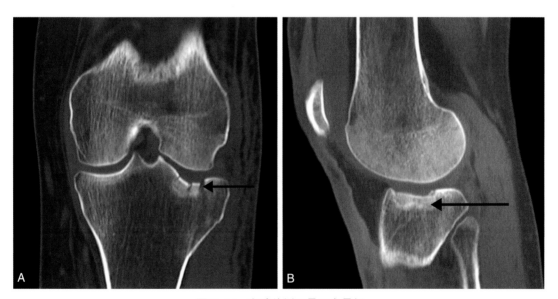

图7-24　左膝外侧胫骨平台骨折

A.CT冠状位；B.矢状位。与图7-23为同一患者。CT显示平台塌陷（长箭头），需要手术复位（引自：STATdx© Elsevier，2022）

◎ 拓展知识

　　关节脂血症（图7-23）是诊断关节内隐匿骨折的重要指标，如胫骨平台、股骨髁和髌骨的骨折。血液和髓腔脂肪共同积聚在关节腔内，因为它们不能互相溶解，所以在影像学上出现水平线（仅在下肢处于水平位时）。如果出现此征象，可以肯定有关节内骨折。但是，不出现此征象也不能排除骨折的可能。

五、足

足部骨骼可分为 3 个区域（图 7-25）。①前足：跖骨和趾骨；②中足：楔骨、骰骨和足舟骨；③后足：跟骨和距骨。

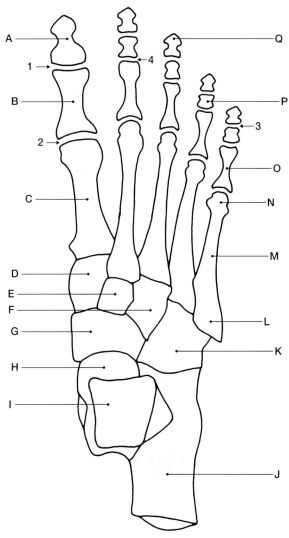

图 7-25 右足（背侧观）

A.第一足趾末节趾骨；B.第一足趾近节趾骨；C.第一跖骨干；D.内侧楔骨；E.中间楔骨；F.外侧楔骨；G.足舟骨；H.距骨头；I.距骨滑车（距骨顶）；J.跟骨；K.骰骨；L.第五跖骨基底部；M.第五跖骨干；N.第五跖骨头；O.第五足趾近节趾骨；P.第四足趾中节趾骨；Q.第三足趾远端趾骨；1.第一趾间关节（滑膜椭圆关节）；2.第一跖趾关节（滑膜铰链关节）；3.第五远端趾间关节（滑膜铰链关节）；4.第二近端趾间关节（滑膜铰链关节）

（一）跗骨

跗骨共有 7 块，构成了足的近端部分。

1.分类　属于短骨。

2.位置　呈三组排列，位于胫骨远端和距骨近端之间。

3.连接

（1）距骨与胫骨、腓骨、跟骨和足舟骨构成关节。

（2）跟骨与距骨及骰骨构成关节。

（3）足舟骨与距骨、骰骨、内侧楔骨、中间楔骨和外侧楔骨构成关节。

👁 拓展知识

更好记忆跗骨：右足背侧观可参见图7-25。

内侧楔骨：最靠近前正中线；中间楔骨：三块楔骨的中间位置；外侧楔骨：最靠近骰骨的楔骨；骰骨：骰子形状；足舟骨：形状类似小船；距骨：形成踝关节（英文中的距骨又称为踝骨）；跟骨：最大的跗骨。

（4）骰骨与跟骨、舟骨、外侧楔骨、第四跖骨和第五跖骨构成关节。

（5）外侧楔骨与足舟骨，骰骨，中间楔骨，第二、三、四跖骨构成关节。

（6）中间楔骨与足舟骨、外侧楔骨、内侧楔骨和第二跖骨构成关节。

（7）内侧楔骨与足舟状骨、中间楔形、第一跖骨和第二跖骨构成关节。

4. 单块的跗骨

（1）近排跗骨

1）距骨（图7-26）：形状类似蜗牛。连接小腿与足，参与构成踝关节。

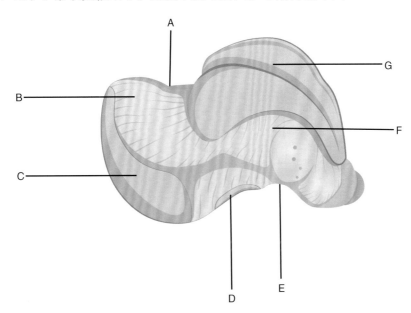

图7-26　右侧距骨（内侧观）

A. 距骨颈；B. 距骨头；C. 距骨头的舟骨关节面；D. 中关节面（下表面）；E. 距骨沟；F. 距骨体；G. 滑车关节面（距骨顶）

距骨头：为距骨远端圆形的部分，与舟骨构成关节。

距骨颈：靠近距骨头的狭窄部分。

距骨体：呈长方体。

滑车关节面（距骨顶）：距骨体的上部，向上凸起，表面覆盖关节软骨，与胫骨和腓骨形成踝关节。

下表面：通过前、中、后关节面与跟骨关节形成距跟（距下）关节。

距骨沟：位于距骨颈下表面的深沟，在中关节面和后关节面之间。

2）跟骨（图7-27）：是跗骨中最大的一块，位于距骨下方稍微偏外。分为前突、体部和后部（跟骨结节）。

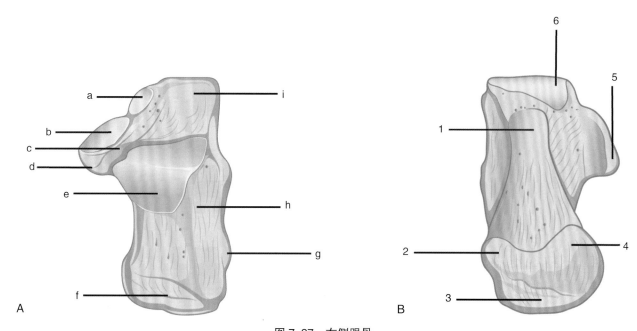

图 7-27 右侧跟骨

A. 右侧跟骨（上面观）；B. 右侧跟骨：下（足底）面观

a. 前关节面；b. 中关节面；c. 跟骨沟；d. 载距突；e. 后关节面；f. 后结节（跟腱的附着点）；g. 腓骨肌结节；h. 跟骨体；i. 前突起；1. 跟骨结节；2. 跟骨结节外侧突；3. 跟骨结节后表面；4. 跟骨结节内侧突；5. 载距突；6. 骰骨关节面

上表面：有前、中、后 3 个面，与距骨形成距跟（距下）关节。

跟骨沟：位于上表面的中关节面与后关节面之间。在跟骨和距骨的前外侧之间形成一个大的间隙，即跗骨窦。

下表面（足底）：略微凹陷。

后表面：大且凸起，为跟腱的附着点。

跟骨结节：为跟骨后下表面增厚的部分，是承重区。在下表面上的内侧和外侧各有一突起。

内侧面：凹面。

载距突：跟骨内侧面的前上方向的"架子状"突起，支撑距骨头。

前表面：较小，与骰骨形成关节。

外侧面：除腓骨肌结节外，其他部分平坦。

3）跟骨及距骨的影像学表现：见图 7-28，图 7-29。

（2）中排跗骨，舟骨。

1）大致呈圆盘形或船形。

2）近端面：凹陷，与距骨头形成关节。

3）远端面：凸起，通过 3 个关节面与 3 块楔骨构成关节。

4）下表面：内侧为突起结节，为胫骨后肌腱的止点。

（3）远排跗骨

1）楔骨：呈楔形，分为内侧楔骨、中间楔骨及外侧楔骨。

2）骰骨：略扁平，有 6 个面，形状类似骰子；外侧面及下（足底）表面有一条深沟，内有腓骨长肌肌腱走行。

5. 骨化核

（1）初级骨化中心

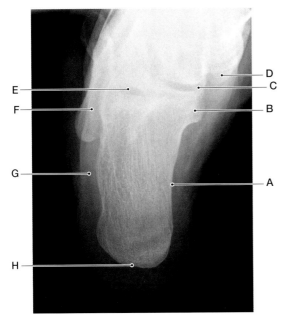

图 7-28 右侧跟骨轴位片

A. 内侧面；B. 载距突；C. 中距跟（距下）关节；D. 内侧楔骨；E. 后距跟（距下）关节；F. 第五跖骨基底部；G. 外侧；H. 后表面

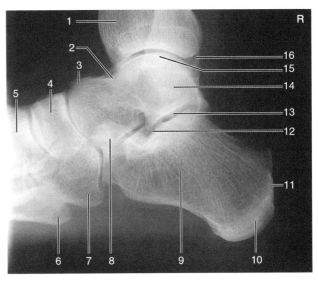

图 7-29 右侧跟骨及距骨侧位片

1. 胫骨；2. 距骨颈；3. 距骨头；4. 足舟骨；5. 中间楔骨；6. 第五跖骨基底部；7. 骰骨；8. 跟骨前突起；9. 跟骨体；10. 跟骨结节；11. 跟骨后表面；12. 中距跟（距下）关节；13. 后距跟（距下）关节；14. 距骨体；15. 滑车关节面（距骨顶）；16. 腓骨（引自：Lampignano，Bontrager's Textbook of Radiographic Positioning and Related Anatomy，10e，Elsevier）

1）每块跗骨各有 1 个。

2）跟骨：妊娠第 3～4 个月出现。

3）距骨：妊娠第 6 个月出现。

4）骰骨：妊娠第 9 个月出现。

5）外侧楔骨：1 岁时出现。

6）内侧楔骨：2 岁时出现。

7）中间楔骨：3 岁时出现。

8）足舟骨：3 岁时出现。

（2）次级骨化中心

1）跟骨：跟骨后侧次级骨化中心于 6～8 岁时出现，青春期融合。

2）距骨：后方可能会出现次级骨化中心。如果次级骨化中心未融合，称为三角骨。

（二）跖骨

1. 类型　属于小型长骨。

2. 位置　位于跗骨远端。自内侧到外侧分别命名为第一至第五跖骨。

3. 连接

（1）跖骨头与近节趾骨相连形成跖趾关节。

（2）跖骨基底部与跗骨构成跗跖关节。

（3）第一跖骨与第一足趾近节和内侧楔骨构成关节。

（4）第二跖骨与第二足趾近节，内侧、中间和外侧楔骨构成关节。

4. 主要解剖结构

（1）第三跖骨与第三足趾近节和外侧楔骨构成关节。

（2）第四跖骨与第四足趾近节、外侧楔骨和骰骨构成关节。

（3）第五跖骨与第五足趾近节和骰骨构成关节。

（4）第二至第五跖骨的基底与相邻的跖骨构成跖骨间关节。

（5）跖骨头：跖骨远端，呈圆形，与对应的近节趾骨构成关节。

（6）跖骨干：足底侧凹陷，背侧部凸起。

（7）跖骨基底部：跖骨近端，膨大，与对应的跗骨构成关节。

（8）第一跖骨：短且粗。跖骨头在足底侧有两个关节面，与籽骨构成关节。

（9）第二跖骨最长。

（10）第五跖骨。

跖骨结节：自基底部向外侧突出，为腓骨短肌的止点，是常发生撕脱骨折的部位。

5. 骨化核

（1）初级骨化中心

跖骨干：妊娠第 9 ～ 10 周出现。

（2）次级骨化中心：每块跖骨仅有 1 个。

1）第一跖骨基底部：3 岁时出现。

2）第二至第五跖骨头：3 ～ 4 岁时出现。

3）次级骨化中心在 17 ～ 20 岁时与跖骨干融合。

（三）趾骨

1. 类型　属于小型长骨。

2. 位置　位于跖骨远端，构成足趾，自内侧到外侧分别命名为第一至第五趾骨。第一足趾又称踇趾或大脚趾。

3. 连接

（1）近节趾骨的基底与跖骨相连形成跖趾关节。

（2）趾骨间彼此相连形成趾间关节，分为远端趾间关节和近端趾间关节（第一趾只有 1 个趾间关节）。

（3）5 个近节趾骨与相应的跖骨相连；第一近节趾骨与远端趾骨相连，第二至第五近节趾骨与相应的中节趾骨相连。

（4）4 个中节趾骨与相应的近节和远节趾骨相连。5 个远节趾骨与相应的第二至第五中节趾骨和第一近节趾骨相连。

4. 主要解剖结构

（1）趾骨头：远端的膨大部分。

（2）趾骨干：足底侧呈凹形。

（3）基底部：近端的膨大部分，与跖骨或邻近的趾骨连接。

5. 骨化核

（1）初级骨化中心：趾骨于妊娠第 9 ～ 15 周出现。

（2）次级骨化中心：1 个；基底部次级骨化中心在 2 ～ 8 岁时出现，在 18 岁时与趾骨干融合。

6. 足弓　支持及将身体的重量分配到足的骨与软组织。在行走时提供杠杆作用；有弹性，可吸收震动。

（1）内侧纵弓：由跟骨、距骨、足舟骨、3块楔骨以及第一、第二和第三跖骨形成；高于外侧纵弓。

（2）外侧纵弓：由跟骨、骰骨、第四和第五跖骨形成。

7. 足的影像学表现　见图7-30～图7-33。

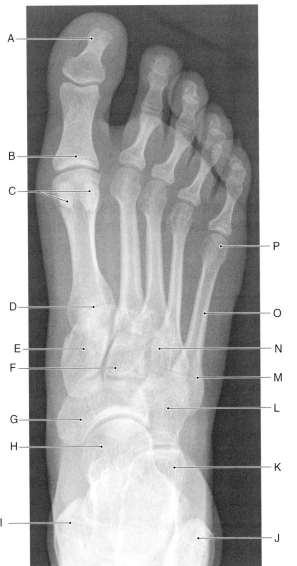

图 7-30　右足正位片

A. 第一足趾远节趾骨头；B. 第一足趾近节趾骨基底部；C. 内侧及外侧籽骨；D. 第一蹠趾关节；E. 内侧蹠跗关节；F. 中间蹠跗关节；G. 足舟骨；H. 距骨头；I. 胫骨内踝；J. 腓骨外踝；K. 跟骨；L. 骰骨；M. 第五跖骨基底部；N. 外侧楔骨；O. 第五跖骨干；P. 第五跖骨头

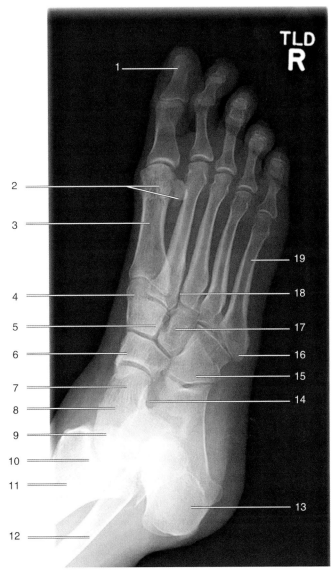

图 7-31　右足斜位片

1. 第一足趾远节趾骨；2. 内侧及外侧籽骨；3. 第一跖骨；4. 内侧楔骨；5. 中间楔骨；6. 足舟骨；7. 距骨头；8. 距骨颈；9. 距骨体；10. 踝关节；11. 胫骨；12. 腓骨；13. 跟骨；14. 跗骨窦；15. 骰骨；16. 第五跖骨基底部；17. 外侧楔骨；18. 第二跖骨间关节；19. 第五跖骨（引自：Bruce, Merrill's Atlas of Radiographic Positioning & Procedures：Volume One, 14e, Elsevier）

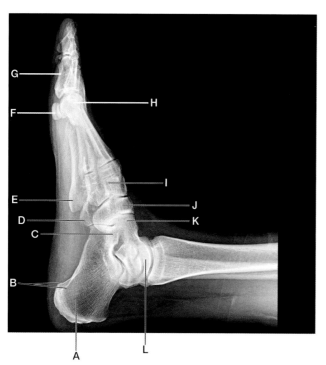

图 7-32　右足侧位片

A. 跟骨体；B. 跟骨内侧及外侧结节；C. 跟骨前突起；D. 骰骨；E. 第五跖骨基底部；F. 籽骨；G. 第一足趾近节趾骨；H. 第一跖骨头；I. 楔骨；J. 足舟骨；K. 距骨头；L. 距骨滑车（距骨顶）（引自：STATdx © Elsevier，2022）

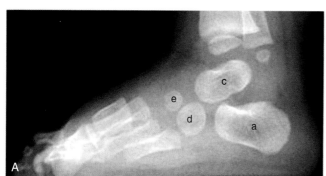

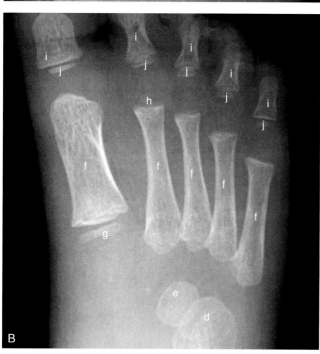

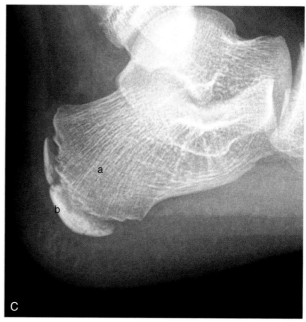

图 7-33　足部骨化中心

A. 2 岁儿童右足侧位；B. 背侧跖侧投影；C.10 岁儿童跟骨侧位投影

a. 跟骨（宫内）；b. 跟骨后结节（6～8 岁）；c. 距骨（宫内）；d. 骰骨（宫内）；e. 外侧楔骨（1 岁）；f. 跖骨；g. 第一跖骨骨骺（基底部）（3 岁）；h. 第二至第五跖骨骨骺（头部）（3～4 岁）；i. 趾骨（宫内）；j. 趾骨骨骺（基底部）（2～8 岁）。注意：距骨和趾骨只有一个骨骺，骨骺可位于远端或近端（引自：STATdx © Elsevier，2022）

骨折

1. 跟骨（图 7-34）

跟骨形状变平可能是唯一的 X 线征象，常为关节内和复杂骨折。可采用 CT 进行全面评估和制订治疗计划。

病因：从高处坠落时造成的压迫。由于力传递到脊柱，常合并脊椎压缩性骨折。

治疗：若未移位则非手术治疗；骨折切开复位内固定。

2. 跖骨

病因：直接暴力，通常是因为重物坠落在足上。

治疗：石膏外固定。

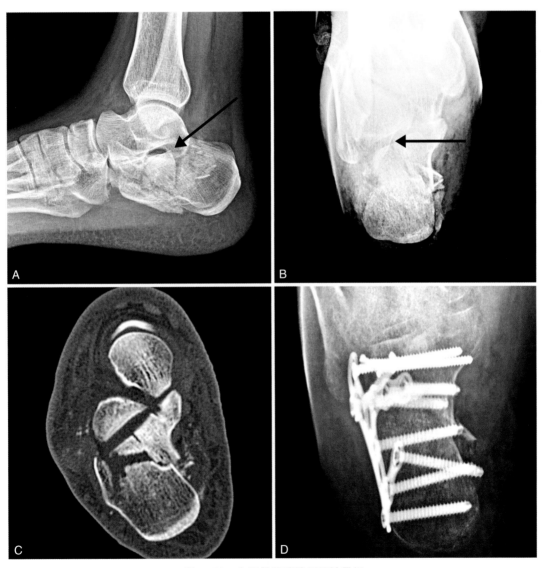

图 7-34 右跟骨粉碎性压缩性骨折

A. 侧位；B. 轴位（注意：跟骨的形状变平和距下关节后方关节内受累，长箭头）；C. 轴位 CT；D.ORIF 术后轴位片，D. 因失用而导致的骨密度降低（引自：STATdx © Elsevier，2022）

3. 应力性骨折

最常见的是跖骨骨干（行军骨折）或跟骨。

病因：重复性应变/损伤，长时间步行/跑步。

治疗：非手术治疗；去除诱因。

4. 趾骨

病因：挤压伤，足趾撞击。

治疗：非手术治疗。

👁 拓展知识

足部周围可见大量正常变异、籽骨和附属骨化中心，可被误认为骨折。其看起来表面光滑，有皮质边缘，在典型的位置可以找到。了解最常见的变异是非常有用的。

病理

1. 姆外翻

第一跖趾关节处的姆趾外侧（外翻）偏移，在足内侧关节处形成一个突出的肿块，也被称为"姆囊炎"。

病因：穿过紧的鞋或高跟鞋，有家族史。

影像学表现：姆趾外翻角＞10°～15°（图7-35）。

病因：直接暴力，通常是因为重物坠落在足上。

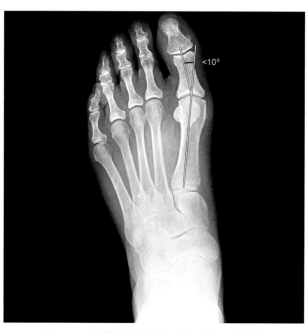

图 7-35　正常评估姆外翻（左足背跖投影）

正常的跖趾关节角为10°～15°，超过这个角度则提示姆外翻（引自：STATdx © Elsevier，2022）

2. 糖尿病足并发症

糖尿病常累及足部，更常见的表现包括血管（动脉）钙化、软组织溃疡和骨髓炎（图 4-30）、骨量减少和应力 / 软骨下骨骨折，以及破坏性关节炎。糖尿病患者通常感觉不到足部疼痛或疼痛被神经病变所掩盖。

六、膝关节

膝关节（图 7-36～图 7-39）是最大、最复杂的关节，关节由囊内和囊外的大量软组织结构支撑，以增加其强度和稳定性。

类型为滑膜双髁状关节。

拓展知识

膝关节有时被归类为铰链关节，当关节屈伸时，有轻微的内、外侧旋转，关节在伸直时锁定，成为滑膜双髁状关节。

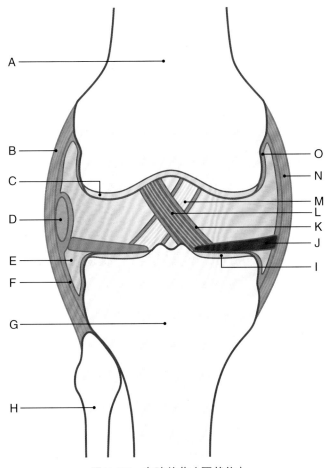

图 7-36 右膝关节（冠状位）

A. 股骨；B. 纤维关节囊；C. 关节透明软骨；D. 腘肌腱，包绕在滑膜内；E. 滑液；F. 滑膜；G. 胫骨；H. 腓骨；I. 关节透明软骨；J. 内侧半月板；K. 滑膜；L. 前交叉韧带；M. 后交叉韧带；N. 纤维关节囊；O. 滑膜

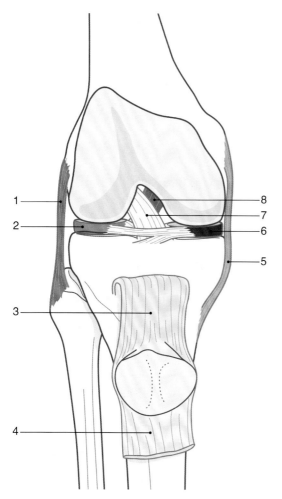

图 7-37 右膝关节（前侧面）

髌骨倒掀于胫骨前方。1. 腓骨侧（外侧）副韧带；2. 外侧半月板；3. 髌腱；4. 股四头肌肌腱（切断）；5. 胫骨侧（内侧）副韧带；6. 内侧半月板；7. 前交叉韧带；8. 后交叉韧带

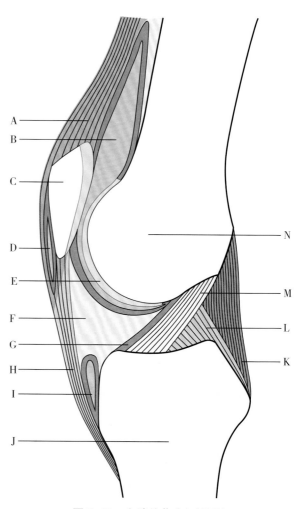

图 7-38 左膝关节（矢状面）

A. 股四头肌腱；B. 髌上滑囊；C. 髌骨；D. 髌前滑囊；E. 关节透明软骨；F. 髌下（Hoffa's）脂肪垫；G. 滑膜；H. 髌腱；I. 髌下滑囊；J. 胫骨；K. 纤维关节囊；L. 后交叉韧带；M. 前交叉韧带；N. 股骨

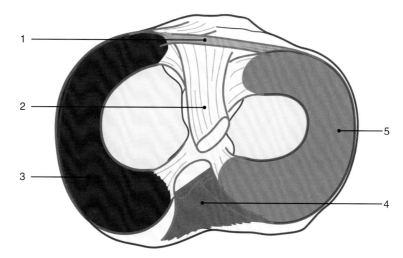

图 7-39 右胫骨（上面观）

1. 横韧带；2. 前交叉韧带；3. 内侧半月板；4. 后交叉韧带；5. 外侧半月板

（一）骨关节面

股骨髁与胫骨髁的关节面，即胫骨平台，形成关节。髌骨的后侧面与股骨的髌骨关节面形成关节。这3个关节被称为内、外侧（股胫）和髌股关节，关节面被关节透明软骨覆盖。

（二）纤维关节囊

纤维关节囊与髌上（股四头肌）肌腱和髌腱混合；在其他位置附着于股骨和胫骨髁的边缘及腓骨头。

（三）滑膜

覆盖部分纤维关节囊及腘肌腱的关节内部分。在前方形成髌上囊，覆盖交叉韧带的前面和侧面，关节中央的后侧面无滑膜覆盖。

滑膜分泌滑液，润滑关节。膝关节周围有多个滑膜囊，可在关键位置减少摩擦。

1.髌上囊　是一个含有滑液的囊，位于髌骨上方的股骨远端和股四头肌之间，与滑膜关节囊相通，是影像学上常见的关节积液/血肿的聚集部位。

2.髌下囊　2个关节外囊（深部和浅部），含滑液。位于髌骨下方的胫骨近端和髌腱之间，一个位于髌腱深面，另一个位于髌腱表面。

3.髌前滑囊　含有滑液的关节外囊，位于髌骨前表面和皮肤之间。

（四）支持韧带和肌腱

支持韧带和肌腱为以下结构提供大量的支持和力量，这些结构包括：

1.股四头肌肌腱　附着于髌骨的上方，股四头肌为膝关节的主要伸肌。

2.髌腱　附着于髌骨的下方并止于胫骨结节，也被称为髌韧带（骨对骨），实际上是股四头肌肌腱的延续，其中有髌骨（籽骨）。

3.腘肌腱　止于外侧髁的外表面，并作为腘肌向内侧延伸，而腘肌起源于胫骨后端。旋转胫骨来解锁膝关节并允许屈曲。

4.胫骨侧（内侧）副韧带　胫骨内髁和股骨内上髁，防止膝关节过度向外侧成角。

5.腓骨侧（外侧）副韧带　股骨外侧上髁到腓骨头，防止膝关节过度向内侧成角。

6.腘斜韧带　胫骨后内侧半膜肌腱的延伸，然后斜向延伸到股骨外髁的后表面。与纤维关节囊融合。

7.腘弓状韧带　关节外侧Y形韧带，包含两部分，一部分从腓骨头延伸到股骨外上髁，另一部分呈拱形经腘肌腱至胫骨后内侧。

（五）囊内结构

1.前交叉韧带（ACL）　胫骨髁间区域的前内侧至股骨外侧髁的内侧面。防止胫骨相对股骨向前移位。

2.后交叉韧带（PCL）　胫骨髁间区域的后外侧至股骨内髁的外侧面。防止胫骨相对股骨向后移位。在滑膜和纤维关节囊之间；与ACL呈十字交叉穿过膝关节髁间区域。

3.内侧半月板　位于胫骨近端内侧的半月形纤维软骨盘，其外周缘与纤维关节囊相连。

4.外侧半月板　位于胫骨近端外侧的半月形纤维软骨盘。半月板有助于增加胫骨和股骨之间的匹配度。

5.髌下（Hoffa's）脂肪垫　位于髌骨下方髌腱和滑膜之间。

（六）活动方式

由腘绳肌在腓肠肌的协助下进行屈曲活动，由股四头肌进行伸展活动。当膝关节屈曲时，腘肌轻度内旋，股二头肌则进行外旋。

（七）血液供应

股动脉、腘动脉和胫前动脉的分支，形成吻合。

（八）神经支配

闭孔神经、股神经、胫神经及腓总神经。

（九）腓肠豆

穿过股骨的外侧髁时，位于腓肠肌外侧头内的籽骨。侧位片上位于膝关节后方的光滑圆形结构。腓肠豆是正常的变异，并不总是存在。

（十）膝关节的影像学表现

膝关节的影像学表现见图 7-40～图 7-46。

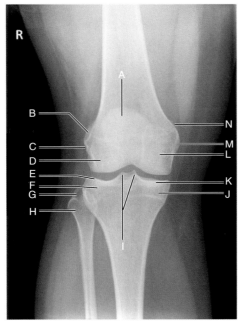

图 7-40　右膝关节前后位片

A.髌骨；B.股骨外上髁；C.腘肌沟（腘肌腱经过）；D.股骨外侧髁；E.胫骨外侧平台；F.胫骨外侧髁；G.腓骨茎突；H.腓骨头；I.髁间棘（胫骨棘）；J.胫骨内侧髁；K.胫骨内侧平台；L.股骨内侧髁；M.股骨内上髁；N.内收肌结节（引自：Lampignano, Bontrager's Textbook of Radiographic Positioning and Related Anatomy, 10e, Elsevier）

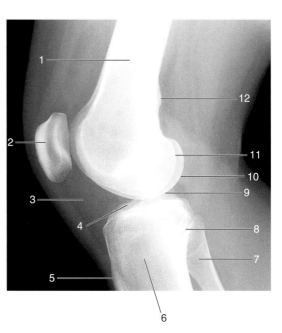

图 7-41　右膝侧位片

1.股骨；2.髌骨；3.髌腱；4.胫骨平台（叠加）；5.胫骨结节；6.胫骨；7.腓骨颈；8.近端胫腓关节；9.髁间棘（胫骨棘）；10.股骨内侧髁；11.股骨外侧髁；12.内收肌结节（引自：STATdx © Elsevier，2022）

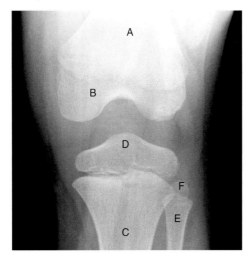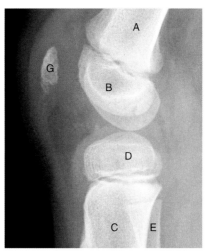

图 7-42　左膝周围骨化中心（6岁）

A.股骨干（子宫内）；B.股骨远端骨骺（出生前）；C.胫骨干（子宫内）；D.胫骨近端骨骺（出生时）；E.腓骨干（子宫内）；F.腓骨近端骨骺，腓骨头（3～4岁）；G.髌骨（3～6岁）（引自：STATdx © Elsevier，2022）

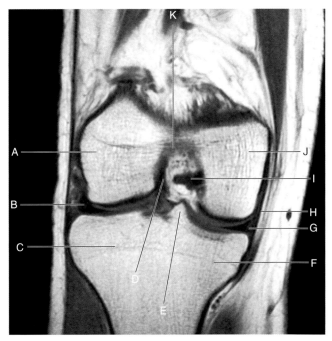

图 7-43　右膝关节冠状位 MRI T₁WI 图像

A. 股骨外侧髁；B. 外侧半月板；C. 胫骨外侧髁；D. 前交叉韧带；E. 髁间内侧隆起（棘）；F. 胫骨内侧髁；G. 内侧半月板；H. 胫骨侧（内侧）副韧带；I. 后交叉韧带；J. 股骨内侧髁；K. 髁间窝（引自：STATdx © Elsevier，2022）

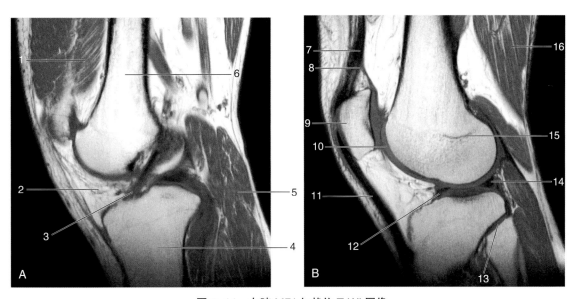

图 7-44　右膝 MRI 矢状位 T₁WI 图像

A. 髁间切迹；B. 股骨外侧髁

1. 股内侧肌（股四头肌的一部分）；2. 髌下（Hoffa's）脂肪垫；3. 前交叉韧带；4. 胫骨近端；5. 腓肠肌外侧；6. 股骨；7. 股四头肌肌腱；8. 髌上囊；9. 髌骨；10. 关节透明软骨；11. 髌腱；12. 外侧半月板前角；13. 近端胫腓骨关节；14. 外侧半月板后角；15. 股骨外髁；16. 股二头肌（腘绳肌）（引自：STATdx © Elsevier，2022）

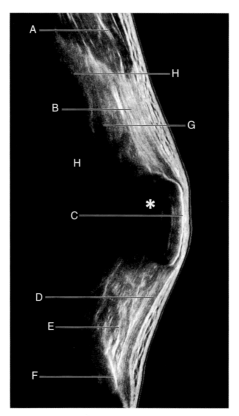

图 7-45　右膝前部（伸肌）的纵向（矢状）全景超声

A.股内侧肌（股四头肌的一部分）；B.股四头肌肌腱；C.髌骨皮质；D.髌腱；E.髌下（Hoffa's）脂肪垫；F.胫骨皮质；G.髌上囊；H.股骨皮质。注意：由超声束的强烈反射引起的骨皮质深处的阴影（*）。深处的结构无法在超声上看到（引自：STATdx © Elsevier，2022）

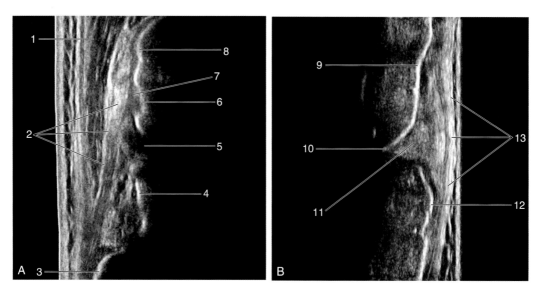

图 7-46　右膝纵向（矢状）超声检查

A.关节外侧；B.内侧

1.股二头肌（腘绳肌）；2.腓骨侧（外侧）副韧带；3.腓骨头皮质；4.胫骨外侧髁皮质；5.膝关节间隙；6.腘肌沟（腘肌腱经过）；7.腘肌腱；8.股骨外侧髁皮质；9.股骨内侧髁皮质；10.膝关节间隙；11.外侧半月板；12.胫骨内侧髁皮质；13.胫骨侧（内侧）副韧带（引自：STATdx © Elsevier，2022）

病理

1. 骨关节炎 (图 7-47)

膝关节是最常见的受累关节之一，内侧间室最常受累，因为承力较大，常使用膝关节置换术（关节成形术）治疗严重的关节炎。

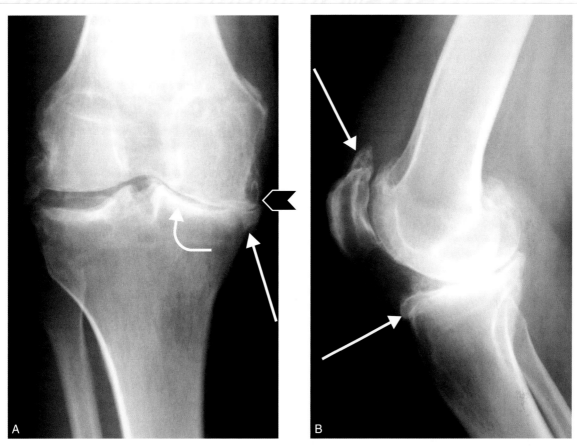

图 7-47 右膝骨关节炎晚期

A、B. 典型的三联征包括骨赘（长箭头）、关节间隙狭窄（短箭头）和软骨下硬化（弯箭头）。注意内侧关节间隙明显比外侧关节间隙和髌股关节间隙窄（引自：STATdx © Elsevier，2022）

2. 剥脱性骨软骨炎 (图 7-48)

青少年运动员最常见的慢性病，导致关节透明软骨和软骨下骨的异常。也可见于踝关节、肘关节和髋关节。

病因：病因不明，但被认为与反复的创伤有关，可能与遗传有关。

影像学表现：股骨髁区域的光滑骨碎片伴有下方股骨髁缺损，全面评估需要行 MRI 检查。

3. 胫骨结节骨软骨炎 (Osgood–Schlatter 病，图 7-49)

青少年髌腱在胫骨结节处止点的非炎症状态，多通过临床症状做出诊断，通常不需要 X 线检查。

病因：胫骨结节骨化至骨骼成熟的过程中反复的微小创伤。

影像学表现：胫骨结节碎裂伴邻近软组织肿胀。

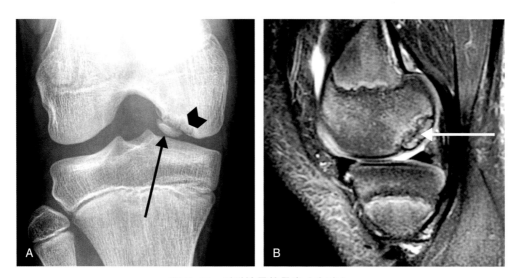

图 7-48　剥脱性骨软骨炎（右膝）

A. 髁间切迹（"隧道"）投影；B. 矢状 MRI T_2WI。显示骨碎片（长箭头）和股骨内侧髁的缺损（短箭头）。注意未成熟骨骼中未融合的髌板（引自：STATdx © Elsevier，2022）

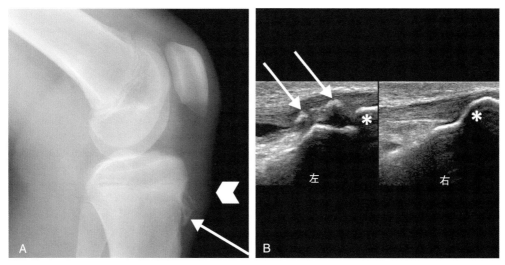

图 7-49　胫骨结节骨软骨炎（左膝）

A. 侧位 X 线片：显示胫骨结节碎裂（长箭头）和软组织肿胀（短箭头）；B. 纵向（矢状）超声图像：显示与正常右膝相比的异常左膝，髌腱嵌入胫骨结节处（*）（引自：STATdx © Elsevier，2022）

4.ACL 撕裂（图 7-50）

常伴有半月板和侧副韧带撕裂。

病因：通常是脚踩在地板上的扭转力，最常见的是运动损伤。

影像学表现：X 线片可提示非特异性关节积液，但有时可见与之相关的小撕脱骨折。MRI 为所有关节内软组织损伤的首选影像学检查。

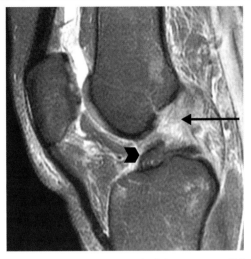

图 7-50 ACL 完全撕裂（右膝）MRI T$_2$WI 成像

显示韧带近端无纤维结构（长箭头），远端的正常纤维部分（短箭头）附着于胫骨（引自：STATdx © Elsevier，2022）

七、上胫腓关节

1. 类型　属于滑膜平面关节。
2. 位置　胫骨的后外侧。
3. 骨性关节面　胫骨外踝和腓骨头，其表面均覆盖有关节透明软骨。
4. 纤维关节囊　附着在胫腓骨关节面的边缘。
5. 滑膜　附着在纤维关节囊上，分泌滑液，润滑关节。
6. 支持韧带　前韧带。
7. 活动方式　滑行。
8. 血液供应　胫前动脉的分支。
9. 神经支配　腓总神经。
10. 上胫腓关节的影像学表现　见膝关节。

八、下胫腓关节

1. 类型　纤维韧带联合。
2. 骨性关节面　腓骨远端和胫骨腓骨切迹。
3. 加强韧带（strengthening ligaments）　胫腓前韧带、胫腓后韧带、下横（踝间）韧带及骨间韧带。
4. 活动方式　范围极小。
5. 血液供应　腓动脉的分支、胫骨前动脉和后动脉的分支。
6. 神经支配　腓深神经、胫骨神经和隐神经。
7. 下胫腓关节的影像学表现　见踝关节。

九、踝关节

踝关节见图 7-51，图 7-52。

拓展知识

下胫腓联合是踝关节稳定和力量的重要组成部分，能抵抗胫腓骨的牵拉。涉及下胫腓联合韧带的损伤与损伤的稳定性密切相关。由于踝关节和小腿是环状结构，下胫腓联合增宽而无明显骨折则怀疑腓骨近端骨折。

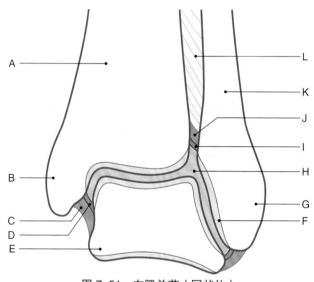

图 7-51　左踝关节（冠状位）

A.胫骨；B.内踝；C.纤维关节囊；D.滑膜；E.距骨；F.关节透明软骨；G.外踝；H.滑液；I.滑膜；J.下胫腓远端关节（下胫腓联合）；K.腓骨；L. 中、下胫腓关节骨间韧带

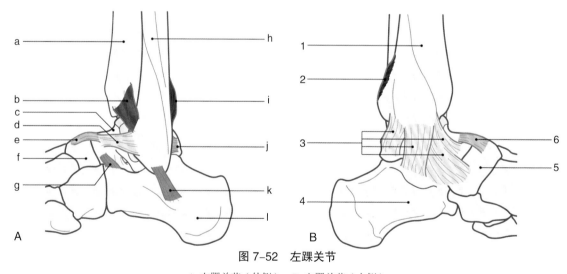

图 7-52　左踝关节

A. 左踝关节（外侧）；B. 左踝关节（内侧）

a.胫骨；b.胫腓前韧带；c.距骨；d.距腓前韧带；e.距舟韧带；f.舟状韧带；g.颈韧带；h.跟骨；i.跟腓韧带；j.距腓后韧带；k.胫腓后韧带；l.腓骨；1.胫骨；2.胫腓后韧带；3.三角韧带；4.跟骨；5.足舟骨；6.距舟骨韧带

拓展知识

踝关节在胫骨、腓骨和距骨之间的骨结构类似于木制品中使用的榫卯关节，因此，它在成像上通常被称为榫接，其关节间隙应与所有侧面保持一致。

1. 类型　滑膜鞍状关节，不是滑膜铰链关节，因为在跖屈时有附属运动。

2. 骨性关节面　胫骨的远端（穹顶）、内踝、腓骨的外踝内侧和距骨，关节面被关节透明软骨覆盖。

3. 纤维关节囊　附着于踝关节上方的胫骨和腓骨、距骨的后表面和外侧及距骨颈的前部。关节囊在前方和后方较弱，在外侧和内侧由韧带进行加强。

4. 滑膜　排列在纤维关节囊和未被关节透明软骨覆盖的骨性部分，在胫骨和腓骨的远端有一个小的褶皱。滑膜可分泌滑膜液，润滑关节。

5. 支持韧带

（1）内侧副韧带或内侧三角韧带：三角形，顶端附着于内踝，并插入足舟骨、跟骨和距骨。

（2）外侧副韧带：由3条韧带组成。

（3）距腓前韧带：连接外踝和距骨。

（4）距腓后韧带：连接外踝窝和距骨。

（5）跟腓韧带：连接外踝和跟骨。

6. 活动方式

（1）胫前肌：背伸（向上牵拉足部）。

（2）当距骨在踝关节之间"楔入"时，背屈有效地锁住踝关节。

（3）比目鱼肌和腓肠肌（趾尖）：跖屈。

7. 附属活动

（1）外展。

（2）内收：足底屈曲时的轻微活动。

（3）旋转。

8. 血液供应　胫前动脉和腓动脉的分支。

9. 神经支配　腘后神经和腘外侧神经。

10. 踝关节的影像学表现　见图7-53～图7-57。

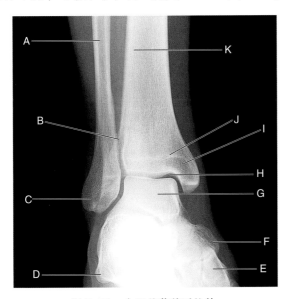

图7-53　右踝关节前后位片

A.腓骨；B.下胫腓关节（下胫腓联合）间隙；C.外踝；D.跟骨；E.第一跖骨；F.足舟骨；G.距骨体；H.踝关节间隙；I.内踝；J.骨骺生长板遗迹；K.胫骨（引自：STATdx © Elsevier，2022）

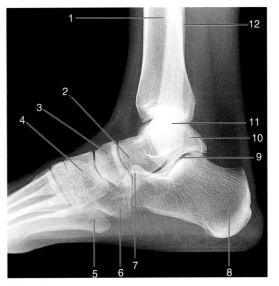

图7-54　右踝关节侧位片

1.胫骨；2.距骨头；3.足舟骨；4.楔骨；5.第五跖骨基底；6.骰骨；7.跟骨前突；8.跟骨结节；9.距跟后（距下）关节；10.距骨体；11.踝（叠加）；12.腓骨（引自：STATdx © Elsevier，2022）

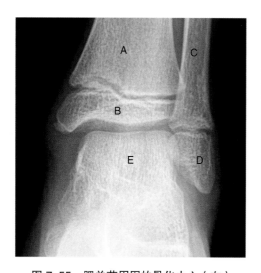

图 7-55　踝关节周围的骨化中心（左）

该图为 9 岁儿童。A. 胫骨干（宫内）；B. 胫骨远端骨骺（1 岁）；C. 腓骨干（宫内）；D. 腓骨远端骨骺（1 岁）；E. 距骨（宫内）（引自：STATdx © Elsevier，2022）

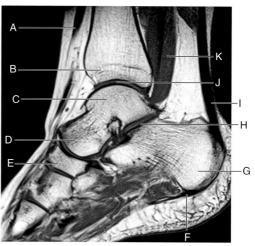

图 7-56　右踝关节矢状位 MRI T₁W

A. 胫前肌肌腱；B. 胫骨；C. 距骨体；D. 距骨头；E. 舟骨；F. 足底筋膜起点；G. 跟骨；H. 距跟（距下）后关节；I. 跟腱；J. 踝关节；K. 姆长屈肌（引自：STATdx © Elsevier，2022）

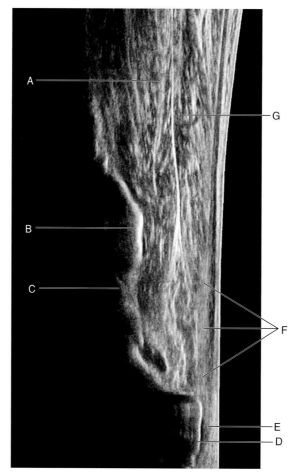

图 7-57　跟腱纵向（矢状）超声检查

A. 姆长屈肌；B. 胫骨后踝；C. 距骨穹隆；D. 跟骨；E. 跟腱止点；F. 跟腱；G. 比目鱼肌（引自：STATdx © Elsevier，2022）

骨折

拓展知识

由于各种力量的共同作用，踝关节的损伤通常是多种损伤的共同作用，出现骨折和韧带损伤。

1.腓骨骨折Weber分型（图7-58）

腓骨骨折在踝关节处与胫骨平台的位置相对应，与骨折稳定性相关，且骨折越靠近端，损伤越不稳定。Weber A 型：踝关节的远端，稳定；Weber B 型：踝关节水平，可变的稳定性；Weber C 型：踝关节近端，不稳定。还需要考虑其他骨骼和软组织损伤。

病因：扭转暴力；踝关节外翻或内翻。

治疗：受稳定性影响，稳定型采用典型的石膏固定，不稳定型采用切开复位内固定。

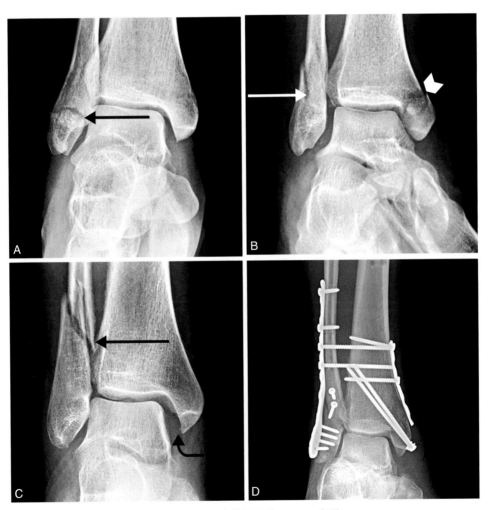

图 7-58 踝关节骨折的 Weber 分型

右踝穴位。腓骨骨折（长箭头）。A.Weber A 型：踝关节远端；B.Weber B 型：踝关节水平，并伴有内踝骨折（短箭头）；C.Weber C 型：踝关节近端，注意：内侧关节间隙增宽（弯箭头）提示韧带损伤；D.复杂 Weber B 型骨折的 ORIF（引自：STATdx © Elsevier，2022）

2.Maissoneuve 损伤 (图 7-59)

Weber C 型损伤的一种，骨折发生在腓骨近端，而不是足踝周围。当内侧踝关节和（或）胫腓联合变宽且没有可见的腓骨骨折时，应怀疑 Maissoneuve 损伤，需进一步成像。为不稳定损伤。

病因：扭转暴力，踝关节内旋和外旋。

治疗：内固定治疗胫腓联合损伤，并予以石膏外固定。

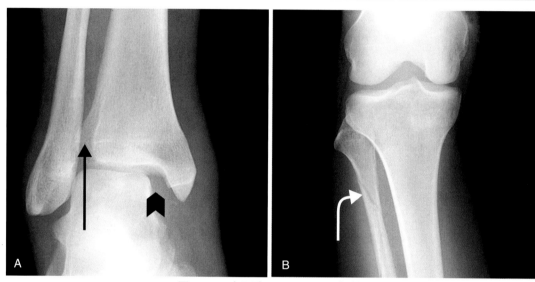

图 7-59　右下肢 Maissoneuve 损伤

A. 踝穴位；B. 膝关节。前后位显示胫腓联合（长箭头）和踝关节内侧间隙（短箭头）加宽。暴力通过骨间膜传递，以腓骨近端骨折的形式出现（弯箭头）（引自：STATdx © Elsevier，2022）

3.Pilon 骨折 (图 7-60, 图 7-61)

累及胫骨穹窿的胫骨关节内骨折。多为粉碎性，常累及腓骨远端和胫腓联合。可使用 CT 全面评估骨折。常导致骨关节炎。

病因：高能量、踝关节轴向负荷将距骨推入胫骨穹窿（如道路交通事故）。

治疗：切开复位内固定手术。

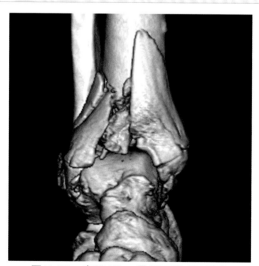

图 7-60　右踝 Pilon 骨折三维 CT 重建

CT 显示了复杂骨折的细节，有助于制订治疗计划（引自：STATdx © Elsevier，2022）

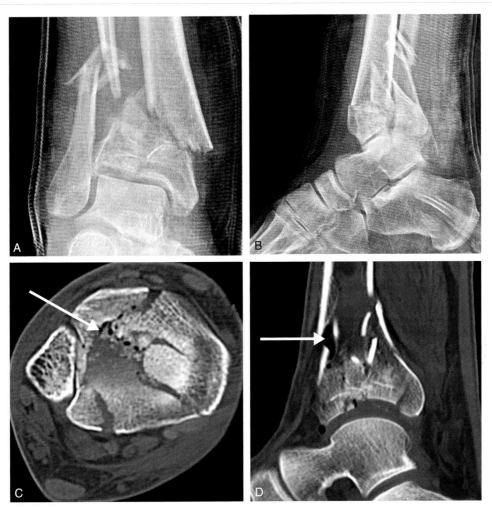

图 7-61　右踝 Pilon 骨折

A. 正位；B. 侧位；C. 轴位；D. 矢状位。注意：CT 图像中显示的空气（长箭头），这是开放性骨折（引自：STATdx © Elsevier，2022）

十、跗骨间关节

均为滑膜关节。距跟（距下骨）、舟楔、骰舟、楔间关节均为平面关节。距跟舟关节可被认为是球窝关节的一种。跟骰关节是一种改良的鞍状关节。

👁 拓展知识

距舟关节和跟骰关节合并形成 Chopart 关节，将中足和后足分隔开来。

（一）骨性关节面

1. 距下关节　距骨下表面的前、中、后关节面与跟骨上表面相应的关节面。

2. 距舟关节　距骨头的凸面与近端足舟骨的凹表面。

3. 距跟舟关节　距骨头的凸面，与由足舟骨的后表面、跟骨的前表面和距跟舟韧带的凹面形成的凹面。

4. 跟骰关节　跟骨前部的小关节和骰骨后部的小关节。

5. 舟楔关节　足舟骨远端的 3 个凸面，与相应的内侧、中间和外侧楔骨上的凹面。

6. 楔间关节　斜向，内侧楔骨的外侧面和中间楔骨的内侧面，中间楔骨的外侧面和外侧楔骨的内侧面。

（二）关节囊

距下关节的 3 个独立关节面有 2 个独立的关节囊，后关节突和中 / 前关节突。尽管舟楔关节有 3 个关节面，但只有 1 个关节囊。其余关节各有 1 个关节囊。

（三）支持韧带

一个强大而复杂的韧带系统支撑着足的跗骨间关节和足弓，包括：

1. 距跟骨间韧带　在跗骨窦内。

2. 距舟韧带　在距骨颈和足舟骨之间的上方。

3. 足底跟舟（弹簧）韧带　在跟骨载距突和舟骨之间的足内侧，维持足的内侧弓。

4. 短跖（跟骰骨）韧带　从跟骨结节到骰骨。宽短且结实，支撑着外侧足弓。

5. 分叉韧带　从跟骨前突到舟骨和骰骨的两部分。

（四）活动方式

每个单独的关节提供相对很小的活动（主要是滑动），但联合使用可以使足内翻、外翻、旋前和旋后。大多数运动见于距下关节、距跟舟关节和跟骰关节。

（五）血液供应

胫前动脉、胫后动脉和腓动脉。

（六）神经支配

胫神经、腓深神经、腓浅神经和腓肠神经。

十一、跗跖关节

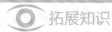 拓展知识

跗骨、跖骨关节结合形成 Lisfranc 关节，将中足和前足分隔开来。

1. 类型　滑膜平面关节。

2. 关节囊　有 3 个独立的关节囊：第一跗跖关节，第二至第三跗跖关节，第四至第五跗跖关节。

3. 支撑韧带

（1）Lisfranc 韧带：从内侧楔骨到第二跖骨基底。背侧、足底和较厚的骨间带。稳定 Lisfranc 关节。

（2）第一跗跖韧带：背侧、足底和内侧副韧带，从内侧楔骨到第一跖骨基底。

（3）第二至第五跗跖韧带：在第二至第五跖骨的基底和跗骨之间的背侧和足底。

（4）跖骨间韧带：在跖骨间关节的相邻第二至第五跖骨基底之间的背侧和足底。

4. 活动方式　第二至第五跗跖关节滑行活动是受限的。第一跗趾关节则允许部分屈伸和旋转，并协助足的旋前和旋后。

骨折

Lisfranc（跖跗关节）骨折脱位（图 7-62）。

合并跖骨基底骨折和跖跗关节（Lisfranc）脱位，可能明显或隐匿，可通过 X 线评估正常排列情况，CT 则更利于诊断。

病因：跖屈伴旋转，通常为高速损伤、道路交通碰撞、运动损伤。

治疗：切开复位内固定。

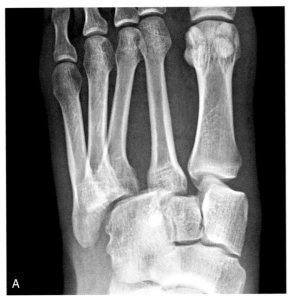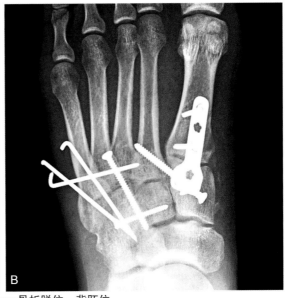

图 7-62 左足 Lisfranc 骨折脱位，背跖位

A、B.注意跗跖骨和跖骨间关节失去了正常的对线。X 线常不能完全评估损伤的程度（引自：STATdx © Elsevier，2022）

病理

痛风常累及第一跖趾关节。

病因：尿酸盐结晶沉积在关节和软组织。

影像学表现：关节周围骨质大量侵蚀，软组织肿胀和阴影（痛风石）。

十二、跖趾关节和趾间关节

跖趾关节是滑膜椭圆关节，而趾间关节是滑膜铰链关节。

1.骨性关节面　第二至第五近节趾骨的凹形基底与第二至第五跖趾关节邻近跖骨的圆头相连。第一跖骨的头可能是平的、凸起的或有一个中央突起。足底表面两个籽骨的小切面。每个近节中节趾骨的头部均有一个具有中央凹陷的双髁（圆形）关节面，以容纳相邻的中远节趾骨基底关节面，后者关节面为一有正中脊的双凹面。

2.纤维关节囊　将跖骨 / 趾骨的颈部连接到相邻远端指骨的基底上。关节囊跖侧纤维软骨增厚，称为跖板（类似于手指的掌板），有助于负载体重及限制背伸活动。

3.滑膜　沿纤维囊覆盖于无关节透明软骨覆盖的部位，可分泌滑液，润滑关节。

4.支持韧带

（1）外侧和内侧副韧带：关节的内侧和外侧，以稳定外展 / 内收。

（2）跖骨间韧带：相邻跖骨头之间。

5.活动方式　跖趾关节可以屈伸，但外展、内收和旋转受限。背屈在行走时蹬动足趾很重要。趾间关节只允许屈伸。

6.神经支配　足底和足背的趾背神经伴随血管分布在跖骨和趾骨的内侧和外侧。

第8章 骨盆肢带骨

一、骨盆
二、髋骨
三、髋关节
四、骶髂关节
五、耻骨联合

骨盆（臀部）肢带骨由两块髋骨、骶骨和尾骨组成，形成中轴骨和下肢之间的连接，支持脊柱并保护盆腔器官。

一、骨盆

骨盆（图8-1，图8-2）在后方由骶骨和尾骨构成，在侧面和前方由2块髋骨构成，是一个骨质环状结构。骨盆的每一半被称为半骨盆（左和右）。

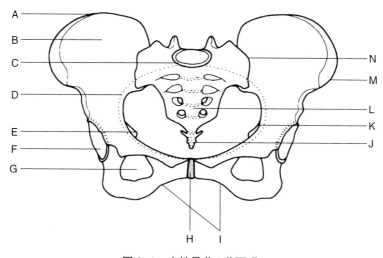

图 8-1　女性骨盆（前面观）

A.髂嵴；B.髂窝；C.骶岬；D.骨盆缘（虚线）；E.坐骨棘；F.髋臼；G.闭孔；H.耻骨联合；I.耻骨弓；J.尾骨；K.弓状线；L.骶骨；M.髂前上棘；N.骶髂关节

（一）大（假）骨盆

骨盆的上端称为大骨盆。它比小骨盆（真骨盆）大，位于骨盆边缘的上方，形成一个斜面。①后方：骶岬；②侧面：弓状线和髂耻线；③前部：耻骨结节、耻骨嵴和耻骨联合的上缘。大骨盆被认为是腹腔的一部分。

（二）小（真）骨盆

小骨盆位于骨盆边缘的下方，容纳骨盆内的器官。它可以被分为3个区域。

1.骨盆入口　以骨盆边缘为界。

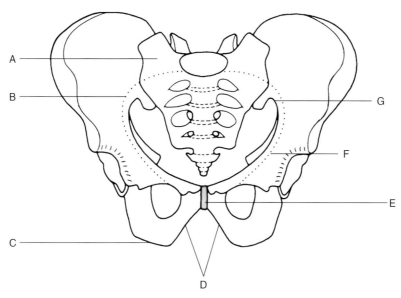

图 8-2　男性骨盆（前面观）

A.骶骨；B.骨盆缘（虚线）；C.坐骨结节；D.耻骨弓；E.耻骨联合；F.弓状线；G.坐骨大切迹

2. 骨盆出口　由以下结构组成。

（1）耻骨弓：坐骨支和前面的耻骨支。

（2）骶结节韧带和侧方的坐骨结节。

（3）骶骨后缘顶点。

3. 盆腔　骨盆入口和出口之间的空间，包含直肠、膀胱和部分生殖系统。

（三）骨盆的影像学表现

骨盆的影像学表现见图 8-3 ～图 8-5。

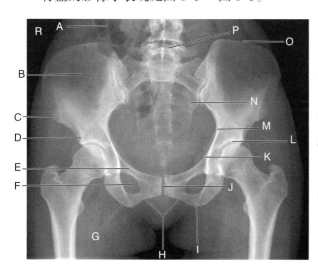

图 8-3　女性骨盆前后位片

A. 含气肠管；B. 髂窝；C. 髂前上棘；D. 髂前下棘；E. 耻骨上支；F.闭孔；G.耻骨下支；H.耻骨弓；I.坐骨结节；J.耻骨联合；K.髂耻线；L.髋白；M.弓状线；N.骶骨；O.髂嵴；P.第五腰椎椎体（引自：Lampignano, Bontrager's Textbook of Radiographic Positioning and Related Anatomy, 10e, Elsevier）

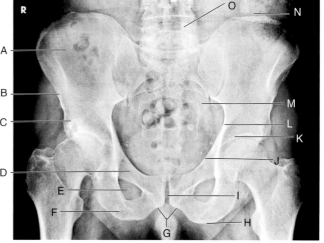

图 8-4　男性骨盆前后位片

A. 髂窝；B. 髂前上棘；C. 髂前下棘；D. 耻骨上支；E. 闭孔；F.耻骨下支；G.耻骨弓；H.坐骨结节；I.耻骨联合；J.髂耻线；K.髋白；L.弓状线；M.骶骨；N.髂嵴；O.第五腰椎椎体（引自：Bruce, Merrill's Atlas of Radiographic Positioning. Procedures. Volume One,14e, Elsevier）

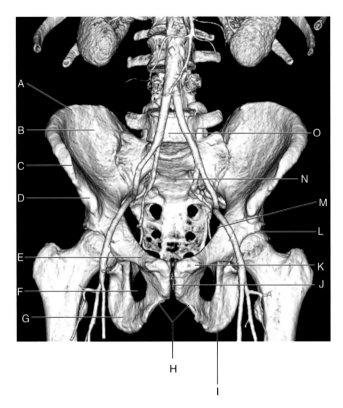

图 8-5　男性骨盆前后位三维（3D）CT 影像

A.髂嵴；B.髂窝；C.髂前上棘；D.髂前下棘；E.耻骨上支；F.闭孔；G.耻骨下支；H.耻骨弓；I.坐骨结节；J.耻骨联合；K.耻骨结节；L.髋臼；M.弓状线；N.骶骨；O.第五腰椎椎体

拓展知识

　　男性和女性的骨盆在结构上存在差异；男性的骨盆更大、更重，而女性的骨盆则适合于妊娠和分娩。男女之间的主要差异见表 8-1。

表 8-1　男性和女性骨盆差异

特点	男性	女性
总体结构	重而厚	更轻、更薄
髂嵴	弯曲	平直
骨盆缘（入口）	心形，小	椭圆形且较大
盆腔出口	狭窄	宽阔
髋臼	大，侧向侧方	小，更偏前方
闭孔	圆形	椭圆形
耻骨弓	＜ 90°	＞ 90°
坐骨大切迹	窄而尖	宽而不尖锐
骶骨	长，狭窄，前部较直	短，宽阔，前部弯曲
尾椎骨	固定的。前方较直	可移动的。前面有弧度

二、髋骨

髋骨（图8-6，图8-7）也称为"无名骨"，是大的、不规则的骨，由髂骨、坐骨和耻骨在发育过程中融合在一起。2块髋骨在骶髂关节处向后与骶骨相连，在耻骨联合处向前相互连接。

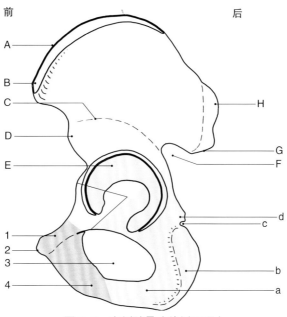

图8-6　左侧髋骨（外侧面观）

髂骨：A.髂嵴；B.髂前上棘；C.臀下线；D.髂前下棘；E.髋臼；F.坐骨大切迹；G.髂后下棘；H.髂后上棘。

耻骨：1.耻骨上支；2.耻骨结节；3.闭孔（由耻骨和坐骨形成）；4.耻骨下支。

坐骨：a.坐骨支；b.坐骨结节；c.坐骨小切迹；d.坐骨棘

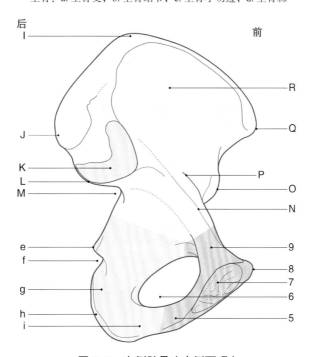

图8-7　左侧髋骨（内侧面观）

髂骨：I.髂嵴；J.髂后上棘；K.关节面；L.髂后下棘；M.坐骨大切迹；N.弓状线；O.髂前下棘；P.髂耻隆起（原图有误）；Q.髂前上棘；R.髂窝。

耻骨：5.耻骨下支；6.闭孔；7.耻骨联合关节；8.耻骨结节；9.耻骨上支。

坐骨：e.坐骨棘；f.坐骨小切迹；g.坐骨体；h.坐骨结节；i.坐骨支

（一）髂骨

1. 类型　属于扁骨。

2. 位置　形成髋骨的上部，主要位于髋臼上方。

3. 连接　髂骨的关节面与骶骨的关节面形成骶髂关节。髂骨形成髋臼的一部分，髋臼与股骨头连接，形成髋关节。

4. 主要解剖结构

（1）髂嵴：形成上边界，容易触及，并为许多腹部肌肉提供附着力。最高部分位于第四腰椎的水平。

（2）髂前上棘（ASIS）：容易触及，位于髂嵴的外侧端。

（3）髂前下棘（AIIS）：紧靠髋臼上方的一个骨性突起。

（4）前缘：从 ASIS 到髋臼。

（5）髂后上棘（PSIS）：位于髂嵴的后缘。易于触摸。

（6）髂后下棘（PIIS）：位于髂后上棘下方约 2.5cm 处。

（7）后缘：从髂后上棘到坐骨后缘的弧形边界。

（8）坐骨大切迹：位于髂后下棘的下方。坐骨神经通过该切迹出骨盆。

（9）内侧面：分为 2 个区域，前面是髂窝，后面是骶骨骨盆面，以髂骨内侧缘的弓状线为分界。

（10）髂窝：髂肌所在的凹陷面。

（11）骶盆面：位于弓状线和后缘之间，分为 3 个区域。

1）髂粗隆：上部，表面毛糙，用于韧带连接。

2）关节面：中部，用于与骶骨连接。

3）骨盆面：下部，形成真骨盆壁的一部分。

（12）弓状线："真"骨盆和"假"骨盆的分界。

（13）髂耻隆起：在髂骨和耻骨的交界处。位于弓状线的前侧。

（14）外侧面：由上部的臀面和下部的构成髋臼的一小部分区域组成。

（15）臀面：由用于连接 3 个臀部肌肉的粗糙的嵴构成。

（二）坐骨

1. 类型　属于扁平骨。

2. 位置　形成髋骨的后部和下部。

3. 连接　坐骨是髋关节的一部分，它与股骨头连接，形成髋关节。

4. 主要解剖结构

（1）坐骨体：构成髋臼和坐骨大切迹的一部分。

（2）坐骨结节：坐骨体后部和下侧的粗糙区域，是股二头肌、半腱肌和半膜肌长头的附着点。

（3）坐骨棘：位于坐骨大切迹的下部，骶棘韧带的附着点。

（4）坐骨小切迹：位于坐骨棘下部，容纳闭孔外肌和阴部的神经和血管。

（5）坐骨支：下方的薄骨部分；与耻骨连续，形成闭孔。

拓展知识

坐骨结节有时被非正式地称为"坐"骨，坐位时支撑着人的身体重量。

（三）耻骨

1. 类型　属于扁平骨。

2. 位置　形成髋骨的下侧、前侧和内侧。

3. 连接　耻骨形成髋臼的一部分，髋臼与股骨头连接，形成髋关节。

左、右两块耻骨相互连接，形成耻骨联合。

4. 主要解剖结构

（1）耻骨体：形成真骨盆的前壁，与对侧的耻骨连接。

（2）耻骨嵴：皮下，易触及；形成体部上缘。

（3）耻骨结节：在耻骨嵴的外侧，为腹股沟韧带附着处。

（4）耻骨上支：形成髋臼和闭孔的一部分。

（5）耻骨下支：向下方和侧向延伸，与坐骨支相接。

（6）闭孔：由坐骨（坐骨体和坐骨支）和耻骨（上、下支）形成的开口，有闭孔膜，并被闭孔内肌和闭孔外肌覆盖。内有闭孔神经和血管进入股内侧。

（四）髋臼

髋臼（图8-8），髋骨外侧的杯状窝形结构，与股骨头连接。由耻骨（前1/5）、坐骨（后2/5）和髂骨（上2/5）组成。

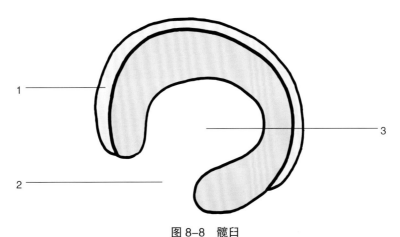

图 8-8　髋臼

1.髋臼缘；2.髋臼切迹；3.髋臼小凹（卵圆窝）

1. 髋臼面　衬有关节透明软骨。

2. 髋臼切迹　位于髋臼缘下侧的间隙。下部有髋臼横韧带穿过。包含髋关节的神经和血管。

3. 髋臼小凹（卵圆窝）　形成髋臼的底部，非关节性。髋臼小凹是由股骨头凹发出的股骨头圆韧带的附着处。

（五）骨化核

骨化核的影像学表现见图8-9，图8-10。

1. 初级骨化中心

（1）髂骨：出现在妊娠第8周时。

（2）坐骨：4月龄。

（3）耻骨：4～5月龄。

2. 次级骨化中心

（1）髂骨：2个中心。髂嵴在青春期出现；髂前下棘在青春期出现。

（2）坐骨：单中心。坐骨结节出现于青春期。

（3）耻骨：单中心。耻骨联合出现于青春期；髋骨在15～25岁时融合。髂嵴是最后融合的骨化中心之一。

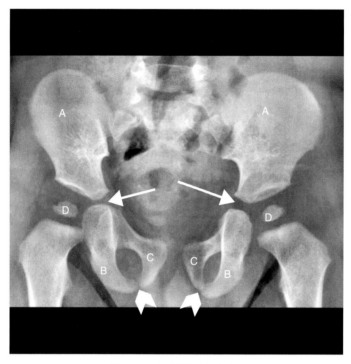

图 8-9　骨盆的骨化中心

此图为 1 岁儿童（并非所有骨化中心都出现）。注意：髋臼 3 个部分还未完全融合（长箭头）、耻骨下缘和坐骨（短箭头）之间未融合处。A. 髂骨（宫内）；B. 坐骨（4 月龄）；C. 耻骨（6 月龄）；D. 股骨头（6 月龄）（引自：STATdx © Elsevier，2022）

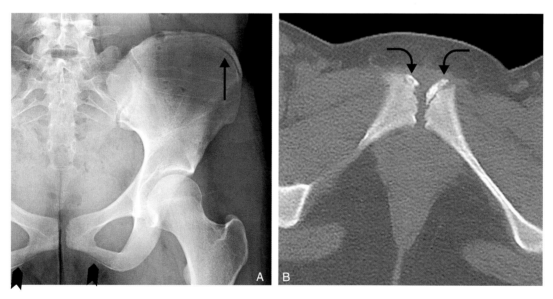

图 8-10　骨盆的次级骨化中心

17 岁女性的骨盆。A. 前后位 CT；B. 轴位 CT。髂嵴（长箭头）耻骨结节（短箭头）耻骨联合（弧形箭头）都在青春期出现（引自：STATdx © Elsevier，2022）

骨折

拓展知识

骨盆是另一个纤维–骨环结构的例子；骨盆环的一次损伤常伴有第二处损伤。它们可能是骨折和骶髂关节和（或）耻骨联合的脱位／分离的联合损伤。

破坏骨盆环的骨折通常是由高能量创伤引起的，并伴有明显的内部软组织创伤（如骨盆内的器官、大血管和神经）。根据受伤的机制通常有3种主要的骨折模式：前方挤压、侧方挤压和垂直剪切。

CT适用于可疑的骨盆损伤，因为它具有更高的准确性、卓越的可视化能力及评估骨质和软组织损伤程度的能力。

1. 前方挤压损伤（图8-11，图8-12）

耻骨联合间隙的扩大或耻骨支前部的骨折，伴有骶骨的垂直骨折或骶髂关节后方的分离。由于骨盆的明显"开放"，通常被称为"开书样"损伤。

病因：前方挤压／压迫，通常是由道路交通碰撞引起。

治疗：外固定至患者病情稳定后行内固定治疗。

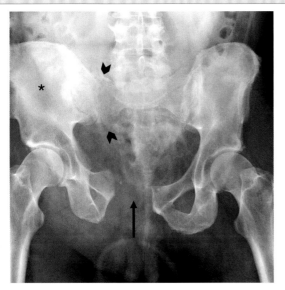

图8-11 骨盆前方挤压损伤前后位片

耻骨联合分离（长箭头）、通过骶骨的垂直骨折（短箭头）和右髋骨的侧向旋转（*）。注意：骨盆的不对称性（引自：STATdx © Elsevier，2022）

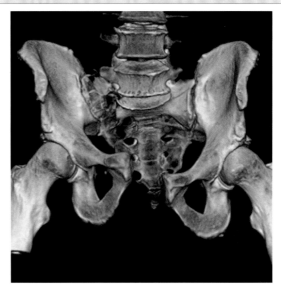

图8-12 骨盆前方挤压损伤三维CT

与图8-11为同一患者。CT提供了更多关于损伤程度的信息，且三维显示了损伤的破坏程度（引自：STATdx© Elsevier，2022）

2. 垂直剪切损伤（图8-13，图8-14）

耻骨上支前部垂直骨折，伴有骶骨垂直骨折或骶髂关节后方脱位。一侧半骨盆（骨盆环的一半）顺着力的方向向上方移位。

病因：纵向力通过四肢传递到骨盆，例如从高处跌落。

治疗：外固定至患者病情稳定后行内固定治疗。

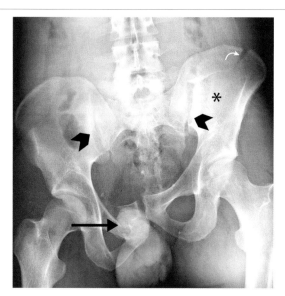

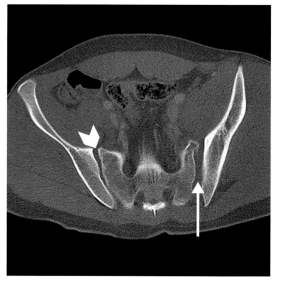

图 8-13　骨盆的垂直剪切损伤前后位片

右耻骨上支（长箭头）和左髂骨（弧形箭头）骨折，以及双侧骶髂关节的脱位（短箭头）。注意：与右侧相比，左侧髋骨（＊）向头侧位移（引自：STATdx © Elsevier，2022）

图 8-14　骨盆的垂直剪切损伤轴位 CT

与图 8-13 为同一患者。左侧骶髂关节有明显分离（关节间隙扩大）（长箭头），而右侧关节间隙较窄（短箭头）（引自：STATdx © Elsevier：2022）

3. 侧方挤压损伤（图 8-15，图 8-16）

耻骨、髂骨的骨折和骶骨的压缩骨折。

病因：来自侧方的强冲击损伤，如侧面冲击的道路交通碰撞。

治疗：外固定直到病情稳定后行内固定治疗。

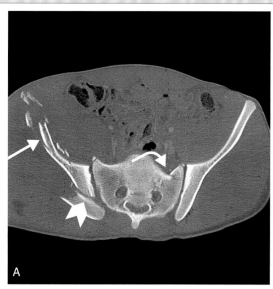

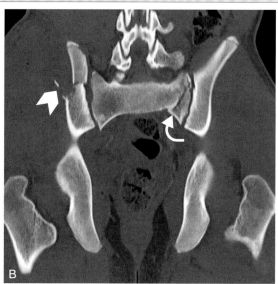

图 8-15　骨盆的侧方挤压损伤

轴位（A）和冠状位（B）CT 图像。右侧髂骨粉碎性骨折（长箭头），右侧骶髂关节骨折 - 脱位（短箭头），左侧骶骨压缩骨折（弧形箭头）（引自：STATdx © Elsevier，2022）

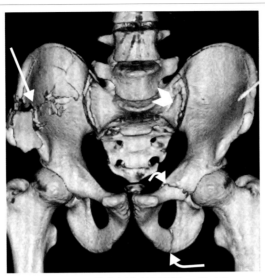

图 8-16　骨盆侧方挤压损伤三维 CT

与图 8-15 为同一患者。除了先前显示的右髂骨（长箭头）和左侧骶骨（短箭头）骨折，左侧耻骨支也有骨折（弧形箭头）（引自：STATdx © Elsevier，2022）

4.撕脱骨折

肌腱附着部位的孤立性撕脱性骨折，特别是在未融合的骨化中心。常见的有：

髂前上棘：缝匠肌；髂前下棘：股直肌；坐骨结节：腘绳肌；髂嵴：腹斜肌和阔筋膜张肌。

病因：青少年和年轻成年人的运动（尤其是踢球）损伤。

治疗：通常是非手术治疗。

三、髋关节

髋关节见图 8-17，图 8-18。

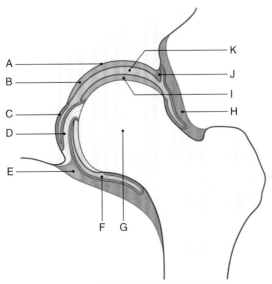

图 8-17　左侧髋关节（冠状切面）

A.髋臼；B.关节透明软骨；C.滑膜；D.股骨头韧带（圆韧带）；E.髋臼横韧带（横切面）；F.滑液；G.股骨头；H.纤维关节囊；I.关节透明软骨；J.髋臼盂唇；K.滑液

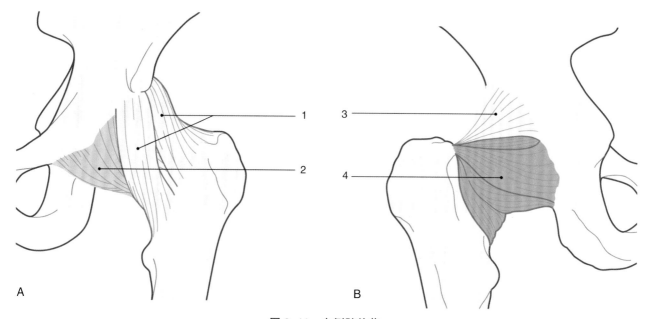

图 8-18　左侧髋关节

A. 前面观；B. 后面观

1. 髂股韧带；2. 耻股韧带；3. 髂股韧带；4. 坐股韧带

1. 类型　属于滑膜球窝关节。

2. 骨性关节面　股骨头与髋骨的髋臼。除股骨头小凹和髋臼小凹外，关节面被关节透明软骨覆盖。

3. 纤维关节囊　内侧与髋臼边缘、髋臼唇和髋臼横韧带相连，前侧与股骨转子间线相连，外侧与股骨颈相连。髋臼囊在下方是宽松的，能活动。

4. 滑膜　覆盖纤维关节囊，覆盖股骨头的韧带、股骨颈的囊内部分和髋臼小凹内的脂肪垫。滑膜分泌滑液，起到润滑关节的作用。

5. 支持韧带

（1）髂股韧带：三角形，位于前方。顶端与髂前下棘相连，基部与股骨转子间线相连。

（2）耻股韧带：位于前方，从耻骨到转子间线。其纤维与纤维囊和髂股韧带的纤维混合。

（3）坐股韧带：位于后方，从髂骨到转子间嵴。

（4）股骨头韧带（圆韧带）：呈三角形。顶端与股骨头小凹相连，底部与髋臼切迹和髋臼横韧带相连。

（5）髋臼横韧带：连接髋臼盂唇的下侧，跨越髋臼切迹。

6. 囊内结构

（1）髋臼盂唇：围绕髋臼的纤维软骨边缘，以加深髋臼。

（2）脂肪垫：位于髋臼小凹内。

7. 活动方式

（1）通过髂肌和腰大肌进行屈曲，由股直肌协助。通过臀大肌进行伸展，由腘绳肌协助。

（2）通过臀中肌和臀小肌进行外展。通过内收肌进行内收。

（3）通过臀中肌前部、臀小肌和阔筋膜张肌进行内旋。

（4）通过闭孔肌、上下孖肌和股方肌进行外旋。

（5）通过上述运动的组合进行环周运动。

8. 血液供应　闭孔动脉、臀部动脉和股动脉的分支。

9.神经支配 股神经、闭孔神经和臀部神经的分支。

10.髋关节的影像学表现 见图8-19～图8-22。

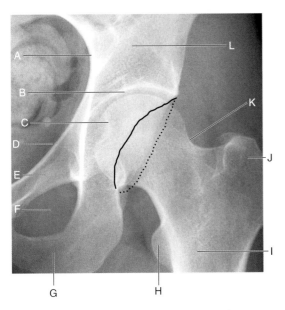

图 8-19 左侧髋关节前后位片

实线：髋臼前缘；虚线：髋臼后缘。A.弓状线；B.髋臼顶；C.股骨头小窝；D.髂耻线；E.耻骨上支；F.闭孔；G.耻骨下支；H.小转子；I.股骨干；J.大转子（部分未拍摄到）；K.股骨颈；L.髂骨（引自：STATdx © Elsevier，2022）

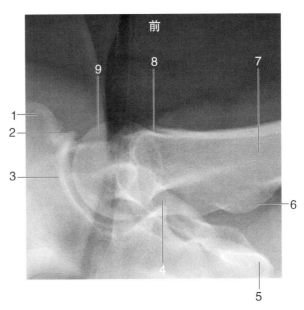

图 8-20 左侧髋关节侧向投影

1.髂前下棘；2.髋臼前缘；3.髋臼顶；4.髋臼后缘；5.坐骨结节；6.小转子；7.股骨干；8.大转子；9.股骨头（引自：STATdx © Elsevier，2022）

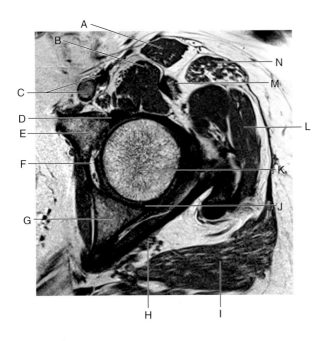

图 8-21 左侧髋关节轴位 MRI T₁WI

A.缝匠肌；B.髂腰肌；C.股静脉和动脉；D.髋臼前盂唇；E.髂骨；F.髋臼小凹；G.坐骨；H.坐骨神经；I.臀大肌；J.髋臼后盂唇；K.股骨头；L.臀中肌；M.股直肌；N.阔筋膜张肌（引自：STATdx ©Elsevier，2022）

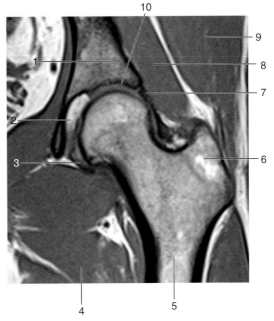

图 8-22 左侧髋关节 MRI T₁WI

1.髂骨；2.髋臼小凹；3.髋臼横韧带；4.短收肌；5.股骨干；6.大转子；7.髋臼盂唇；8.臀小肌；9.臀中肌；10.髋臼顶（引自：STATdx © Elsevier，2022)

创伤

1. 向后脱位（图 8-23，图 8-24）

90% 的髋关节脱位为后脱位（只有 10% 是前脱位）。常与髋臼或股骨头的骨折有关。

原因：髋关节屈曲时股骨的纵向力作用；道路交通发生正面碰撞（驾驶室前挡板推动股骨头向后移动）。

治疗：麻醉下复位。骨折手术固定。

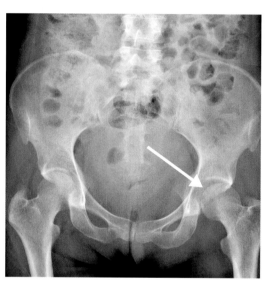

图 8-23　左髋关节后脱位前后投影

注意左髋关节间隙增宽（长箭头），与右髋关节不对称性（引自：STATdx © Elsevier，2022）

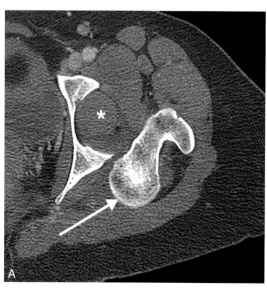
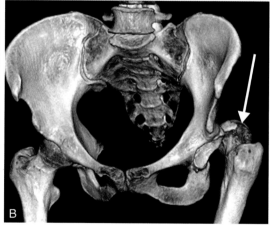

图 8-24　左髋关节后脱位

轴位（A）和三维（B）CT 图像。与图 8-23 为同一患者。左侧股骨头（长箭头）从髋臼的正常位置（*）向后脱位。注意：在这个病例中，没有相关的骨折（股骨头顶部小骨片）（引自：STATdx © Elsevier，2022）

2. 髋臼骨折（图 8-25 ~ 图 8-27）

在 X 线片上可能很隐匿，但通常很复杂。需要用 CT 进行全面评估和处置。

原因：高能外伤，迫使股骨头进入髋臼（类似于后方脱臼）；道路交通碰撞。

治疗：外科开放复位内固定。

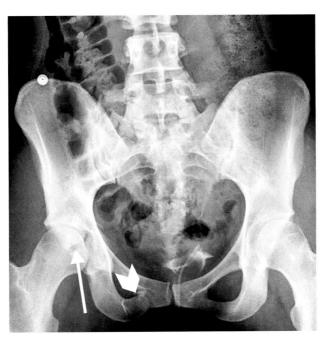

图 8-25　右侧髋臼骨折（前后投影）

髋臼后部（长箭头）和耻骨下支的骨折（短箭头）（引自：STATdx © Elsevier，2022）

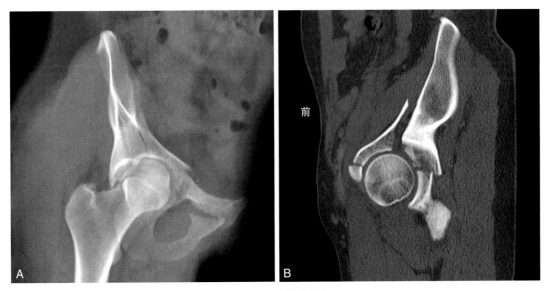

图 8-26　右髋臼骨折

斜位（A）和矢状位（B）CT 图像。与图 8-25 为同一患者。CT 影像能对 X 线片上未能显示的骨折进行全面评估（引自：STATdx © Elsevier，2022）

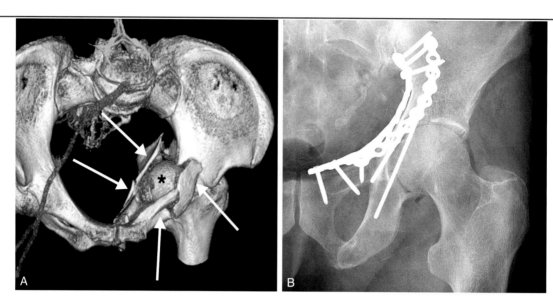

图 8-27　左侧髋臼骨折

A. 三维 CT 图像，注意：髋臼的粉碎性骨折（长箭头）和股骨头（∗）向骨盆的中心撞击移位；B. 手术后的平片显示了所需复位的程度（引自：STATdx © Elsevier，2022）

病理

1. 髋关节发育不良（DDH）（图 8-28，图 8-29）

股骨头相对于髋臼的位置不正常。通常是发育不良（异常发育）、髋臼变浅和韧带松弛所致。如不及早诊断和治疗，可导致长期残疾、骨关节炎和骨坏死。

影像学表现：超声检查适用于较小婴儿，X 线检查适用于股骨头骨化后的较大婴儿。需要测量各种线条和角度以评估股骨头和髋臼的匹配程度，以及股骨头骨化延迟和脱位的情况。

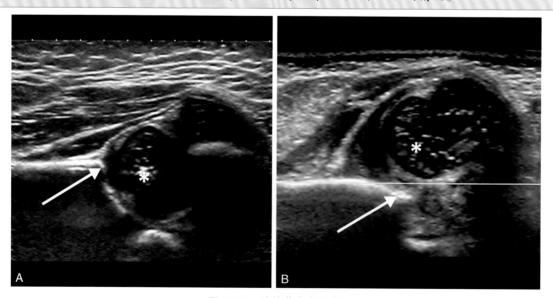

图 8-28　髋关节发育不良

正常髋关节（A）和股骨头脱位（B）的冠状面超声图像。注意股骨头（∗）与髋臼（长箭头）的相关位置（引自：STATdx © Elsevier，2022）

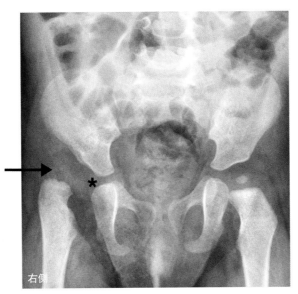

图 8-29 右髋关节发育不良前后位

与正常的左髋关节对比，右股骨头（长箭头）显示出延迟的骨化和脱位（＊）（引自：STATdx © Elsevier，2022）

2.Legg-Calve-Perthes 病

为年龄较小儿童（4～12岁）的特发性股骨头坏死，该病会导致生长障碍和早期骨关节炎。

影像学表现：股骨头骨骺线变平、硬化和不规则。股骨上端（或股骨头）骨骺滑脱（SUFE/SCFE）（图8-30）。股骨近端骺板的软骨性骨折；股骨头向后和向内侧移位。常见于年龄较大儿童（一般为11～14岁），直到骨骺板融合。与肥胖相关。

影像学表现在"蛙式"位上显示最佳。股骨头缩短，相对于股骨干向内侧和后侧移位。

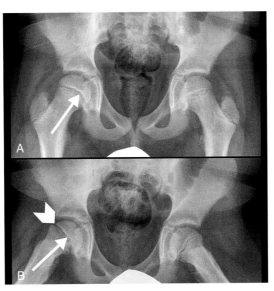

图 8-30 右髋部股骨上端骨骺滑脱

前后位（A）和蛙式位（B）。其表现是细微的，可见骺板增宽（长箭头），与正常髋关节相比，股骨头部和干骺端（短箭头）对位欠佳。

（引自：STATdx© Elsevier，2022）

四、骶髂关节

骶髂关节（SIJS）见图 8-31。

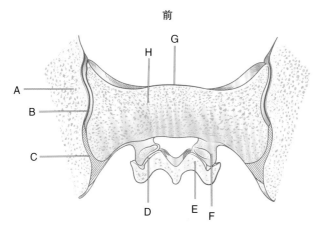

图 8-31　骶髂关节轴向剖面

A. 髂骨；B. 骶髂关节的滑膜面；C. 关节纤维韧带联合部分；D. 腰骶关节面；E. 第五腰椎的下关节突；F. 第一骶骨上关节面；G. 骶岬；H. 骶₁椎体

　　骶髂关节非常坚固，将轴向骨连接到下肢并传递应力。滑膜面关节构成骶髂关节的大部分结构。后上方有小的纤维韧带联合部分。随着年龄的增长，有时会完全纤维化。

　　1. 关节方向　骶髂关节的方向与正中矢状面呈斜向相交；前部比后部更靠向外侧。

　　2. 骨性关节面　髂骨与骶骨的关节面不规则，相互交错以增加稳定性。骶骨的关节面由关节透明软骨覆盖，髂骨的关节面由纤维软骨覆盖。

　　3. 纤维关节囊　内侧附着于骶骨，外侧附着于髂骨。

　　4. 滑膜　延续于纤维关节囊。分泌滑膜液，润滑关节。

　　5. 支持韧带　为关节提供显著的支持力和稳定性。

　　（1）腹侧（前侧）骶髂韧带：覆盖关节的前部和下侧。

　　（2）背侧（后侧）骶髂韧带：覆盖在关节的后侧。

　　（3）骶髂关节间韧带：两块骨之间的短纤维；是身体中最强的韧带之一。

　　6. 附属韧带

　　（1）骶结节韧带：从骶骨到坐骨结节。

　　（2）骶棘韧带：从骶骨到坐骨棘。

　　7. 活动方式　在躯干的屈伸过程中，骶髂关节能有限地轻微前后旋转。随着妊娠时释放的激素增加，骶髂关节的旋转能力略增加以协助胎儿发育和促进分娩。

　　8. 骶髂关节的影像学表现　见图 8-32，图 8-33。

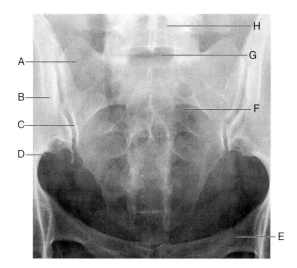

图 8-32 骶髂关节后前位投影

A. 右侧骶骨翼；B. 髂骨；C. 骶髂关节；D. 坐骨大切迹；E. 耻骨上支；F. 骶孔；G. 腰骶关节；H. 第五腰椎。注意：由于骶髂关节的倾斜性，通常在后前位投影上可以更好地观察（引自：STATdx © Elsevier，2022）

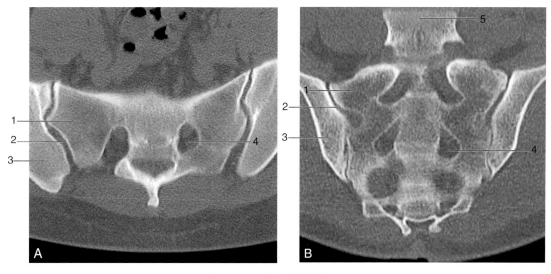

图 8-33 骶髂关节轴位 CT

A. 轴位；B. 冠状位

1. 右侧骶骨翼；2. 右侧骶髂关节；3. 髂骨；4. 骶孔；5. 第五腰椎。

注意：轴位图像上的骶髂关节是斜向的（A）（引自：STATdx © Elsevier，2022）

病理

骶髂关节的病变是下背部疼痛的常见原因。由骨性、炎症性（如强直性脊柱炎）和感染性关节炎及因创伤、分娩、运动或脊柱畸形（如脊柱侧弯）导致不稳定。

五、耻骨联合

1. **类型** 软骨性联合体。
2. **骨性关节面** 右侧耻骨体与左侧耻骨体。关节表面覆盖有关节透明软骨。

3. 支持韧带

（1）耻骨上韧带：覆盖上侧。

（2）弓状（耻骨下）韧带：覆盖下侧。

4. 囊内结构　耻骨间纤维软骨盘：连接两侧骨骼。

5. 活动方式　能轻微活动。活动能力随着妊娠时释放的激素（松弛肽）的增加而增加，以帮助促进分娩。

6. 耻骨联合的影像学表现　见图 8-34。

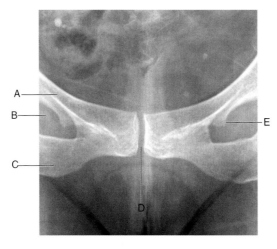

图 8-34　耻骨联合前后位

A. 耻骨上支；B. 闭孔；C. 耻骨下支；D. 耻骨联合；E. 耻骨结节（引自：STATdx © Elsevier，2022）

病理

不稳定和错位可能是由既往分娩、创伤或运动损伤造成的。

第9章 胸 部

一、胸骨　　　　　　　　四、胸肋关节

二、肋骨　　　　　　　　五、软骨间关节

三、肋软骨

　　胸廓（图 9-1）由肋骨和胸骨组成。胸廓呈圆柱形，上端开口于颈部，称为胸廓上口，下端通过较大的胸廓下口通向腹部。它保护着胸腔内和上腹部的重要器官，将脊柱和中轴骨与上肢相连，并通过为呼吸肌提供框架参与呼吸运动。

　　肋骨下缘位于胸廓下半部分，易于触摸，位于第三椎体的水平。

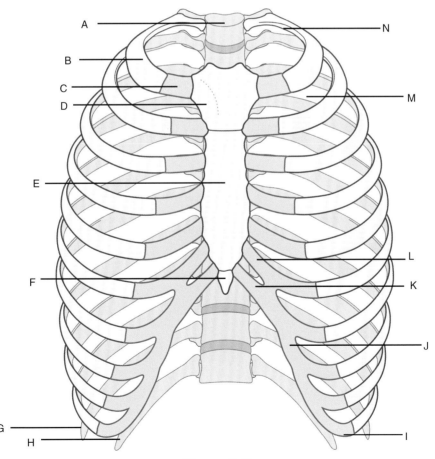

图 9-1　胸廓

A.第一胸椎；B.第一肋；C.第一肋软骨；D.胸骨柄；E.胸骨体；F.剑突；G.第十一肋；H.第十二肋；I.肋弓下缘；J.肋软骨（第八至第十肋）；K.第七肋软骨；L.第六肋软骨；M.第一肋间隙；N.胸廓上口

一、胸骨

（一）胸骨的特征

胸骨见图 9-2，图 9-3。

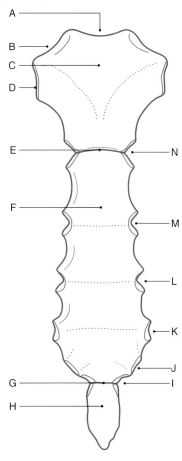

图 9-2　胸骨（前面观）

A. 颈静脉（锁骨上）切迹；B. 锁骨切迹；C. 胸骨柄；D. 第一肋软骨关节面；E. 胸骨角；F. 胸骨体；G. 剑胸角；H. 剑突；I. 第七肋软骨关节面；J. 第六肋软骨关节面；K. 第五肋软骨关节面；L. 第四肋软骨关节面；M. 第三肋软骨关节面；N. 第二肋软骨关节面

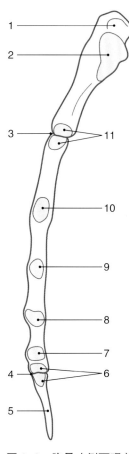

图 9-3　胸骨（侧面观）

1. 锁骨切迹；2. 第一肋软骨关节面；3. 胸骨角；4. 剑胸角；5. 剑突；6. 第七肋软骨关节面；7. 第六肋软骨关节面；8. 第五肋软骨关节面；9. 第四肋软骨关节面；10. 第三肋软骨关节面；11. 第二肋软骨关节面

1. 类型　扁骨。

2. 位置　位于胸廓前方正中线，称为胸骨。

3. 连接　胸骨两侧具有锁骨切迹，与锁骨的胸骨端相连，形成胸锁关节。胸骨外侧切迹与第一至第七肋软骨连接形成胸肋关节。

4. 主要解剖结构　胸骨由胸骨柄、胸骨体和剑突组成。三者之间的关节是软骨联合关节，呼吸时轻微运动，但随着年龄增长可能会融合。

（1）胸骨柄

1）颈静脉（胸骨上）切迹：上缘；皮下，易于触及，位于第二至第三胸椎水平。

2）锁骨切迹：位于颈静脉切迹两侧；与锁骨连接形成胸锁关节。

3）第一肋软骨关节面：在侧缘的上端。

4）第二肋软骨半关节面：在侧缘的下端。

5）下缘：与胸骨体相连，形成胸骨角，位于第四至第五胸椎水平，易触及。

（2）胸骨体

1）4个节段：形成长而细的主干。

2）3条脊线：连接4个节段。

3）4个关节面：侧面与第四至第六肋软骨形成关节面。

4）2个半关节面：侧面与第二、第七肋软骨形成。

（3）剑突（剑下突）：位于胸骨的下端，易触及。形状多变。

1）上角：每侧的半关节面形成第七肋软骨的切迹。

2）剑突胸骨关节：剑突与胸骨体交界，位于第九、第十胸椎水平。

（二）骨化核

初级骨化中心，6个中心。

1. 胸骨柄　在妊娠第5个月出现。

2. 胸骨体　4个中心（每个节段1个）。

（1）第一和第二节段：妊娠第5个月。

（2）第三和第四节段：妊娠第5～6个月。

3. 剑突　3岁（有时直到成年才完全骨化）。

4. 胸骨体在青春期后开始融合　从下到上直到25岁完全融合。

（三）胸骨的影像学表现

胸骨的影像学表现见图9-4～图9-6。

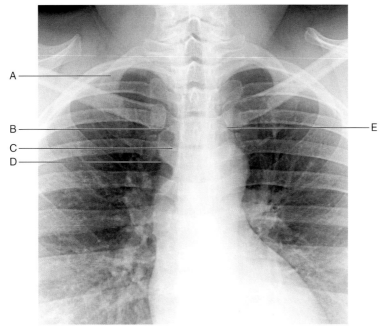

图9-4　胸骨后前位片

A. 右侧第一肋；B. 右侧胸锁关节；C. 胸骨柄；D. 第一胸肋关节；E. 左侧胸锁关节（引自：STATdx © Elsevier，2022）

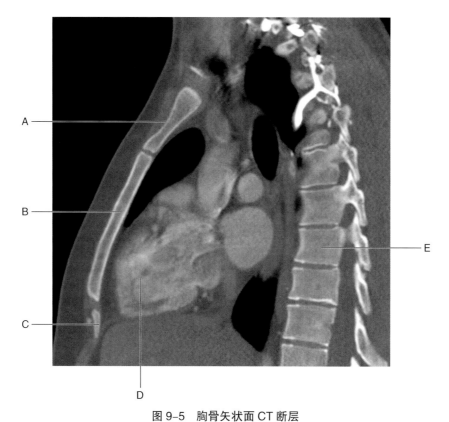

图 9-5　胸骨矢状面 CT 断层

A. 胸骨柄；B. 胸骨体；C. 剑突；D. 心脏；E. 胸椎（引自：STATdx © Elsevier，2022）

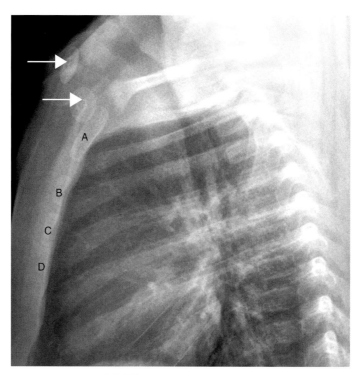

图 9-6　胸骨骨化中心（7 月龄幼儿胸部侧位片）

箭头处为衣服的纽扣。A. 胸骨体（子宫内）；B. 第一胸骨节段（子宫内）；C. 第二胸骨节段（子宫内）；D. 第三胸骨节段（子宫内）。注意：第四胸骨节段和剑突尚未明显骨化显影（引自：STATdx © Elsevier，2022）

骨折（图 9-7）

高能量损伤在老年人或骨质疏松症患者中更易发生。通常为横行骨折，移位较小。最好使用 CT 成像，这有助于评估其他相关的胸部严重损伤（如肺、心脏、主动脉）。

病因：直接撞击或减速损伤（如，在道路交通事故中使用安全带）。

治疗：通常为非手术治疗。

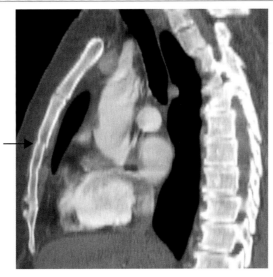

图 9-7 矢状面 CT 断层

影像显示移位较小的横行胸骨骨折（长箭头）（引自：STATdx © Elsevier，2022）

病理

1. 胸壁凹陷（图 9-8）

胸壁凹陷也称为漏斗胸。由于先天性或发育异常导致胸骨凹陷和旋转、前肋骨凸起。

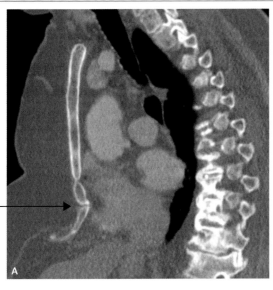
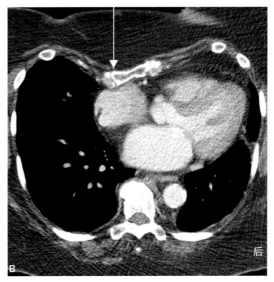

图 9-8 漏斗胸

矢状位（A）和轴位（B）CT 断层显示胸骨下端向后位移（长箭头）（引自：STATdx © Elsevier，2022）

2.胸壁前凸（图9-9）

胸壁前凸也称为"鸡胸"。先天或发育异常导致肋软骨异常生长和胸骨突出。

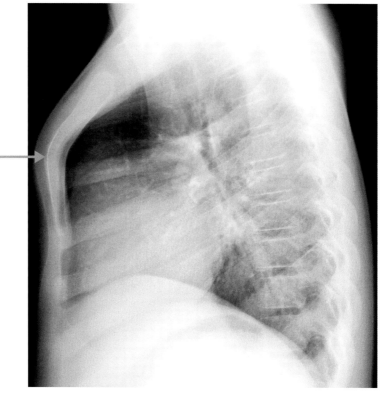

图9-9 胸部侧位（"鸡胸"）

胸骨凸起程度增加（长箭头）（引自：STATdx©Elsevier，2022）

二、肋骨

人体有12对肋骨（图9-10）。

第一至第七对是真肋，通过相应的肋软骨直接连接胸骨；第八至第十二对是假肋；第八至第十对肋骨通过共同的肋软骨连接胸骨；第十一和第十二对是浮肋，未与胸骨相连；第三至第九对肋骨是"典型"肋骨；第一至第七对肋骨尺寸逐渐增大，然后逐渐减小。肋骨向下和向前倾斜。因此，后端高于前端。

（一）典型肋骨

1.类型 属于扁骨。

2.位置 构成胸廓。

3.连接

（1）前端：通过肋软骨连接于胸骨形成胸肋关节。

（2）肋头：与椎体的半关节面形成肋椎关节。

（3）肋结节的关节部分与相应椎体横突形成肋横突关节。

4.主要解剖结构

（1）前端：肋软骨凹面。

（2）肋头：与肋颈和肋结节一起形成后端。

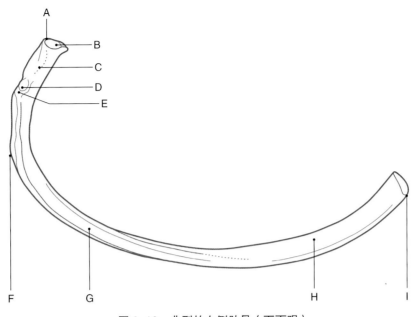

图 9-10 典型的左侧肋骨（下面观）

A.肋脊；B.肋头下关节面；C.肋颈；D.肋结节的关节部分；E.肋结节的非关节部分；F.肋角；G.肋沟；H.肋体；I.前端

（3）肋脊：将肋头横向分成两部分。每一侧都有一个下关节面和上关节面，与相应的椎体和上段椎体形成关节连接（例如，第三肋与第二和第三胸椎相连接）。

（4）肋颈：肋头远端狭窄部分；位于相应椎体的横突前方。

（5）肋结节：内侧有一个用于与椎体横突关节连接的关节面，外侧为非关节面。

（6）肋角：靠近肋骨后端并改变方向的地方。

（7）肋体：长而扁平。

（8）肋沟：在肋体内表面的下缘；为肋间肌提供附着点，内部有肋间血管和神经走行。

5. 骨化核

（1）初级中心：肋体，妊娠第 8 周。

（2）次级中心：3 个中心。

1）肋头：青春期。

2）肋结节的关节部分：青春期。

3）肋结节的非关节部分：青春期。20 岁时与肋体融合。

（二）非典型肋骨

1. 第一肋（图 9-11） 短而宽，扁平。

（1）肋头：单个关节面（仅与第一胸椎椎体形成关节）。

（2）肋结节：宽而突出。

（3）肋沟：缺失。

（4）前斜角肌结节：位于上表面中部的脊线。将由锁骨下动脉占据的后沟与由锁骨下静脉占据的前沟分开。

2. 第二肋（图 9-12） 长度约为第一肋的 2 倍。

（1）肋沟：浅。

（2）粗糙区域：侧面，用于附着前锯肌。

3. 第十肋 仅有一个关节面，与第十胸椎椎体形成关节。

4.第十一、第十二肋 短小。分别有一个用于与第十一、第十二胸椎形成关节的关节面。

（1）肋结节：缺失。

（2）肋颈：缺失。

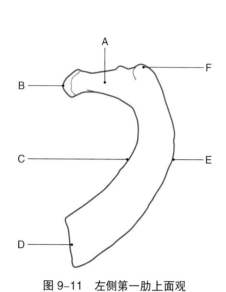

图 9-11 左侧第一肋上面观

A.肋颈；B.肋头；C.内侧缘；D.前端；E.外侧缘；
F.肋结节

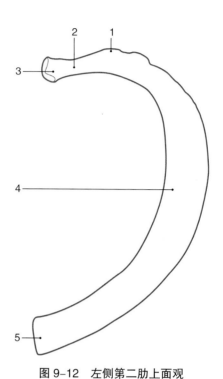

图 9-12 左侧第二肋上面观

1.肋结节；2.肋颈；3.肋头；4.肋体；5.前端

（三）肋骨的影像学表现

肋骨的影像学表现见图 9-13，图 9-14。

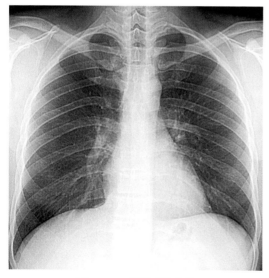

图 9-13 后肋后前位片

肋骨的后部从脊柱中线延伸到侧胸壁（引自：STATdx ©
Elsevier，2022）

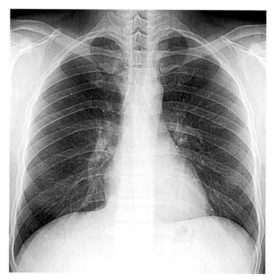

图 9-14 前肋后前位片

只有在肋骨骨化且不越过中线的部位才可见到肋骨的前
端（引自：STATdx © Elsevier，2022）

三、肋软骨

肋软骨由透明软骨形成。基底部附着在肋骨前端。

1. 第一至第七肋软骨：与胸骨形成关节连接。
2. 第八至第十肋软骨：与上方肋骨的肋软骨相连。
3. 第十一至第十二肋软骨：终止于腹壁肌肉。
4. 从第一至第七肋软骨的长度逐渐增加。
5. 从第八至第十二肋软骨的长度逐渐缩短。
6. 从第一至第十二肋软骨逐渐变窄。

四、胸肋关节

1. 类型　第二至第七胸肋关节为滑膜关节。第一胸肋关节是软骨联合。
2. 关节面　肋骨前端的透明软骨与胸骨上相应的关节面（或半关节面）相连接。
3. 纤维关节囊　在透明软骨和胸骨之间的薄层组织，由周围的胸肋韧带加强。第二胸骨肋关节由一条关节内韧带分成两个间室。
4. 活动方式　呼吸时第二至第七胸肋关节有轻微的滑动。
5. 血液供应　肋间动脉的分支。
6. 神经支配　肋间神经的分支。

五、软骨间关节

1. 类型　滑膜关节。
2. 关节面　在第六至第十肋的透明软骨之间。
3. 活动方式　呼吸时轻微滑动。

创伤

1. 肋骨骨折（图 9-15 ～图 9-17）

通常是第四至第九肋多发性骨折，可能为简单无移位或节段性的（一个肋骨有多处骨折）。愈合后形成明显的骨痂。

病因：直接撞击／钝挫伤。

治疗：非手术治疗，疼痛管理。

骨折本身不具有太大的临床意义，但需要考虑相关的胸／腹部损伤和并发症。

血胸：胸腔内有积血。

气胸：胸腔内有积气，导致肺塌陷。

血气胸：胸腔内同时有积血和积气。

皮下气肿：皮下组织和肌肉间隙中有空气。

挫伤或撕裂：肺、肝或脾等内脏的淤血或损伤。

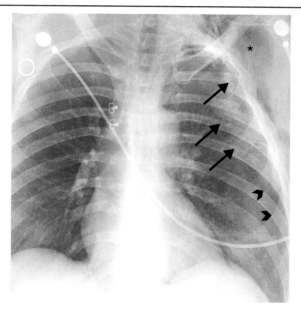

图 9-15　胸部前后位片显示多发肋骨骨折（长箭头）

短箭头处提示肋骨骨折继发气胸，表现为肺边缘外侧没有正常肺纹理。软组织内也明显可见皮下气肿（＊）（引自：STATdx © Elsevier，2022）

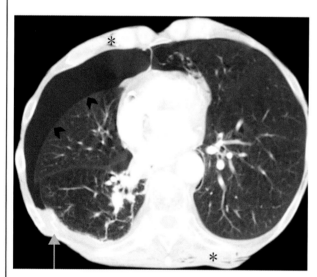

图 9-16　轴位 CT 断层

肋骨骨折（长箭头）伴随着气胸（短箭头）和皮下气肿（＊）（引自：STATdx© Elsevier，2022）

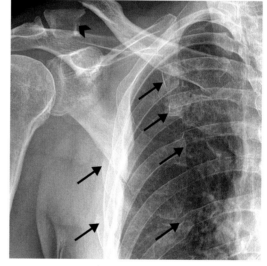

图 9-17　连枷胸（右侧胸部前后位片）

多节段肋骨骨折（长箭头）疑似形成连枷节段。注意移位的锁骨远端骨折（短箭头）（引自：STATdx© Elsevier，2022）

2. 连枷胸

与重大创伤相关，多节段肋骨骨折导致单独的"连枷"节段胸廓独立运动，在呼吸时的运动与胸廓的正常运动相反。连枷胸往往预示着严重的胸部损伤，死亡率相对较高。

3. 疑似躯体虐待（图 9-18）

儿童和婴儿的肋骨非常柔韧且具有弹性，因此肋骨骨折不常见。在儿童中出现肋骨骨折，尤其是多处、不同年龄多次发生和后肋骨骨折时，应高度怀疑躯体虐待。肋骨骨折为疑似躯体虐待中最常见的骨骼损伤。急性损伤在影像学上常较隐匿，骨痂形成后更加明显。

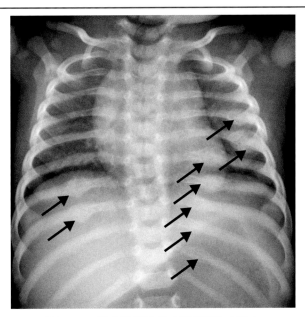

图 9-18　胸部前后位片（疑似躯体虐待）

1 月龄婴儿后肋骨骨折（长箭头），伴有不同程度的骨痂形成，高度怀疑躯体虐待（引自：STATdx © Elsevier，2022）

病理

颈部肋骨（图 9-19）

第七颈椎上多余的畸形肋骨。可能导致神经血管受压，如锁骨下动脉和臂丛神经受压，引起颈肩疼痛及上肢的感觉异常（麻木），称为胸廓出口综合征。

病因：先天性，发病率约 0.5%。

影像学表现：第七颈椎的横突过长或额外的骨性结构，长度不一。双侧或单侧。

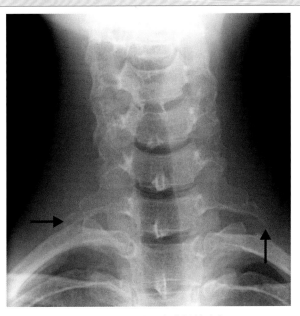

图 9-19　双侧颈肋（长箭头）

颈椎前后位片（引自：STATdx © Elsevier，2022）

第10章 脊 柱

一、脊柱

脊柱（图10-1，图10-2）包括：7 节颈椎（可活动）；12 节胸椎（可活动）；5 节腰椎（可活动）；5 节骶椎（融合）；4 节尾椎（不同程度融合）。

脊柱的作用是保护脊髓，支撑头部，参与构成胸腔（进而连接上肢），通过骨盆与下肢相连，并为背部肌肉提供附着点。脊柱是一个具有柔韧性的整体，具有一定的活动度。

👁 拓展知识

每节椎骨的命名通常为椎区域英文首字母加上对应区域内的编号（从上到下）。例如：

第一颈椎（寰椎）：C_1

第四胸椎：T_4

第五腰椎：L_5

第一骶椎：S_1

腰骶关节（位于 L_5 和 S_1 之间）：L_5S_1

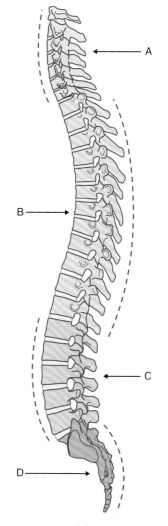

图 10-1 脊柱（侧面观）

A. 颈椎（7 节）；B. 胸椎（12 节）；C. 腰椎（5 节）；D. 骶椎（5 节）及尾椎（4 节）

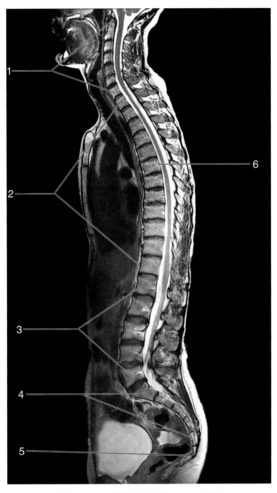

图 10-2　脊柱矢状位 MRI T₂WI

1. 颈椎（7 节）；2. 胸椎（12 节）；3. 腰椎（5 节）；4. 骶椎（5 节）；5. 尾椎（4 节）；6. 脊髓（引自：STATdx © Elsevier，2022）

二、"典型"椎骨

每个部位的椎骨都有些许不同。有的非常特殊，但大多数都有相同的典型特征（图 10-3，图 10-4）。

👁 拓展知识

通过学习典型椎骨的各个部位特征，可以识别颈椎、胸椎和腰椎大多数部位的特征。腰椎通常被认为是"典型"椎骨。

1. 类型　属于不规则骨。
2. 位置　构成人体中心轴的一部分。
3. 连接
（1）上关节突关节面与上方椎骨的下关节突关节面形成椎弓关节（称为关节突关节）。
（2）下关节突关节面与下方椎骨的上关节突关节面形成椎弓关节（称为关节突关节）。

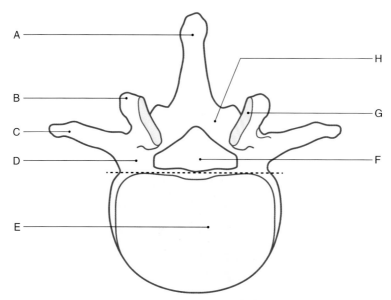

图 10-3　典型（腰椎）椎骨上面观

A. 棘突；B. 上关节突；C. 横突；D. 椎弓根；E. 椎体（上终板）；F. 椎孔；G. 上关节面；H. 椎板。虚线为椎体与椎弓的分界线

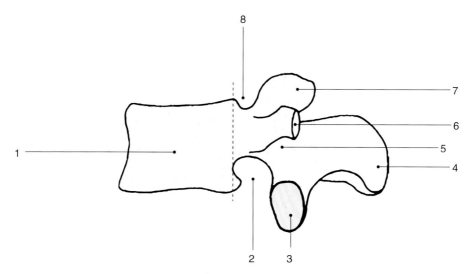

图 10-4　典型（腰椎）椎骨侧面观

1. 椎体；2. 椎骨下切迹；3. 下关节面；4. 棘突；5. 峡部；6. 横突；7. 上关节突；8. 椎骨上切迹。虚线为椎体与椎弓的分界线

（3）上下椎骨终板通过椎间盘形成椎体间关节。

4. 主要解剖结构　椎骨可以分为两部分。前方为椎体，是主要承重部分。后方为椎弓，包绕脊髓，并有数个突起，这些突起可控制脊柱的运动，并为肌肉提供附着点。

（1）椎体：主体为骨松质，表面覆盖着一层薄而致密的骨；前表面是凸起的。越靠近远端的椎体体积越大。前表面和侧表面有滋养孔。

（2）上下终板：位于椎体上下表面，粗糙，连接椎间盘。

（3）椎弓：由 2 个椎弓根和 2 块椎板构成，包绕着椎管。

（4）椎弓根：双侧；从椎体的后外侧向后突出。

（5）椎板：双侧；从椎弓根末端向后突出，于中线处融合。

（6）椎孔：由椎体后部和椎弓形成。椎孔和周围的韧带形成椎管，对脊髓、脊神经根和脊膜起保护和交通作用。

（7）棘突：单个；从椎板的结合处向后突出。在中线位置，容易被触及。

（8）横突：双侧；从椎弓根和椎板的交界处横向突出。

（9）上关节突：双侧；位于椎弓根和椎板交界处的椎弓上方的突起，有上关节面。

（10）下关节突：双侧；椎弓下侧面的突起，有下关节面。

（11）峡部：连接上关节突和下关节突。为椎弓根、椎板、上下关节面之间的连接处。

（12）椎骨上下切迹：双侧；位于椎体与关节突之间，椎弓根的上方或下方。

（13）椎间孔：双侧；由相应椎骨对应的上切迹与下切迹构成，位于相邻椎骨椎弓根之间。是脊神经的通道，与正中矢状面成45°夹角，与水平面成0°～15°夹角。

5. 骨化核

（1）初级骨化中心：3个中心。

1）椎体：妊娠第9周至出生后4个月出现。

2）椎弓（2个中心，每侧各1个）：妊娠第9周至出生后3个月出现。1～6岁椎弓融合。青春期椎体与椎弓融合。

（2）次级骨化中心：青春期后有5个次级骨化中心出现。

1）棘突尖端：1个中心。

2）横突：每侧各有1个中心。

3）椎体环形面：椎体上表面与下表面各有1个中心。

6. 典型椎骨的影像学表现　见图10-5～图10-7。

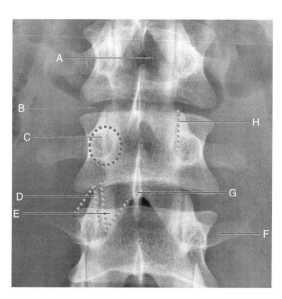

图 10-5　典型（腰椎）椎骨前后位片

A. 椎体；B. 椎间隙；C. 椎弓根；D. 上关节突；E. 下关节突；F. 横突；G. 棘突；H. 关节突关节（引自：STATdx © Elsevier，2022）

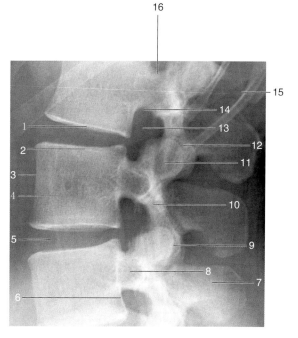

图 10-6　典型（腰椎）椎骨侧位片

1. 椎体下终板；2. 椎体上终板；3. 前皮质缘；4. 椎体；5. 椎间隙；6. 后皮质缘；7. 棘突；8. 椎弓根；9. 关节突关节；10. 峡部；11. 上关节突；12. 下关节突；13. 椎间孔；14. 椎骨下切迹；15. 肋骨（不属于椎骨）；16. 椎骨上切迹（引自：STATdx © Elsevier，2022）

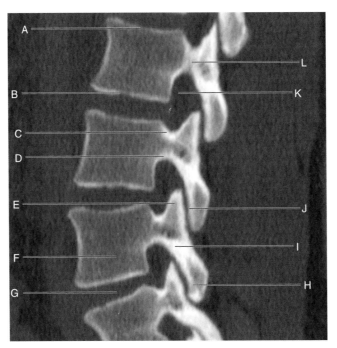

图 10-7 典型（腰椎）椎骨 CT 矢状位断层

A. 椎体上终板；B. 椎体下终板；C. 椎骨上切迹；D. 椎骨下切迹；E. 上关节突；F. 椎体；G. 椎间隙；H. 下关节突；I. 峡部；J. 关节突关节；K. 椎间孔；L. 椎弓根（引自：STATdx © Elsevier，2022）

三、颈椎

形成了颈部的骨性结构。有 7 节颈椎，其中第三至第六颈椎属于"典型"椎骨。

（一）第三至第六颈椎

第三至第六颈椎（$C_3 \sim C_6$）见图 10-8，图 10-9。

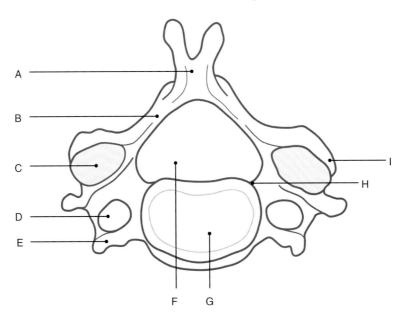

图 10-8 典型颈椎（上面观）

A. 棘突（分叉）；B. 椎板；C. 上关节面；D. 横突孔；E. 横突；F. 椎孔；G. 椎体（上终板）；H. 钩状突（椎体的边缘）；I. 上关节突

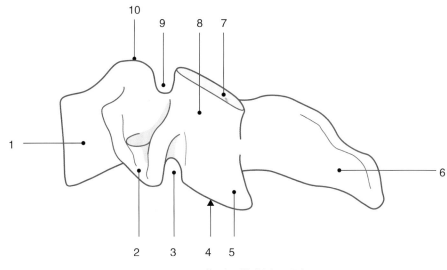

图 10-9　典型颈椎（侧面观）

1. 椎体；2. 横突；3. 椎骨下切迹；4. 下关节面；5. 下关节突；6. 棘突；7. 上关节面；8. 上关节突；9. 椎骨上切迹；10. 钩状突

1. 特征

（1）大小：比胸椎及腰椎小。

（2）椎体：较小，呈椭圆形。在上外侧表面弯曲成双侧钩状突。

（3）椎弓根：短，圆形，向后外侧 45° 突出。

（4）椎板：细长。

（5）椎孔：较大，呈三角形，以对应脊髓的颈部膨大。

（6）椎间孔：指向前外侧。

（7）横突：横截面呈 "U" 形，用于承载和保护颈部神经。将横突孔内走行的椎动脉导向头部。这些突起分为前根和后根，末端为小结节。

（8）上关节面：朝向后上方。

（9）下关节面：朝向前下方（与下方椎骨的相对上关节面形成关节）。

（10）棘突：较短，末端分叉。

2. 颈椎的影像学表现　见图 10-10～图 10-15。

（二）第一颈椎（寰椎）

第一颈椎（寰椎）（C_1）见图 10-16。

1. 连接　上关节面与颅骨枕髁构成寰枕关节；下关节面与第二颈椎的上关节面形成寰枢外侧关节；前弓上的关节面与第二颈椎的齿突构成寰枢中央关节。

2. 特征　呈环形结构，无椎体。

（1）前弓：在中线水平，有一向前突起的结节，即前结节。后方为第二颈椎齿突的关节面。

（2）后弓：在中线水平，有一向后突起的结节，即后结节，代表发育不完全的棘突。

（3）椎孔：呈椭圆形。

（4）侧块：在椎孔两侧各有 1 个，承载上下关节面。其内侧有 1 个结节，为寰椎横韧带的附着点。

（5）上关节面：大而椭圆形。

（6）下关节面：呈圆形且扁平。

（7）横突：较长，有助于头部旋转。

（8）横突孔：位于横突内，内有椎动脉走行。

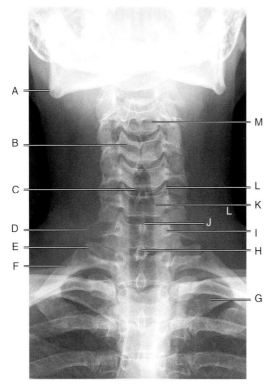

图 10-10　第三至第七节颈椎前后位片

A. 下颌骨；B. 第四颈椎椎体；C. 椎间隙（$C_5 \sim C_6$）；D. 第七颈椎横突；E. 第一胸椎横突；F. 第一肋；G. 锁骨；H. 第七颈椎棘突；I. 第七颈椎椎弓根；J. 第六颈椎棘突；K. 第六颈椎椎体；L. 第五颈椎钩状突；M. 第二颈椎椎体（引自：Lampignano, Bontrager's Textbook of Radiographic Positioning and Related Anatomy, 10e, Elsevier）

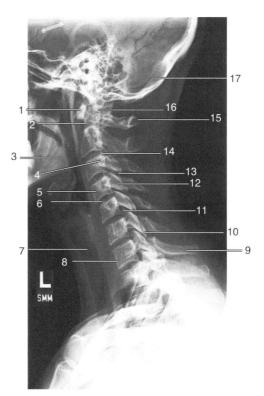

图 10-11　颈椎侧位片

1. 寰椎前结节；2. 齿突；3. 下颌骨；4. 第三颈椎横突；5. 第四颈椎椎体；6. 椎间隙（$C_4 \sim C_5$）；7. 气管；8. 第七颈椎椎体；9. 第七颈椎棘突（隆椎）；10. 第六颈椎下关节突；11. 第六颈椎上关节突；12. 第四颈椎椎板；13. 关节突关节；14. 椎间孔；15. 寰椎后结节；16. 寰枕关节；17. 枕骨（引自：Lampignano, Bontrager's Textbook of Radiographic Positioning and Related Anatomy, 10e, Elsevier）

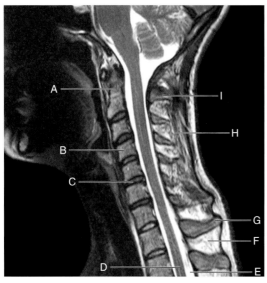

图 10-12　颈椎 MRI T₂WI 矢状位像

A. 齿突；B. 第四颈椎椎体；C. 椎间隙（$C_5 \sim C_6$）；D. 脊髓；E. 脑脊液；F. 棘间韧带；G. 第一胸椎棘突；H. 项韧带；I. 第二颈椎棘突（引自：STATdx © Elsevier，2022）

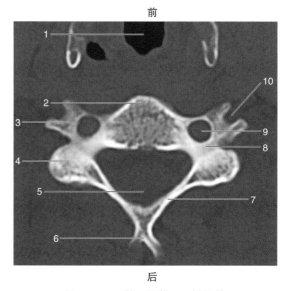

图 10-13　第五颈椎 CT 轴位片

1. 气管；2. 椎体；3. 横突；4. 关节突；5. 椎孔；6. 棘突（分叉）；7. 椎板；8. 椎弓根；9. 横突孔（用于椎动脉）；10. 第五颈神经根横突凹槽（引自：STATdx © Elsevier，2022）

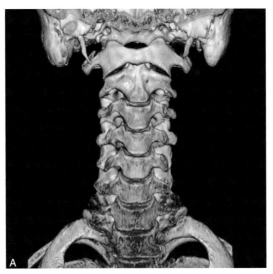

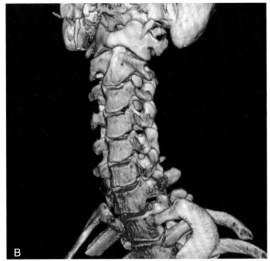

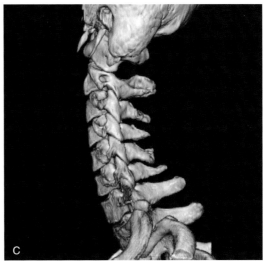

图 10-14 颈椎 CT 三维成像

A. 前后位；B. 斜位；C. 侧位

（引自：STATdx © Elsevier，2022）

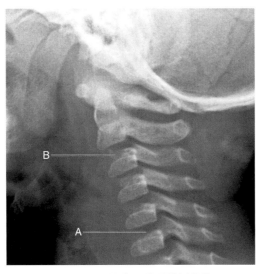

图 10-15 儿童正常颈椎侧位片

注意：椎间隙（A）明显变宽和椎体（B）形态不规则，这是因为椎体终板的不完全骨化（引自：STATdx © Elsevier，2022）

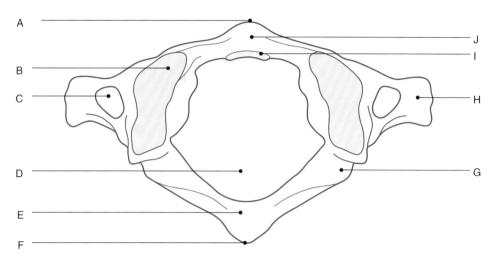

图 10-16　第一颈椎（寰椎）（上面观）

A. 前结节；B. 上关节面；C. 横突孔；D. 椎孔；E. 后弓；F. 后结节；G. 椎动脉沟；H. 横突；I. 齿突关节面；J. 前弓

3. 骨化核

初级骨化中心有 3 个中心。

（1）侧块 / 后弓（每侧各 1 个中心）：妊娠第 7 周时出现，3～4 岁时融合。

（2）前弓：1 岁时出现，6～8 岁时与侧块融合。

（三）第二颈椎（枢椎）

第二颈椎（枢椎，C_2）见图 10-17，图 10-18。

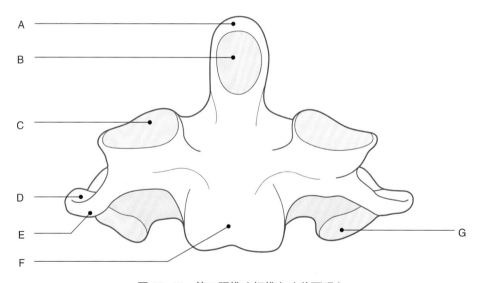

图 10-17　第二颈椎（枢椎）（前面观）

A. 齿突；B. 齿突关节面；C. 上关节面；D. 横突孔；E. 横突；F. 椎体；G. 下关节面

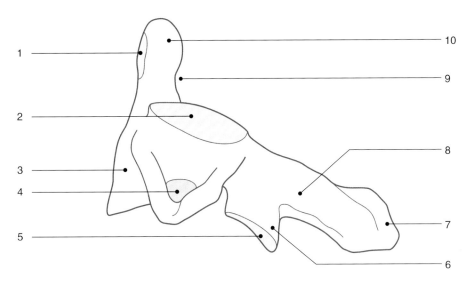

图 10-18　第二颈椎（枢椎）（侧面观）

1.齿突关节面；2.上关节面；3.椎体；4.横突孔；5.下关节面；6.下关节突；7.棘突；8.椎板；9.寰椎横韧带沟；10.齿突

1.连接

（1）上关节面与第一颈椎下关节面构成寰枢外侧关节。

（2）下关节面与第三颈椎上关节面构成椎弓关节。

（3）齿突与第一颈椎前弓构成寰枢中关节。

（4）椎体与第三颈椎椎体构成椎间关节。

2.特征

齿突：自椎体上方呈牙齿状或手指状的突起。与第一颈椎的前弓构成关节。代表枢椎的椎体。

3.骨化核（图 10-19）

（1）初级骨化中心：5 个中心。

1）齿突：2 个中心，妊娠第 6 周出现，出生前融合。

2）椎弓（每侧各 1 个中心）：妊娠第 7～8 周出现。

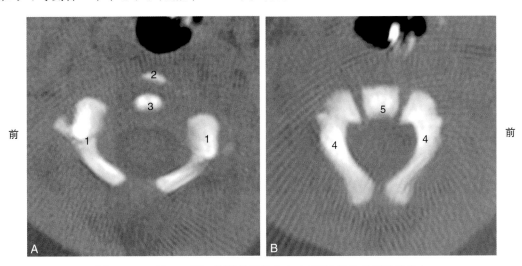

图 10-19　第一、第二颈椎的骨化中心（CT 轴位片 6 月龄患儿）

A.第一颈椎；B.第二颈椎

1.侧块（子宫内出现）；2.前弓（1 岁时出现）；3.齿突（子宫内出现）；4.椎弓（子宫内出现）；5.椎体（4～5 月龄时出现）（引自：STATdx © Elsevier，2022）

3）椎体：出生后 4 ～ 5 个月出现。

（2）次级骨化中心：2 个中心。

1）齿突尖端：2 岁时出现，12 岁时融合。

2）椎体环形面：椎体下方薄而圆的平面，青春期出现。

4. 第一、第二颈椎的影像学表现　见图 10-20 ～图 10-24。

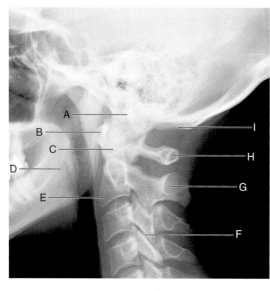

图 10-20　上颈椎侧位片

A . 枕髁；B. 第一颈椎前弓；C. 齿突；D. 下颌骨；E. 第二颈椎椎体；F. 关节突关节；G. 第二颈椎棘突；H. 第一颈椎后弓；I. 枕外隆凸（引自：STATdx © Elsevier，2022）

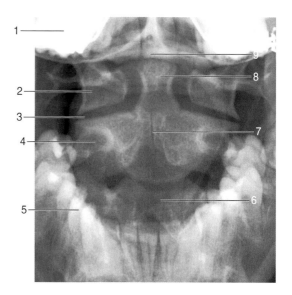

图 10-21　上颈椎前后位片（张口位）

1. 上颌牙齿；2. 第一颈椎侧块；3. 寰枢椎外侧关节；4. 第二颈椎椎弓根；5. 下颌牙齿；6. 第三颈椎椎体；7. 第二颈椎棘突；8. 齿突；9. 枕骨（与牙齿叠加）（引自：STATdx © Elsevier，2022）

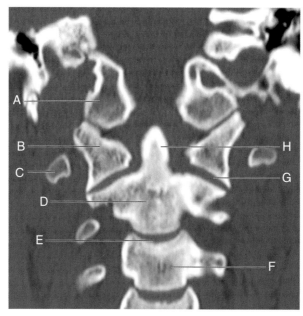

图 10-22　上颈椎 CT 冠状面成像

A. 枕髁；B. 第一颈椎侧块；C. 第一颈椎横突；D. 第二颈椎椎体；E. 第二、第三颈椎椎间隙；F. 第三颈椎椎体；G. 寰枢椎外侧关节；H. 齿突（引自：STATdx © Elsevier，2022）

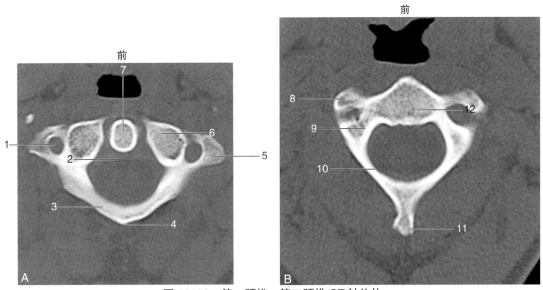

图 10-23 第一颈椎、第二颈椎 CT 轴位片

A. 第一颈椎；B. 第二颈椎

1. 横突孔；2. 横韧带（几乎不可见）；3. 后弓；4. 后结节；5. 横突；6. 侧块；7. 齿突；8. 横突；9. 椎弓根；10. 椎板；11. 棘突；12. 椎体（引自：STATdx © Elsevier，2022）

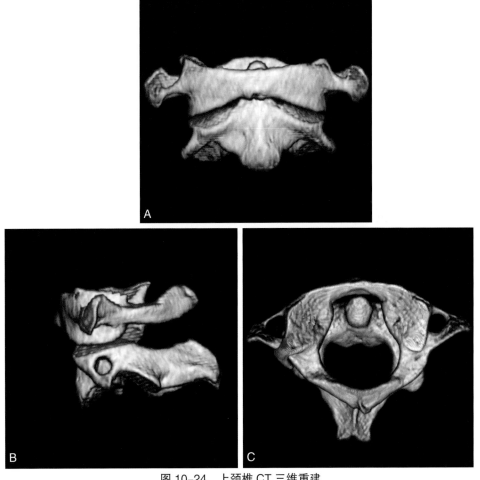

图 10-24 上颈椎 CT 三维重建

A. 前后位；B. 侧位；C. 轴位（引自：STATdx © Elsevier，2022）

（四）第七颈椎（隆椎）（C₇）

1. 特征

（1）棘突：较长，尾端不分叉；是有用的体表标志。

（2）横突孔：未完全发育或缺失；无椎动脉穿过。

（3）横突：较大。

2. 骨化核　与典型椎骨类似。横突肋部有 2 个额外的骨化中心，妊娠第 6 个月时出现。5 ～ 6 岁时融合；偶尔无法融合，并可能继续发育形成颈部肋骨。

四、胸椎

位于背部的上方，共 12 节。其中第二至第八胸椎背为典型椎体。

⊙ 拓展知识

　胸椎椎体靠近心脏，整体排列与心脏外形相符。

（一）第二至第八胸椎（典型椎骨）

第二至第八胸椎（典型椎骨，$T_2 \sim T_8$）见图 10-25，图 10-26。'

1. 大小　比颈椎大，比腰椎小。

2. 椎体　呈心形。每侧有两个肋骨半关节。上半关节较大，位于椎弓根处，下半关节位于椎体下缘。所有 4 个半关节都与肋骨头相连，上半关节与相应的肋骨相连，下半关节与下方的肋骨相连。

3. 椎弓根　非常短，指向后方。几乎没有椎骨上切迹。

4. 椎板　短而宽，与下方的椎骨椎板重叠。

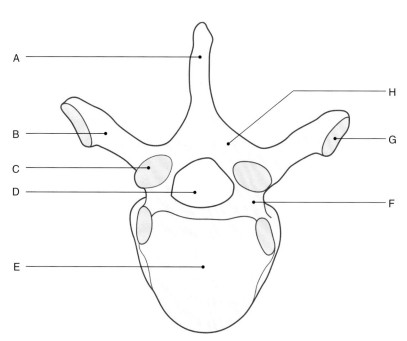

图 10-25　典型胸椎（上面观）

A. 棘突；B. 横突；C. 上关节面；D. 椎孔；E. 椎体上终板；F. 椎弓根；G. 肋骨结节关节面；H. 椎板

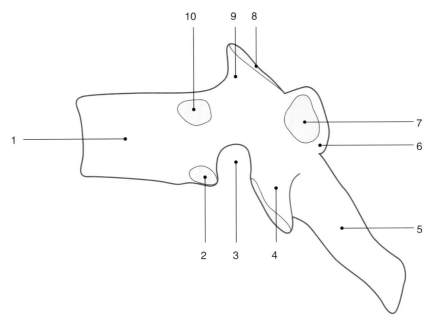

图 10-26 典型胸椎（侧面观）

1.椎体；2.肋骨头半关节面 ；3.椎骨下切记 ；4.下关节突 ；5.棘突 ；6.横突 ；7.肋骨结节关节面；8.上关节面；9.上关节突；10.肋骨头半关节面

5. 椎管　小而圆。

6. 横突　厚而坚实。前方有一个椭圆形的关节面，与肋骨结节形成关节。

7. 上关节突　垂直，朝向后方。

8. 下关节突　垂直，朝向前方。

9. 棘突　长而细，指向下后方。易于触及。

（二）第一胸椎

第一胸椎（T₁）具有以下特殊结构。

1. 椎体　上方的肋骨头关节面呈圆形，为全关节面（非半关节面），与第一肋形成关节。下方的肋骨头半关节面与第二肋连接。

2. 棘突　厚、长、呈水平状。

（三）第九胸椎

椎体下方的肋骨半关节面有时会缺失。

（四）第十胸椎

1. 椎体　肋骨关节面有时为全关节面（非半关节面），呈椭圆形，与第十肋形成关节。

2. 横突　与第十肋的关节面可能会缺失。

3. 下肋骨关节面　缺失。

（五）第十一、第十二胸椎

1. 椎体　上肋骨关节面为全关节面，呈椭圆形，与对应的肋骨形成关节。

2. 横突　小，无肋骨关节面。

3. 下肋骨关节面　缺失。

（六）胸椎的影像学表现

胸椎的影像学表现见图 10-27 ～图 10-30。

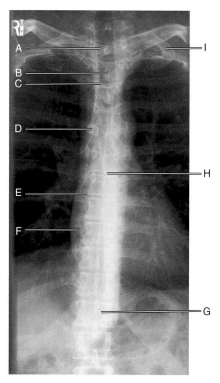

图 10-27　胸椎前后位片

A. 第一胸椎椎体；B. 第二胸椎棘突；C. 气管；D. 第五胸椎椎弓根；E. 肋椎关节；F. 第九胸椎横突；G. 第十二胸椎椎体；H. 第六、第七胸椎椎间隙；I. 第一肋（引自：Lampignano, Bontrager's Textbook of Radiographic Positioning and Related Anatomy, 10e, Elsevie）

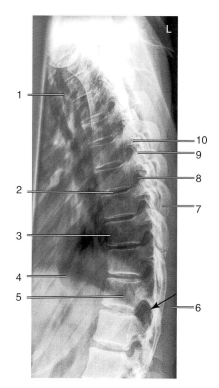

图 10-28　胸椎侧位片

1. 肋骨前部；2. 第八、第九胸椎椎间隙；3. 第十胸椎椎体前皮质；4. 膈肌；5. 第十二胸椎椎体；6. 棘突；7. 肋骨后部；8. 第九胸椎椎体后皮质；9. 椎间孔；10. 椎弓根（引自：Lampignano, Bontrager's Textbook of Radiographic Positioning and Related Anatomy, 10e, Elsevie）

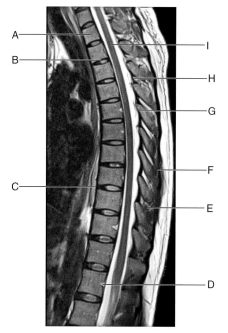

图 10-29　胸椎正中失状位 MRI T$_2$WI

A. 胸椎椎体；B. 椎间盘；C. 前纵韧带（位于椎体前皮质前方）；D. 后纵韧带（位于椎体后皮质后方）；E. 棘间韧带；F. 棘上韧带；G. 棘突；H. 黄韧带；I. 脊髓（引自：STATdx © Elsevier, 2022）

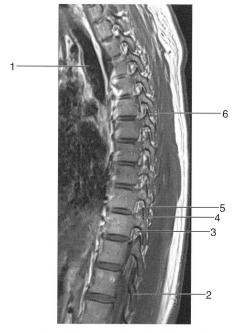

图 10-30　胸椎正中外侧失状位 MRI T$_2$WI

1. 气管；2. 椎板；3. 椎间孔及脊神经；4. 上关节突；5. 下关节突；6. 关节突关节（引自：STATdx © Elsevier, 2022）

五、腰椎

通常有 5 节腰椎，位于背部的下方。第一至第四腰椎被认为是典型椎骨。

拓展知识

腰椎椎体与肾相邻，椎体呈肾形。

（一）第一至第四腰椎（$L_1 \sim L_4$）

1. 特点

（1）大小：较颈椎和胸椎大。

（2）椎体：大而呈肾脏形。终板上有营养孔。

（3）椎弓根：短而粗，位于椎体的上半部分。

（4）椎板：短而厚，向下倾斜。

（5）椎孔：呈三角形，比颈椎小，比胸椎大。

（6）横突：长而细。

（7）上关节突：在后缘有一个突起，称为乳突。

（8）上关节面：垂直，朝向内后方，与相邻椎体的下关节面相对。

（9）下关节面：垂直，朝向前外侧。

（10）椎弓根峡部：椎弓根与椎板相连处，位于上下关节突之间的区域（创伤或应力可能会导致其骨折，较为重要）。

（11）棘突：四边形，后缘和下缘加粗。

2. 骨化核

（1）初级骨化中心：3 个中心。

1）椎体：妊娠第 9 周至出生后 4 个月出现。

2）椎弓（每侧各 1 个）：妊娠第 9 周至出生后 3 个月出现。1 ～ 6 岁时椎弓融合（L_5 椎弓有时不出现融合）。椎体与椎弓在青春期融合。

（2）次级骨化中心：青春期后有 7 个中心出现。

1）棘突尖端：1 个中心。

2）横突：每侧各 1 个。

3）椎体环形面：椎体上表面与下表面各有 1 个中心。

4）乳突：每个上关节突各有 1 个中心，青春期出现。

5）在 25 岁时各个中心融合。

（二）第五腰椎（L_5）

1. 椎体 所有椎骨中最大的，前部较后部宽且深。

2. 横突 较大，与整个椎弓根及部分椎体相连。

（三）腰椎的影像学表现

腰椎的影像学表现见图 10-31 ～图 10-35。

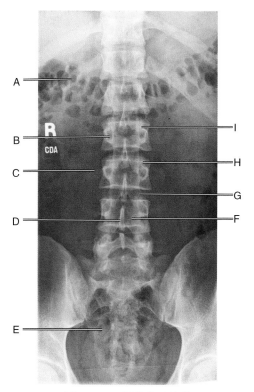

图 10-31 腰椎前后位片

A. 第十二肋；B. 第二腰椎椎弓根；C. 第三腰椎横突；
D. 第四腰椎棘突；E. 骶骨；F. 第五腰椎椎体；G. 第三、
第四腰椎椎间；H. 第三腰椎上关节突；I. 关节突关节（引
自：Lampignano, Bontrager's Textbook of Radiographic
Positioning and Related Anatomy, 10e, Elsevier）

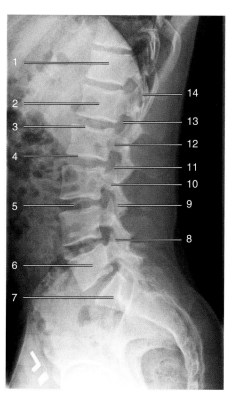

图 10-32 腰椎侧位片

1. 第十二胸椎椎体；2. 第一腰椎椎体；3. 第二腰椎上终板；
4. 第二腰椎下终板；5. 第三、第四腰椎椎间隙；6. 第五腰椎椎体；
7. 骶骨；8. 关节突关节；9. 第三腰椎下关节突；10. 第三腰椎
峡部；11. 第三腰椎上关节突；12. 第二腰椎椎弓根；13. 椎间
孔；14. 第十二肋（引自：Lampignano, Bontrager's Textbook
of Radiographic Positioning and Related Anatomy, 10e, Elsevier）

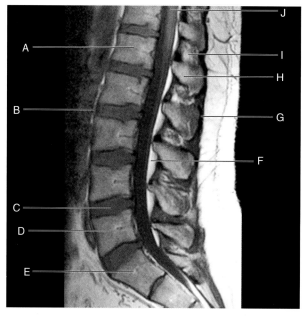

图 10-33 腰椎矢状位 MRI T₁WI

A. 第一腰椎椎体；B. 前纵韧带；C. 第四、第五腰椎椎间隙；D. 第五腰椎椎体；E. 第一骶椎；F. 硬膜外脂肪；G. 棘上韧带；H. 棘突；I. 棘间韧
带；J. 脊髓（引自：STATdx © Elsevier，2022）

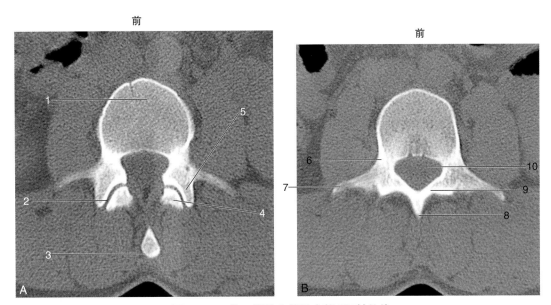

图 10-34　第三腰椎上部及中部 CT 轴位片

A. 第三腰椎上部；B. 第三腰椎中部

1. 椎体；2. 与第二腰椎的关节突关节；3. 第二腰椎棘突尖端；4. 第二腰椎下关节突；5. 上关节突；6. 椎弓根；7. 横突；8. 棘突；9. 椎板；10. 椎孔（引自：STATdx © Elsevier，2022）

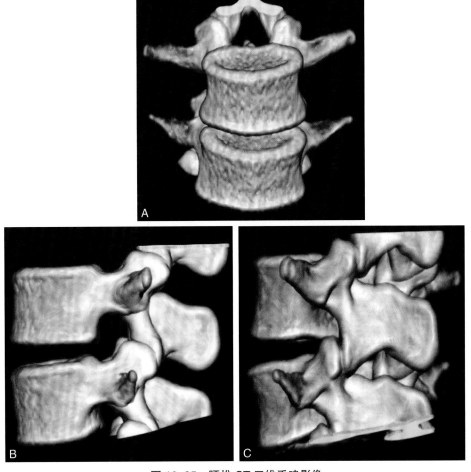

图 10-35　腰椎 CT 三维重建影像

A. 腰椎前后位；B. 侧位；C. 后斜位（引自：STATdx © Elsevier，2022）

六、骶骨

骶骨（图 10-36，图 10-37）由 5 个骶骨节段（$S_1 \sim S_5$）组成，融合在一起形成一块骨骼。

（一）骶骨特征

1. 类 型　属于不规则骨。

2. 位 置　在髋骨之间形成骨盆环的后部。

3. 连 接　基底部上方与第五腰椎相连，构成关节（L_5S_1）。骶骨远端与尾骨的基部相连，形成骶尾关节。骶骨耳状面与双侧髋骨的耳状面相连形成骶髂关节。

（二）主要结构

1. 基底部　由第一骶骨节段组成，具有以下特征。

（1）体部：大而宽；前缘称为骶岬。

（2）椎弓根：短，朝向后外侧。

（3）椎板：向下方、内侧和后方倾斜。

（4）横突：从体部、椎弓根和上关节突发出，在侧方融合形成骶骨翼。

（5）上关节面：垂直，朝向内后方。

（6）棘突：小棘突。

2. 骶盆面　面向前下方，凹面，相对光滑，并具有以下特征。

（1）骨盆骶孔：4 对来自骶管的前四根骶脊神经由此经过。

（2）横嵴：骨盆骶孔之间的 4 个嵴，表示椎体（节段）的融合。

3. 骶骨背面　面向上后方，凸面，有以下特征。

（1）骶背孔：4 对，来自骶管的前 4 根骶背神经由此经过。

（2）骶正中嵴：中线的骨性隆起，代表融合的棘突。

（3）棘突：嵴上的 4 个（有时是 3 个）结节。

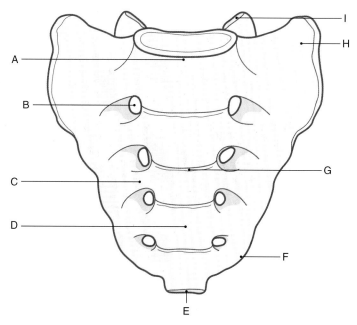

图 10-36　骶骨（前面观）

A.骶岬；B.骨盆骶孔；C.椎弓根；D.第四骶骨节段体部；E.骶骨尖：与尾骨的关节面；F.下外侧角；G.横嵴；H.骶骨翼；I.上关节面

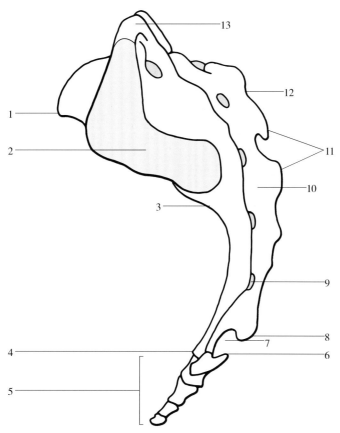

图 10-37 骶骨和尾骨（侧面观）

1.骶岬；2.耳状面；3.外侧缘；4.骶尾关节；5.尾骨；6.尾骨角；7.骶管裂孔；8.骶角；9.骶背孔；10.骶内侧嵴；11.棘突；12.骶正中嵴；13.上关节突

（4）骶内侧嵴：双侧；正中嵴外侧和骶背侧孔内侧，由 4 个结节形成。表示融合的关节突。

（5）骶管裂孔：第五骶椎的椎板未能在中线上交，在骶管的后壁形成一个间隙。

（6）骶角：由第五骶椎的下关节突形成，位于骶管裂孔的两侧。

（7）骶外侧嵴：由融合的横突形成，位于骶背孔的外侧。

（8）横结节：骶外侧嵴上的一排结节。

（9）骶管：三角形，由椎间孔形成。上开口倾斜，椎管止于骶管裂孔。

4.骶骨侧面 三角形，具有以下特征。

（1）耳状面：与髂骨连接的"耳形"表面。

（2）外侧缘：薄，位于耳状面下方。

（3）下外侧角：朝向第五骶椎水平的外侧缘的下端。

5.骶骨尾尖部 第五骶椎的下面。它具有以下特点。

椭圆形关节面：与尾骨相连。

（三）骨化核

1.初级骨化中心 5 个初级骨化中心。

（1）体部：妊娠第 6～8 个月出现。融合年龄为 2～5 岁。

（2）前缘（每侧 1 个中心）：出生时。

（3）椎弓（每侧 1 个中心）：妊娠第 10～12 周出现。青春期时融合。

（4）椎弓在青春期时与体部融合。

2. 次级骨化中心　青春期后出现。

（1）棘突尖端：只有 1 个中心。

（2）横突：每个横突有 1 个中心。

（3）体部的环形关节面：1 个中心在上表面，另一个中心在下表面。

（4）在 20 岁时所有中心融合。

七、尾骨

尾骨（图 10-38）由 3 ～ 5 个节段组成，部分或全部融合在一起形成三角形尾骨。

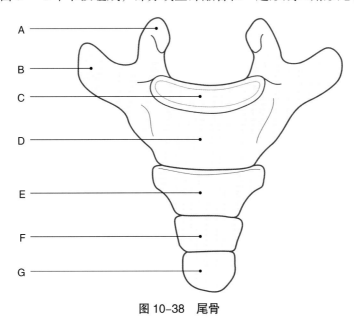

图 10-38　尾骨

A.尾骨角；B.横突；C.骶骨关节面；D.第一尾椎；E.第二尾椎；F.第三尾椎；G.第四尾椎

（一）尾骨的特征

1. 类型　属于不规则骨。

2. 位置　位于骶骨中线的下方，形成脊柱的底部。

3. 连接　基底部与骶骨尾端相连，形成骶尾关节。

（二）主要解剖结构

1. 第一节段　为最大的节段，具有以下特征。

（1）基底部：由第一尾椎的上关节面形成；有一个椭圆形的关节面与骶骨连接。

（2）尾骨角：向上方突起。

（3）横突：退化的；从第一尾椎突出。

2. 第二至第四尾椎横突　体积缩小，代表退化的椎体。

（三）骨化核

初级骨化中心，每节体部都有一个在出生时就出现了的骨化中心，其余的出现在 20 岁之前，直到 30 岁融合。

（四）骶骨和尾骨的影像学表现

骶骨和尾骨的影像学表现见图 10-39 ～图 10-45。

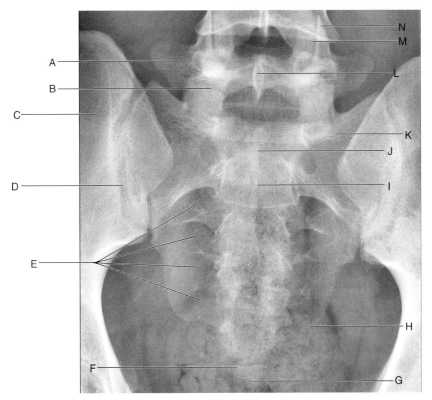

图 10-39 骶骨前后位片

A.第五腰椎横突；B.腰骶关节突关节；C.髂骨；D.骶髂关节；E.骨盆骶孔；F.骶尾关节；G.尾骨；H.下侧角；I.第一骶骨体；J.棘突；K.骶骨翼；L.第五腰椎棘突；M.第四和第五腰椎之间的关节；N.第五腰椎的上关节突（引自：STATdx © Elsevier，2022）

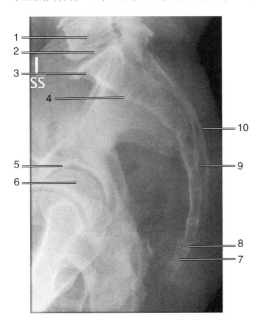

图 10-40 骶骨侧位片

1.第五腰椎椎体；2.第五腰椎和第一骶椎之间的椎间隙（L$_5$S$_1$）；3.岬部；4.横嵴；5.髋臼；6.股骨头；7.尾骨；8.骶尾关节；9.骶管；10.骶正中嵴（引自：Lampignano, Bontrager's Textbook of Radiographic Positioning and Related Anatomy, 10e, Elsevier）

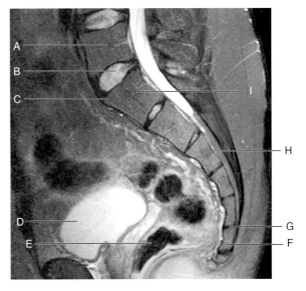

图 10-41 骶骨和尾骨矢状位 MRI T$_2$WI

A.第五腰椎椎体；B.第五腰椎和第一骶椎之间的椎间盘（L$_5$S$_1$）；C.岬部；D.膀胱；E.直肠；F.尾骨；G.骶尾关节；H.第三骶椎椎体；I.第一骶椎椎体（引自：STATdx © Elsevier，2022）

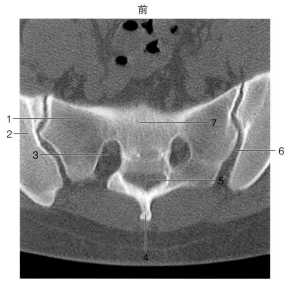

图 10-42　骶骨轴位 CT 影像

1.骶骨翼；2.髂骨；3.骶背孔；4.骶正中嵴和结节；5.骶管；6.骶髂关节；7.骶骨体部（引自：STATdx © Elsevier，2022）

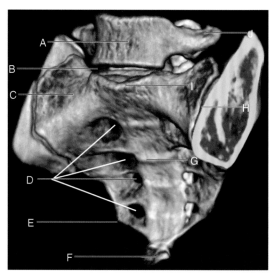

图 10-43　骶骨前斜位 3D CT 影像

A.第五腰椎椎体；B.第五腰椎和第一骶椎之间的椎间隙（L_5S_1）；C.骶骨翼；D.骨盆骶孔；E.下侧角；F.尾骨；G.横嵴；H.骶髂关节；I.岬部；J.第 5 腰椎横突（引自：STATdx © Elsevier，2022）

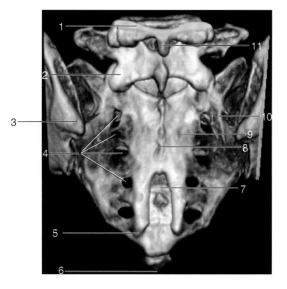

图 10-44　骶骨后方三维 CT 影像

1.第 4 腰椎椎板；2.第 5 腰椎椎体下关节突；3.髂后上棘；4.骶背孔；5.骶角；6.尾骨；7.骶管裂孔；8.骶正中嵴；9.骶内侧嵴；10.骶外侧嵴；11.第 4 腰椎棘突（引自：STATdx © Elsevier，2022）

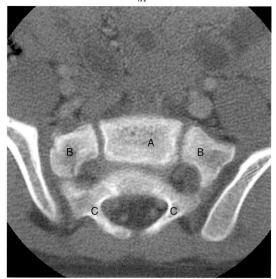

图 10-45　骶骨骨化中心

2 岁儿童的轴位 CT 影像。A.体部（子宫内）；B.椎板（子宫内）；C.椎弓（第 10～12 周）（引自：STATdx © Elsevier，2022）

八、脊柱的曲度

脊柱呈正常的前后弯曲，可分为初级弯曲和次级弯曲。在胎儿期（胎位），脊柱形成 2 个初级弯曲，然后在儿童早期进一步发展为 2 个次级弯曲，以稳定身体的重心，提高肌肉效率（图 10-46）。

1.胎儿期　呈现 2 条主要曲线。

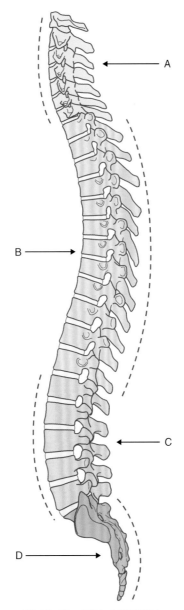

图 10-46 脊柱（侧面观）

正常的脊柱曲度。A.颈前凸（次级弯曲）；B.胸后凸（初级弯曲）；C.腰前凸（次级弯曲）；D.骨盆（骶尾骨）后凸（初级弯曲）

（1）胸曲：脊柱后凸（前凹）。

（2）盆曲（骶曲）：脊柱后凸（前凹）。

2. 次生曲线的发育

（1）颈曲：脊柱前凸（后凹）；在 3 ～ 6 月龄，开始抬头和站立时，表现为明显的颈前凸。

（2）腰曲：脊柱前凸（后凹）；在 12 ～ 18 月龄，在儿童开始行走时出现。

 拓展知识

各个弯曲之间的连接处（即颈胸部、胸腰部和腰骶部）是脊柱改变方向的位置，称为过渡点，是天然的薄弱环节，更容易受伤。弯曲（前凸 / 后凸）可因病理改变而变大或减小。

九、脊柱的关节

（一）寰枕关节

连接颅底和脊柱的一对关节。

1. 类型　属于滑膜椭球关节。

2. 骨关节面　连接枕骨髁的上关节面。两个表面都覆盖着关节透明软骨。

3. 纤维关节囊　环绕着枕骨的髁突和寰椎的上关节面；有时内侧关节囊缺失。

4. 滑膜　关节囊内层为滑膜层，滑膜分泌滑液，润滑关节。可能与齿状突和寰椎横韧带之间的滑膜囊相通。

5. 支持膜

（1）寰枕前膜：从枕骨大孔前缘到寰椎前弓。

（2）枕后膜：从枕骨大孔后缘到寰椎后弓。

6. 活动方式

（1）屈/伸：点头。

（2）侧屈：头部倾斜。

7. 寰枕关节的影像学表现　见第一、第二颈椎的影像学表现。

（二）寰枢正中关节

第一颈椎（寰椎）和第二颈椎（枢椎）之间的关节（$C_1 \sim C_2$）。

1. 类型　属于滑膜枢轴关节。

2. 骨性关节面　枢椎齿突前部的关节突和寰椎前弓的关节突。2个关节面都覆盖着关节透明软骨。

3. 纤维关节囊　围绕着枢椎齿突和寰椎弓上的关节面，薄弱而松弛。

4. 滑膜关节囊　内层为滑膜层，滑膜分泌滑液，润滑关节。在横韧带的前表面和齿状突的后表面之间有一个滑囊。

5. 加强韧带　寰椎横韧带：齿突后侧；维持齿突与寰椎前弓的稳定。

6. 活动方式　旋转：摇头。

（三）椎间关节

相邻椎体之间形成的关节，由椎间盘隔开（图10-47）。一般来说，脊柱越靠近下方，椎间盘就越大。

1. 类型　属于软骨联合。

2. 骨性关节面　各自椎体的上、下终板。两个面都覆盖着关节透明软骨。

3. 囊内结构

（1）椎间盘：连接椎体，并作为"减震器"来对抗压力。包括：

1）纤维环：外部坚固，坚硬的纤维环。排列在纤维软骨的外层，呈层状结构（如"洋葱状"）。

2）髓核：椎间盘的胶状核心；分散施加在椎间盘上的压力。髓核位于椎间盘中央偏后方，因此，纤维环后面比前面更薄弱。

（2）OSharpey纤维：强大的结缔组织（主要是胶原蛋白），将椎间盘的周边附着在相邻椎体上（也见于其他部位的骨，使软组织附着在骨上）。

4. 加强韧带

（1）前纵韧带：连续韧带，从枕骨的基底部一直延伸到骶骨的前部，附着于椎间盘和椎体的前缘。

（2）后纵韧带：连续韧带，从枢椎延伸到骶骨的后侧，附着于椎间盘和椎体的后部。

5. 活动方式　每个节段活动度很小，屈曲、伸展、侧屈、旋转。幅度总和超过了脊柱的长度，活动度相当大。

6.椎间关节的影像学表现 见图 10-48，图 10-49。

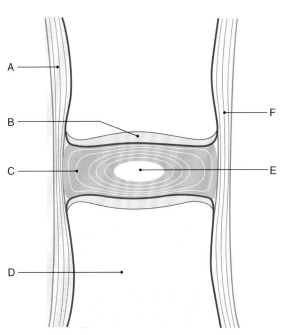

图 10-47 椎间关节（椎间盘，矢状面）

A.前纵韧带；B.关节透明软骨；C.纤维环（注意分层结构）；
D.椎体；E.髓核；F.后纵韧带

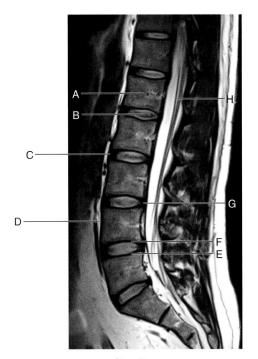

图 10-48 腰椎矢状位 MRI T$_2$WI

A.第一腰椎椎体；B.髓核（高信号）；C.纤维环（低信号）；
D.前纵韧带；E.上椎终板的关节软骨；F.下椎终板的关节软骨；
G.后纵韧带；H.马尾（引自：STATdx © Elsevier，2022）

前

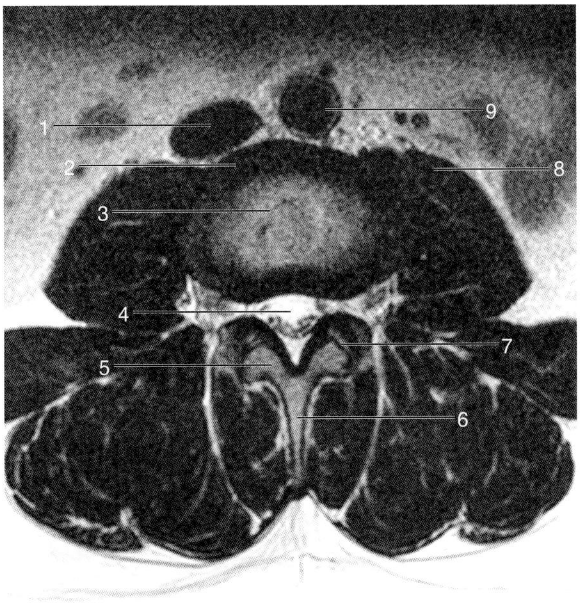

图 10-49 腰椎轴位 MRI T$_2$WI

1.下腔静脉；2.纤维环；3.髓核；4.硬膜囊和马尾；5.椎板；6.棘突；7.关节突关节；8.腰大肌；9.主动脉（引自：STATdx © Elsevier，2022）

（四）椎板间关节

椎板间关节又称为椎间小关节或关节突关节。

1. 类型　　属于滑膜关节。

2. 骨性关节面　　关节突上关节面承接上方椎体的下关节面。两个关节面都覆盖着关节透明软骨。

3. 纤维关节囊　　薄、松弛，附着于关节面的边缘。

4. 滑膜　　衬于关节囊内表面，分泌滑液，润滑关节。

5. 加强韧带

（1）棘间韧带：连接相邻的棘突。

（2）棘上韧带：连接棘突的尖端。

（3）项韧带：仅在颈部区域；对应于脊柱其他部分的棘上韧带和棘间韧带。从枕外隆凸和枕外嵴延伸至第七颈椎棘突。

（4）横突间韧带：连接横突。

（5）黄韧带：连接相邻的椎板。

6. 活动方式　　滑动。每一节活动度很小，但整个脊柱的长度加起来，活动度相当大。

7. 椎板间关节的影像学表现　　见图 10-50，图 10-51。

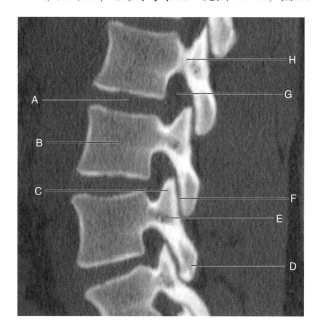

图 10-50　椎板间小关节腰椎矢状位 CT 影像

A. 椎间隙；B. 椎体；C. 上关节突；D. 下关节突；E. 椎弓峡部；F. 关节面（关节突）；G. 椎间孔；H. 椎弓根（引自：STATdx© Elsevier，2022）

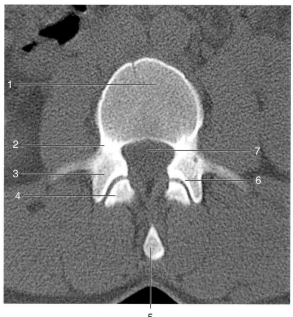

图 10-51　椎板间小关节腰椎轴位 CT 影像

第三腰椎层面。1. 椎体；2. 椎弓根；3. 上关节突（第三腰椎）；4. 下关节突（第二腰椎）；5. 棘突尖端（上方的第二腰椎）；6. 第二腰椎关节突（椎突关节）；7. 椎管（引自：STATdx© Elsevier，2022）

（五）肋椎关节和肋横突关节

肋骨和胸椎之间的关节。

1. 类型　属于滑膜关节。

2. 骨性关节面　两个表面都覆盖着关节透明软骨。

（1）肋椎关节：肋骨头和相应的胸椎椎体和上一节椎体半关节面形成肋椎关节。

（2）肋横突关节：肋骨结节上的关节面与相应胸椎的横突。

3. 纤维关节囊　环绕着肋骨头和椎骨肋凹关节面的边缘。

4. 滑膜　分泌滑液，润滑关节。

5. 加强韧带

（1）关节内韧带：将肋椎关节分成两半。

（2）辐状韧带：属于肋椎关节，位于肋头和椎体之间。

（3）肋横突韧带：属于肋横突关节，位于肋骨颈和横突之间。

6. 肋椎关节和肋横突关节的影像学表现　见图 10-52，图 10-53。

创伤

　　脊柱非常脆弱，损伤非常复杂。脊髓或神经的损伤可引起损伤区域以下瘫或其他神经系统后遗症。损伤可能是骨骼和韧带损伤的结合，通常需要 CT 和 MRI 检查相结合来进行全面评估。损伤的稳定性及脊髓和神经的受累情况将有助于确定治疗方法。

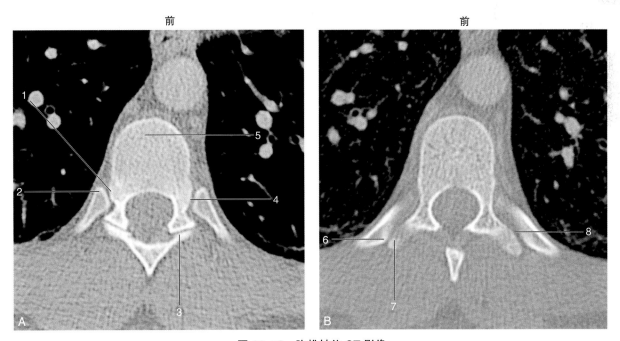

图 10-52　胸椎轴位 CT 影像

A. 肋椎关节；B. 肋横突关节

1. 胸椎半关节面；2. 肋骨头；3. 关节突关节；4. 肋椎关节；5. 胸椎椎体；6. 肋骨结节；7. 横突；8. 肋横突关节（引自：STATdx © Elsevier，2022）

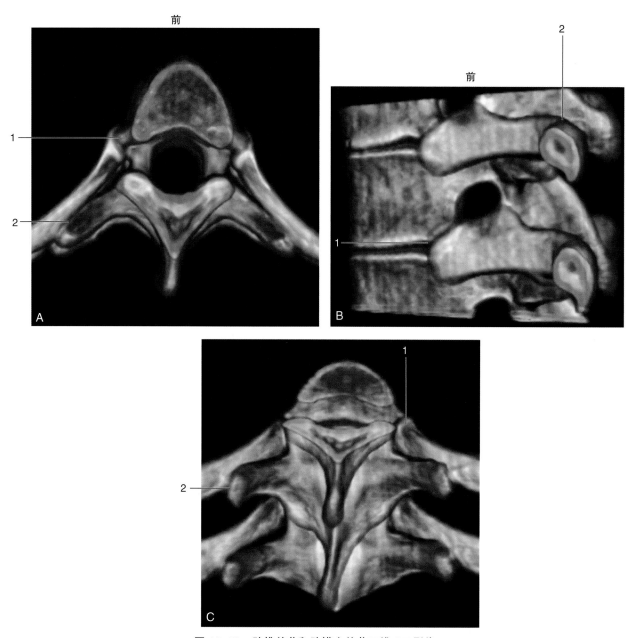

图 10-53　肋椎关节和肋横突关节三维 CT 影像

A. 轴位观；B. 后面观；C. 侧面观

1. 肋椎关节；2. 肋横突关节（引自：STATdx © Elsevier，2022）

> 👁 拓展知识

　　在评估脊柱损伤时，评估脊柱对线的正常排列是很重要的（图 10-54）。这些对线应该是平滑和不间断的。

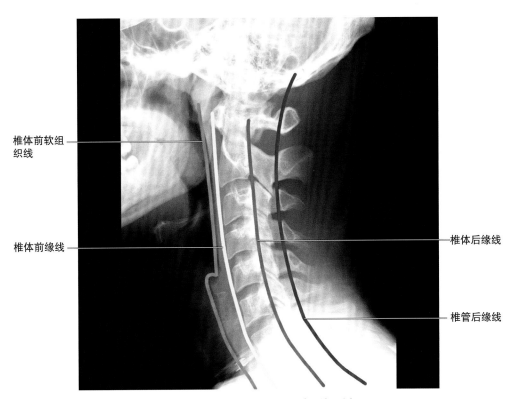

椎体前软组织线

椎体前缘线

椎体后缘线

椎管后缘线

图 10-54 正常颈椎排列（右侧投影）

评估正常对齐和平滑、不间断的线条。胸椎和腰椎也有类似表现。椎体前软组织线（红色），椎体前缘线（黄色），椎体后缘线（绿色），椎管后缘线（蓝色）（引自：STATdx © Elsevier，2022）

1. C_1（寰椎）爆裂性骨折（图 10-55）

爆裂性骨折又称 Jefferson 骨折，作为一个环形结构，可在多处断裂。通常是稳定的，一旦不稳定可导致灾难性的脊髓损伤。影像学表现为寰椎环变宽。

病因：头部向脊柱的轴向载荷，如头朝下跳入游泳池。

治疗：使用硬质颈围领或"halo"头颈胸固定装置。

2. C_2 椎体（枢椎）Hangman 骨折（图 10-56 ～图 10-58）

双侧 C_2 峡部骨折导致颅骨和寰椎前移位（椎体滑脱）。从稳定无神经损伤的稳定型，到有潜在的脊髓损伤的不稳定型。

病因：过度前屈（几乎所有病例均为道路交通碰撞）或过度伸展伴突然分离（如绞刑）。

治疗：稳定时固定，不稳定时融合。

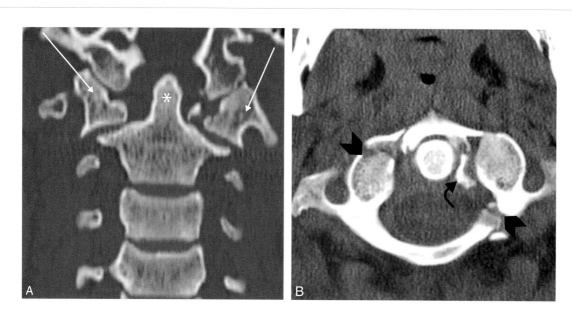

图 10-55　寰椎（C₁）爆裂性骨折 CT 影像

A. 冠状位；B. 轴位。与正常情况（图 10-21）相比，寰椎的侧位块（长箭头）与齿突（*）之间的距离增宽。可见环形结构两处断裂（短箭头）。注意：横韧带撕脱引起的骨折（弯箭头）（引自：STATdx©Elsevier，2022）

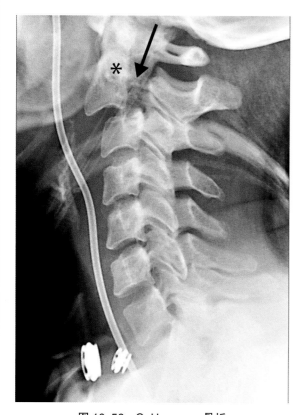

图 10-56　C₂ Hangman 骨折

颈椎右侧位，峡部骨折（箭头）伴 C₂ 椎体前移位（*）。注意：脊椎前后缘线不连续（引自：STATdx © Elsevier，2022）

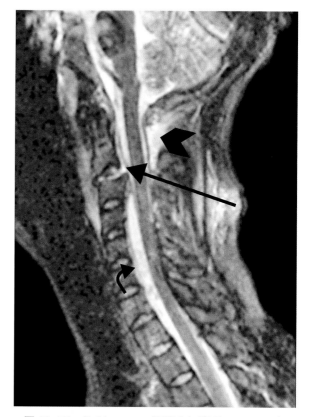

图 10-57　C₂ Hangman 骨折（矢状面 MRI T₁WI）

与图 10-56 为同一患者。后纵韧带（长箭头）和棘间韧带（短箭头）断裂。血肿（弯箭头）导致脊髓受压（引自：STATdx © Elsevier，2022）

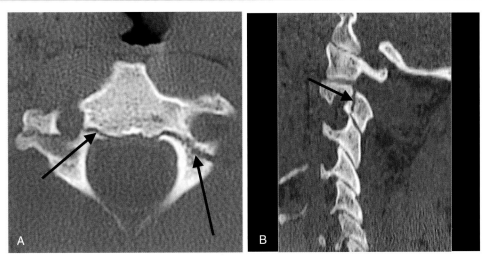

图 10-58 C₂Hangman 骨折 CT 影像

A. 轴位；B. 矢状位。本病例显示通过双侧峡部的轻度移位性骨折（箭头）（引自：STATdx © Elsevier，2022）

⊙ 拓展知识

脊柱可分为三柱：前、中、后。累及一柱通常表明伤情稳定，累及 2 或 3 柱的损伤表明伤情不稳定。

1. 前方（楔形）压缩性骨折（图 10-59）

椎体前方受压，中部和后部不受压伤情稳定。最常见于胸椎，尤其是骨质疏松和骨密度降低的人群，如果多节段受损，会导致进行性后凸。

病因：屈曲时的轴向载荷（如从高处坠落）；骨质疏松应力不全骨折。

治疗：非手术治疗；治疗潜在的骨质疏松症。

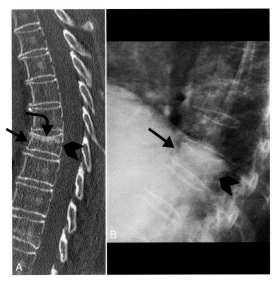

图 10-59 前方压缩（楔形）骨折

A. 矢状位 CT；B. 胸椎右侧位。该例骨质疏松症患者（注意骨密度降低），前方椎体高度（长箭头）较后椎体高度（短箭头）上下椎体高度丢失。椎体上部因骨压缩而出现硬化（弯箭头）（引自：STATdx © Elsevier，2022）

2. 爆裂骨折（图 10-60～图 10-62）

椎体骨折导致前方受压，碎片向后移位进入椎孔（在简单的楔形压缩性骨折中未见），并压迫椎管。最常见于胸腰段（$T_{12}L_1$）连接处，此处为薄弱的移行区。

病因：轴向压缩，如从高处坠落。

治疗：手术固定，如没有神经症状时可行非手术治疗。

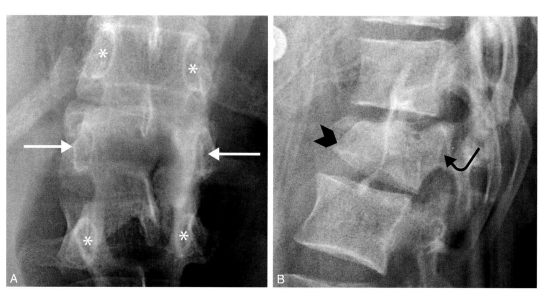

图 10-60　L_1 爆裂骨折

A. 前后位；B. 右侧位。由于椎体"爆裂"，L_1 椎弓根间的距离（长箭头）比上下椎弓根（＊）之间的距离宽。与上下椎体相比，椎体前部高度（短箭头）有所降低，椎体后方轮廓（弯箭头）也失去正常形态（引自：STATdx © Elsevier，2022）

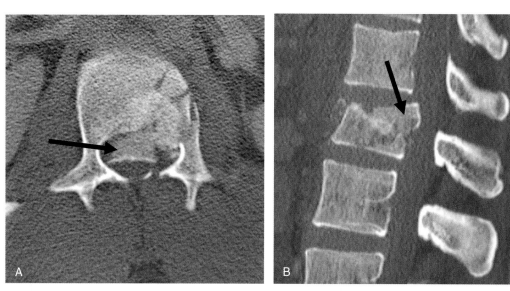

图 10-61　L_1 爆裂骨折 CT 影像

A. 轴位；B. 矢状位。与图 10-60 为同一患者。骨折块（长箭头）向后移位进入椎管并压迫脊髓（引自：STATdx © Elsevier，2022）

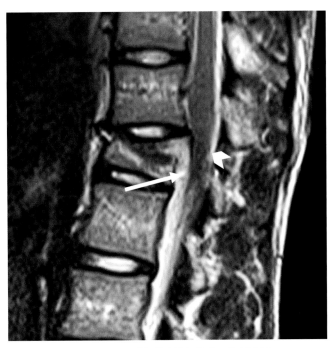

图 10-62　L₁ 爆裂骨折矢状位 MRI T₁WI

与图 10-60 和图 10-61 为同一患者。硬膜外血肿（长箭头）伴脊髓移位和压迫（短箭头）（引自：STATdx © Elsevier，2022）

3. 骨折脱位（图 10-63，图 10-64）

非常严重和不稳定的损伤，累及 3 柱，同时伴有骨折、韧带损伤和脱位。与脊髓损伤和瘫痪高度相关。

病因：高速伤害（如道路交通碰撞）；多种外力作用。

治疗：手术复位和固定。

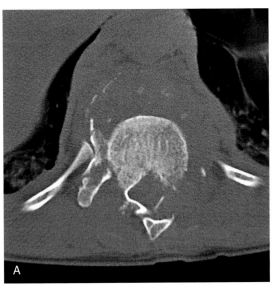
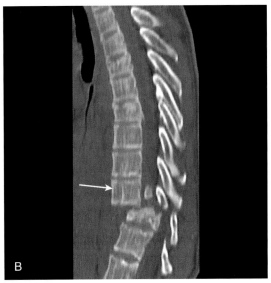

图 10-63　T₁₀ ～ T₁₁ 骨折脱位 CT

A. 轴位；B. 矢状位。T₁₁ 粉碎性骨折，T₁₀ 相对于下方的 T₁₁ 向前移位（箭头）（引自：STATdx © Elsevier，2022）

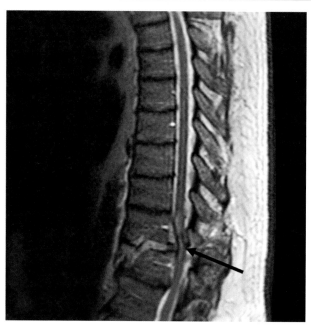

图 10-64　T₁₀ ~ T₁₁ 骨折脱位矢状面 MRI

与图 10-63 为同一患者。造成脊髓压迫和挫伤（箭头）（引自：STATdx © Elsevier，2022）

4. 骶骨骨折（图 10-65, 图 10-66）

通常伴有骨盆环 / 髋骨骨折及内脏和神经血管损伤，特别是骶神经损伤。X 线片上常有遗漏，CT 评估为最佳。

病因：与骨盆骨折相同，前 / 侧方压迫或垂直剪切力。

治疗：手术固定。

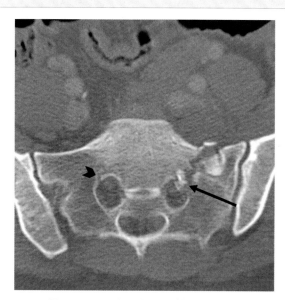

图 10-65　双侧骶骨骨折轴位 CT 影像

累及骶孔的左骶骨翼粉碎性骨折（长箭头）。右侧轻度移位骨折累及右侧骶孔（短箭头）。由于骶骨结构重叠，通常这些损伤很难在 X 线片上识别（引自：STATdx © Elsevier，2022）

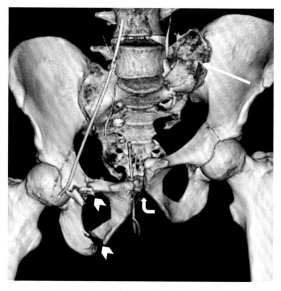

图 10-66　垂直剪切损伤 3D CT 影像

左骶骨移位性纵向骨折（长箭头），累及骶骨孔。耻骨上、下支骨折（短箭头）和耻骨联合纵向分离（弯箭头）（引自：STATdx © Elsevier，2022）

病理

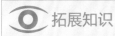 拓展知识

　　"脊椎病"是用来描述由任何原因引起的脊柱退行性病变（磨损和撕裂）的术语。最常见的是椎间盘（退行性椎间盘疾病）合并椎板关节突关节（骨关节炎）。可以通过影响的脊柱部位来定位，如腰椎病。

　　1. 关节突关节骨关节炎

　　脊柱滑膜关节的骨关节炎，引起关节间隙狭窄、关节表面硬化和骨赘（骨刺）形成。这些骨赘可使椎间孔变窄并压迫脊神经，引起疼痛和相应神经症状。最常见于下颈椎和腰椎。

　　2. 椎间盘退行性病变（图 10–67，图 10–68）

　　椎间盘退行性病变是引起腰痛的常见原因。椎间盘退化脱水，导致纤维环破裂。影像学表现包括椎间盘间隙狭窄、骨赘形成和椎间盘透亮外观（称为真空现象）。

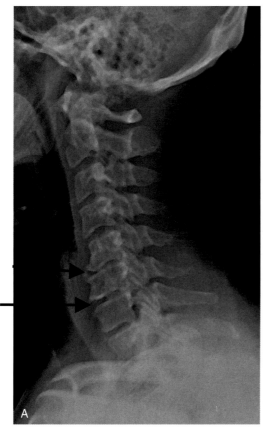
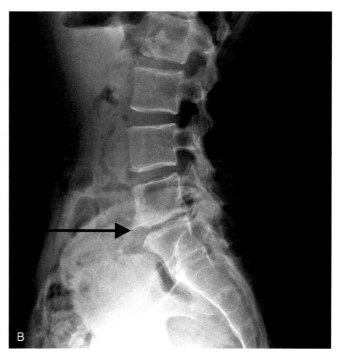

图 10–67　椎间盘退行性病变（脊柱右侧位）

A. 颈椎；B. 腰椎。与未受影响的水平相比，$C_{5/6}$、$C_{6/7}$ 和 L_5S_1 水平（箭头）的椎间盘间隙变窄和骨赘形成更为明显（引自：STATdx © Elsevier，2022）

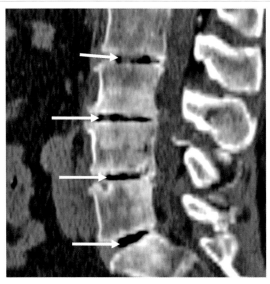

图 10-68　椎间盘退行性病变（腰椎矢状位 CT）

多节段显著病变表现为椎间盘间隙狭窄、骨赘和特征性真空椎间盘现象（箭头）（引自：STATdx © Elsevier，2022）

3. 椎间盘突出症（图 10-69）

椎间盘突出症又称"椎间盘脱出"或椎间盘脱垂。髓核因纤维环薄弱而突出（多为后外侧），压迫脊神经和椎管；MRI 评估最佳。

病因：慢性（如退行性椎间盘疾病）；或因提拉 / 扭伤引起的急性损伤。

治疗：通常非手术治疗。严重者，行手术减压（切除椎间盘或椎板）。

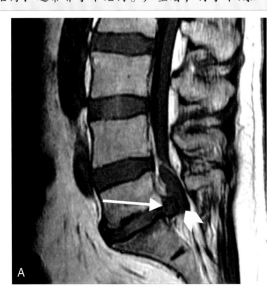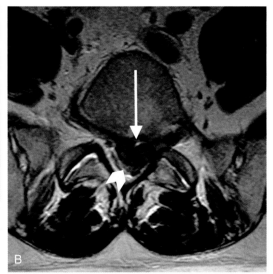

图 10-69　椎间盘突出症 MRI

A. 矢状位 MRI T$_1$WI；B. 水平位 MRI T$_2$WI。图示巨大的椎间盘突出（长箭头），压迫椎管（短箭头）（引自：STATdx © Elsevier，2022）

4. 脊柱侧弯（图 10-70）

脊柱侧曲异常，严重时伴有椎体旋转。通常是胸椎和胸腰椎。轻微的病例很常见，严重病例主要发生在年轻女性，并导致疼痛、畸形和潜在的心肺问题。

病因：最常见的特发性（原因不明）或先天性。

治疗：取决于严重程度；从非手术 / 无治疗到手术固定。

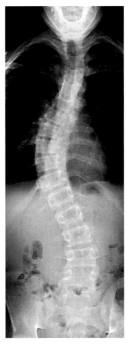

图 10-70　脊柱侧弯（前后位 X 线片）

图中显示中度特发性脊柱侧凸的胸椎和腰椎侧弯（引自：STATdx © Elsevier，2022）

5. 峡部裂（图 10-71）

在椎体的椎弓根、椎板和关节突之间的峡部的缺陷（通常为双侧）。椎体与椎弓分离，可能导致一个椎体在下一个椎体上移位（椎体滑脱）。最常见于下腰椎。

病因：典型的应力损伤 / 重复性劳损，如体操运动员和举重运动员。

治疗：通常行非手术治疗。

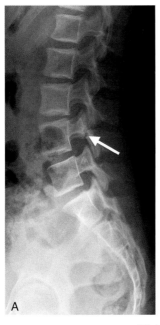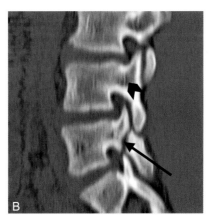

图 10-71　峡部裂

A. 腰椎侧位；B. 矢状位 CT 影像。11 岁体操运动员双侧峡部（长箭头）有缺损。相比之下，上位椎体（短箭头）正常。注意：目前没有与之相关的移位（引自：STATdx © Elsevier，2022）

6. 脊椎滑脱（图 10-72）

一个椎体在其下位椎体上的前（前滑脱）或后（后滑脱）移位。表现为椎体失去正常排列。

病因：脊柱退行性病变，或由于峡部的缺陷；创伤性（骨折）或慢性 / 重复性应力（峡部裂）。

治疗：非手术治疗；有时行手术融合。

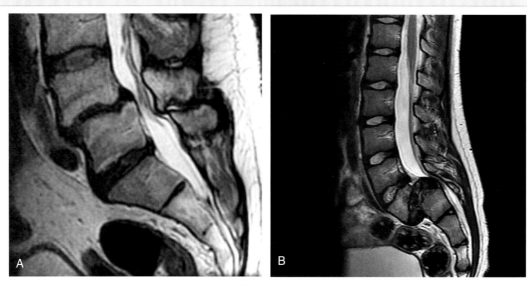

图 10-72　脊椎滑脱矢状位 MRI T$_2$WI

A. 在这两个病例中，L$_4$ 在 L$_5$ 上轻度向前移位；B. L$_5$ 在 S$_1$ 上严重前移位。两例都是慢性病，没有外伤史。注意脊柱前后缘对线不齐（引自：STATdx © Elsevier，2022）

第11章 颅 骨

　　颅骨（图11-1～图11-8）保护大脑，支撑面部和特殊感觉器官，为咀嚼肌和面部表情的肌肉提供附着点，保护呼吸和消化系统的起始端。颅骨共有22块，骨之间多为纤维连接。

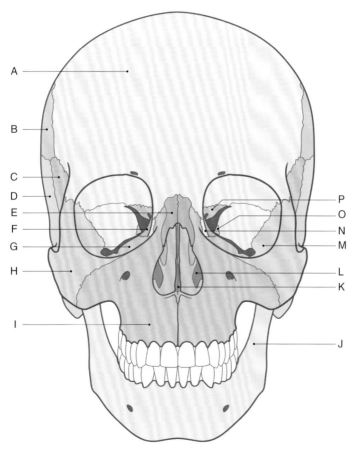

图 11-1　颅骨（前侧观）

A. 额骨；B. 顶骨；C. 蝶骨大翼；D. 颞骨；E. 鼻骨；F. 筛骨；G. 上颌骨；H. 颧骨；I. 上颌骨；J. 下颌骨；K. 犁骨；L. 下鼻甲；M. 颧骨；N. 泪骨；O. 蝶骨大翼；P. 蝶骨小翼

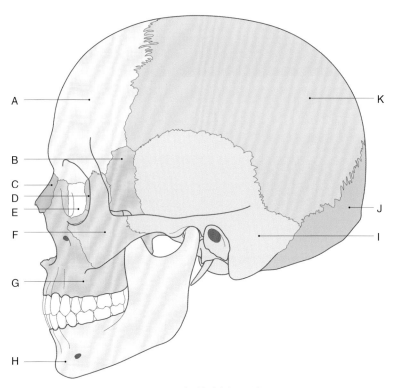

图 11-2 颅骨（侧面观）

A.额骨；B.蝶骨（大翼）；C.鼻骨；D.筛骨；E.泪骨；F.颧骨；G.上颌骨；H.下颌骨；I.颞骨；J.枕骨；K.顶骨

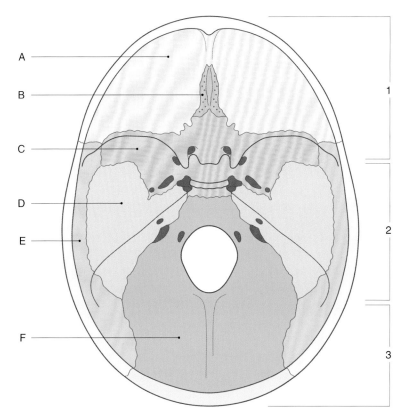

图 11-3 颅骨（颅腔）（上面观，颅骨顶部已去除）

A.额骨；B.筛骨；C.蝶骨；D.颞骨（岩部）；E.顶骨；F.枕骨。

颅腔底部分为：1.颅前窝包含大脑额叶；2.颅中窝包含大脑颞叶和脑垂体；3.颅后窝包含小脑、脑桥和延髓

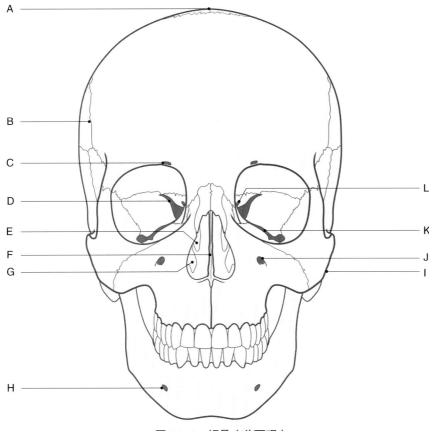

图 11-4　颅骨（前面观）

A . 矢状缝；B. 冠状缝；C. 眶上切记；D. 眶上裂；E. 中鼻甲；F. 犁骨；G. 下鼻甲；H. 颏孔；I. 颧弓；J. 眶下孔；K. 眶下裂；L. 视神经管

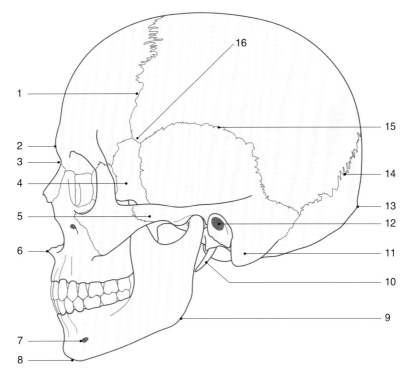

图 11-5　颅骨（侧面观）

1. 冠状缝；2. 眉间；3. 鼻根；4. 颞窝；5. 颧弓；6. 前鼻棘；7. 颏孔；8. 颏结节；9. 下颌切迹；10. 茎突；11. 乳突；12. 外耳道；13. 枕外隆凸；14. 人字缝；15. 鳞缝；16. 翼点

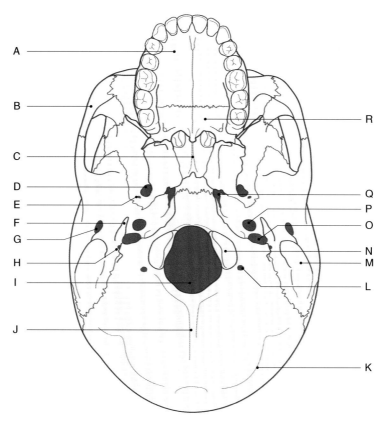

图 11-6 颅底（下面观）

A.上颌骨腭突；B.颧弓；C.犁骨；D.卵圆孔；E.棘孔；F.茎突；G.外耳道；H.茎乳孔；I.枕骨大孔；J.枕外嵴；K.下项线；L.髁道；M.乳突；N.枕骨髁；O.颈静脉孔；P.颈动脉管；Q.破裂孔；R.腭骨

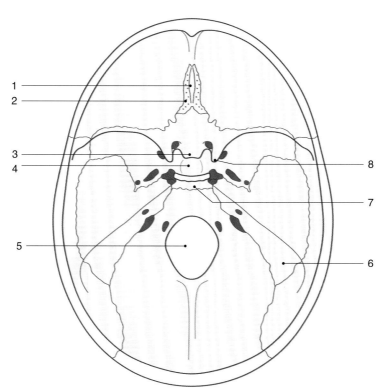

图 11-7 颅底（内面观，颅骨顶部已去除）

1.筛骨嵴；2.筛骨筛板；3.蝶骨鞍结节；4.蝶骨垂体窝；5.枕骨大孔；6.颞骨岩部；7.蝶骨鞍背；8.蝶骨前床突

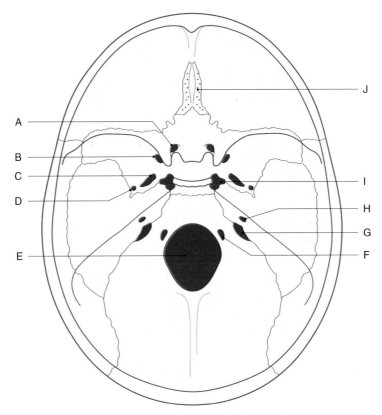

图 11-8 颅底的孔状结构（内面观）

A.视神经管，内有视神经和眼动脉；B.圆孔，内有三叉神经的上颌分支；C.卵圆孔，内有三叉神经的下颌分支；D.棘孔，内有脑膜中动脉；E.枕骨大孔，内有部分延髓、副神经脊根和椎体动脉；F.舌下神经管，内有舌下神经和咽升动脉的脑膜支；G.颈静脉孔，内有颈内静脉、舌咽神经、迷走神经和副神经及岩下窦；H.内耳道，内有面神经和听神经；I.破裂孔，下段由纤维软骨封闭；内有颈内动脉穿过；J.筛板，内有嗅神经丝。

不可见：茎乳孔：位于颞骨茎突和乳突之间的外部，内有面神经。

眶上裂：被蝶骨小翼遮挡，内有动眼神经、滑车神经和展神经、三叉神经的眼分支和眼静脉

一、颅骨的特征

（一）脑颅骨

脑颅骨有 8 块骨：额骨、顶骨（左、右各 2 块）、枕骨、颞骨（2 块）、蝶骨、筛骨。

（二）面颅骨

面颅骨有 14 块骨：上颌骨（2 块，上颌牙齿）、颧骨（2 块）、鼻骨（2 块）、腭骨（2 块）、下鼻甲（2 块）、泪骨（2 块）、犁骨、下颌骨和下颌牙齿。

舌骨虽然位于颈部，但经常被认为是颅骨的一部分，因为它与下颌骨和舌密切相关。

（三）颅骨的影像学表现

颅骨的影像学表现 见图 11-9 ～图 11-11。

👁 拓展知识

　　颅骨和头部的大多数影像学检查选择横断面图像。在某些情况下仍可使用 X 线片，尤其是在面部骨骼和牙齿成像方面。

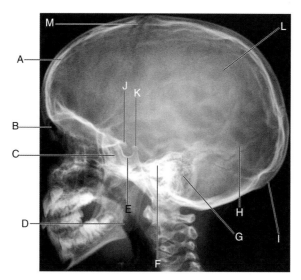

图 11-9　颅骨侧位片

A. 额骨；B. 额窦；C. 蝶窦；D. 下颌骨；E. 蝶鞍；F. 颞骨岩部；G. 乳突气室；H. 人字缝；I. 枕外隆凸；J. 前床突；K. 鞍背；L. 顶骨；M. 冠状缝（引自：STATdx© Elsevier，2022）

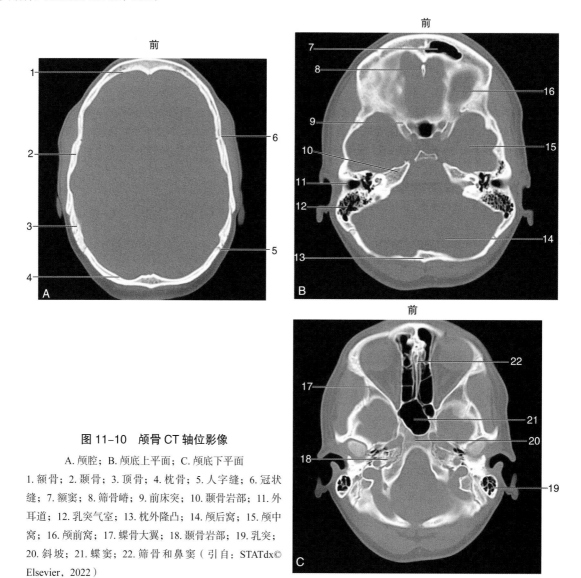

图 11-10　颅骨 CT 轴位影像

A. 颅腔；B. 颅底上平面；C. 颅底下平面

1. 额骨；2. 颞骨；3. 顶骨；4. 枕骨；5. 人字缝；6. 冠状缝；7. 额窦；8. 筛骨嵴；9. 前床突；10. 颞骨岩部；11. 外耳道；12. 乳突气室；13. 枕外隆凸；14. 颅后窝；15. 颅中窝；16. 颅前窝；17. 蝶骨大翼；18. 颞骨岩部；19. 乳突；20. 斜坡；21. 蝶窦；22. 筛骨和鼻窦（引自：STATdx© Elsevier，2022）

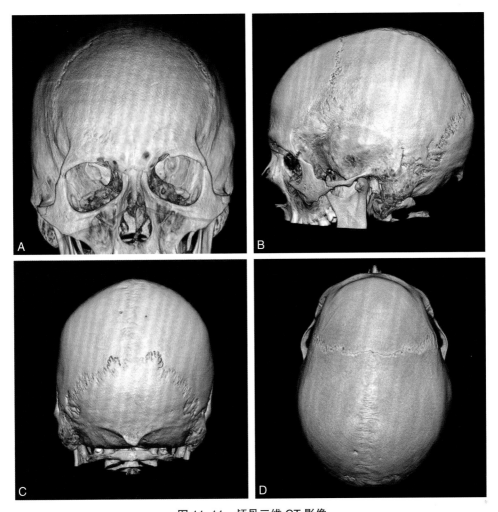

图 11-11 颅骨三维 CT 影像

A. 前面；B. 侧面；C. 后面；D. 上面（引自：STATdx©Elsevier，2022）

二、脑颅骨

构成脑颅骨穹隆的骨（额骨、顶骨、枕骨和颞骨）由两层致密骨组成，中间被含骨髓的松质骨间隔。内表面覆盖脑膜外层（硬脑膜），并有沟槽形状以容纳血管。

（一）额骨

额骨见图 11-12，图 11-13。

1. 类型　属于扁骨。

2. 位置　构成脑颅骨的前部（前额），位于眼眶上方。与上颌骨、鼻骨、泪骨、筛骨和蝶骨连接。

3. 连接　与顶骨形成冠状缝；与颞骨形成额颞缝。

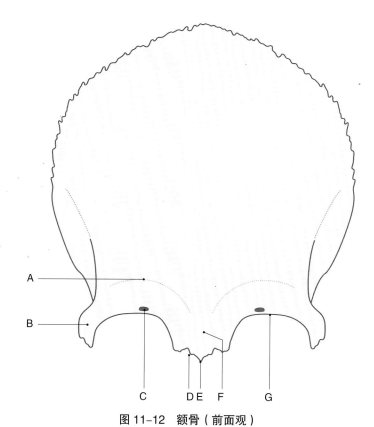

图 11-12　额骨（前面观）

A．眉弓；B．颧突；C．眶上孔（可能为切迹）；D.鼻切迹；E.鼻棘；F.眉间；G.眶上缘

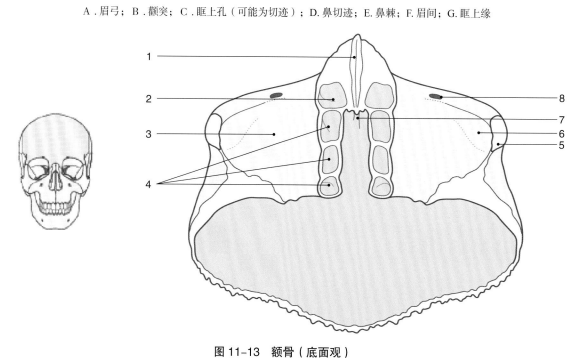

图 11-13　额骨（底面观）

1.鼻棘；2.额窦；3.眼眶板；4.筛窦顶部；5.颧突；6.泪腺窝；7.额嵴；8.眶上孔（或切迹）

4. 主要解剖结构

（1）外表面：凸起。

（2）眶上缘：形成眼眶的上缘。

（3）眶上孔：有眶上血管和神经走行；可能是一个切迹。

（4）颧突：眶上缘外侧端；在额颧缝处与颧骨连接。

（5）鼻部：眶上缘之间。

（6）鼻棘：构成鼻部的尖端；形成鼻中隔的一部分。

（7）鼻切迹：鼻骨两侧；与鼻骨连接。

（8）眉弓：高于眶上缘。眉毛位于其下缘。

（9）眉间：两个眉弓的交界处，可触及。

（10）内表面：凹面。

（11）垂直沟：位于矢状静脉窦的中线。

（12）额嵴：垂直沟的边缘，大脑镰附着于此。

（13）颗粒小凹：蛛网膜颗粒的压痕。

（14）顶缘：与蝶骨的大翼相连。

（15）眶板：凹形；形成眼眶的顶部。

（16）泪腺窝：眶板的前外侧，容纳泪腺。

（17）筛骨切迹：位于眶板交界处，由筛骨的筛骨板构成。

（18）额窦参见鼻旁窦。

5. 骨化核　膜内成骨。妊娠第二个月在子宫内开始出现左、右2个初级骨化中心。出生时在额缝处相连，6岁时融合，但可能会持续不融合，有些称为额骨缝。

（二）顶骨

顶骨见图 11-14。

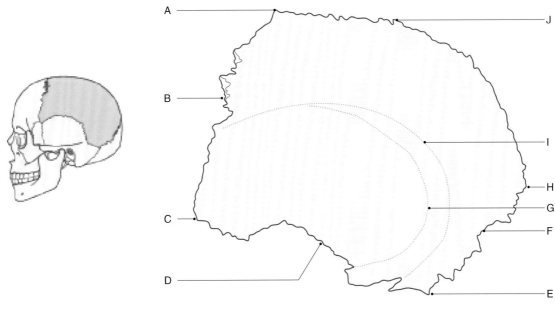

图 11-14　左顶骨外表面

A. 前角（前囟）；B. 前缘；C. 蝶骨角；D. 鳞缘；E. 乳突角；F. 枕缘；G. 颞下线；H. 枕骨角；I. 颞上线；J. 矢状缘

1. 类型　属于扁骨。

2. 位置　形成颅骨的侧面和顶部。

3. 连接　与对侧顶骨的矢状缘形成矢状缝；与额骨形成冠状缝的一部分；与枕骨构成了人字缝的一部分；与蝶骨、颞骨形成鳞片状缝状连接。

4. 主要解剖结构　顶骨整体呈四边形，有2个表面，4个边和4个角。

（1）外表面：凸面，有两条曲线，即上颞线和下颞线；为颞筋膜和颞肌的附着点。

（2）内表面：凹形，有容纳上矢状窦和脑膜血管的凹槽，有着蛛网膜颗粒压痕（颗粒小凹）。

（3）矢状缘：在上方。在中线处与相对的顶骨形成矢状缝。

（4）鳞缘：在下方。在鳞缝处与蝶骨和颞骨连接。

（5）前缘：在前方。与额骨形成冠状缝。

（6）枕缘：在后方。与枕骨形成人字缝。

（7）蝶骨角：在鳞缘和额缘的交界处；内有中脑膜血管额支的凹槽。

（8）枕骨角：位于枕缘和矢状缘的交界处，位于矢状缝和人字缝的交界处，因为它看起来像希腊语字母"Λ"，即对应的英文单词"lambda"。

（9）乳突角：位于枕缘和鳞缘的交界处。与颞骨的乳突部分相连接。

（10）前角：位于矢状缘和额缘的交界处，因此位于矢状缝和冠状缝的交界处，称为前囟。

5. 骨化核　膜内成骨。

通常为1个骨化中心（有时为2个）：妊娠第8周开始形成。

（三）枕骨

枕骨见图11-15。

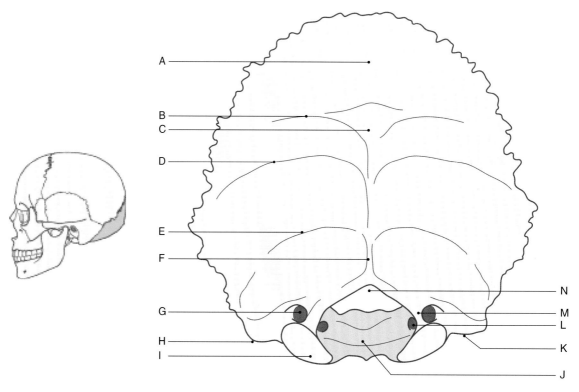

图 11-15　枕骨（外面观）

A.鳞部；B.最高项线；C.枕外隆凸；D.上项线；E.下项线；F.枕外嵴；G.髁管；H.颈静脉突；I.髁；J.基底部；K.颈静脉口；L.舌下神经管；M.髁窝；N.枕骨大孔

1. 类型　属于扁骨。

2. 位置　形成颅骨的后部。

3. 连接　枕骨髁与第一颈椎形成寰枕关节；鳞部、颞骨和顶骨的后缘形成人字缝。

4. 主要解剖结构　枕骨大孔内有延髓，副神经和椎动脉通过其中，可分为4个区域。

（1）鳞部：鳞状部分位于枕骨大孔后方，包括下面特征。

1）内表面：凹面，通过下面结构分为4个凹陷。

水平沟：内有横静脉窦；小脑幕窦附着于水平沟的边缘。

上矢状静脉窦沟：垂直方向，位于水平沟上方的；大脑镰附着于此处。

枕骨嵴：垂直方向，低于水平沟。

2）枕骨内隆凸：水平沟和垂直沟相交处。

3）外表面：凸面。

4）枕外嵴：枕骨大孔至枕外隆凸的中线结构。

5）枕外隆凸：枕骨大孔与枕骨上方间的中点。易于触及。颈韧带从这里延伸到第七颈椎。

（2）项线：枕骨的3对水平曲线提供肌肉附着点。

1）上项线：从枕外隆凸向外侧延伸。

2）最高项线：高于上项线的细线。

3）下项线：在上项线以下，从枕骨外嵴向外侧延伸。

（3）基底部：位于枕骨大孔的前方。

1）咽结节：位于枕骨大孔前1cm处的下表面，位于中线；为咽喉提供附着点。

2）斜坡：位于上表面；从枕骨大孔的前缘向上向前延伸到蝶骨鞍背；为覆膜和顶端韧带的提供附着点。

（4）外侧（髁）部：位于枕骨大孔的两侧。

1）枕髁：位于枕骨大孔两侧的下表面，并与寰椎（C_1）连接。

2）舌下神经管：位于枕骨大孔边缘枕髁的上方；内有舌下神经和咽升动脉的脑膜支走行。

3）髁窝：位于枕髁后方；当头部伸展时容纳寰椎的上关节面。

4）颈静脉突：枕髁外侧。

5）颈静脉切迹：在颈静脉突上，形成颈静脉孔的后侧。

6）颈静脉结节：上表面，舌下神经管上方。

5. 骨化核　膜内成骨。

初级骨化中心

1）鳞部：4个中心。

2）外侧（髁）部：2个中心（每侧1个）。

3）基底部：1个中心。妊娠第6周到3个月之间出现。在4～6岁时完全融合。

（四）颞骨

颞骨见图11-16，图11-17。

1. 类型　不规则骨。大致呈"T"形。

2. 位置　构成颅骨的侧面和颅骨底部的一部分。

3. 连接　下颌窝与下颌骨头形成颞下颌关节；鳞部与顶骨形成鳞状缝，与枕骨形成人字缝的一部分；与蝶骨大翼形成蝶鳞缝；与颧骨相连接。

4. 主要解剖结构

（1）鳞部：薄而平。构成颞骨的前上部和颅骨的外侧部分（太阳穴）。

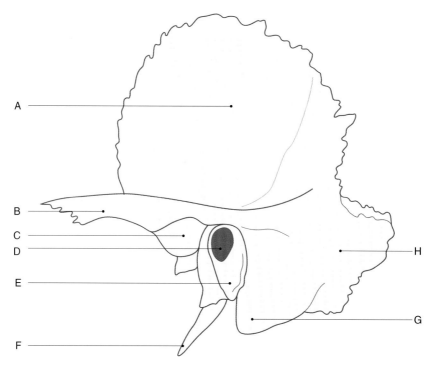

图 11-16　左侧颞骨（外侧 / 侧面观）

A.鳞部；B.颧突；C.下颌窝；D.外耳道；E.鼓板；F.茎突；G.乳突；H.乳部

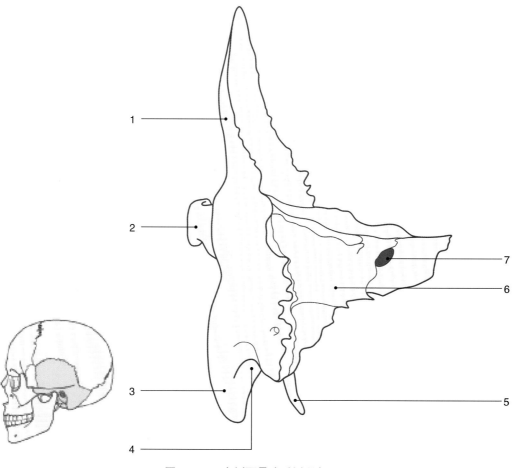

图 11-17　左侧颞骨（后侧观）

1.鳞部；2.颧突；3.乳突；4.乳突切迹；5.茎突；6.岩部；7.内耳道

1）颞骨面：构成颞窝的一部分。

2）颧突：与颧骨连接，形成下颌窝和颧弓（颧骨的突起）。

3）下颌窝：与颞下颌关节的关节盘相连。它的后部并非关节结构。

（2）乳部：构成颞骨的后方。

1）乳突：包含乳突气室，大小因人而异。在耳垂后面容易触摸到。有颈部肌肉附着。

2）乳突切迹：在乳突的内侧。

（3）鼓室部：位于乳突的前方，鳞部的下方。构成了耳道的一部分。

1）外耳道：主要位于鼓室部；延伸到鼓膜（耳膜），形成中耳的边界。

2）茎乳孔：位于乳突和茎突之间，承载茎乳动脉和面神经。

3）茎突：像象牙一样，位于乳突的前面，为茎突舌骨韧带及舌和颈部的其他韧带肌肉提供附着点。

（4）岩部：三角形，位于蝶骨和枕骨之间水平状部分，与颞骨的其他部分约成90°，并构成颅底的一部分。包含中耳和内耳。

1）前表面：形成颅中窝底部的一部分。

2）后表面：形成颅后窝的前面。

3）顶点：形成破裂孔的后外侧边界。

4）内耳道：位于岩部的后表面，承载面神经和听神经。

5）颈动脉管：位于岩部的下表面，承载颈内动脉。

6）颈静脉窝：位于颈动脉管口的后方，与枕骨的颈静脉切迹形成颈静脉孔，有颈内静脉、舌咽神经、迷走神经和副神经走行。

（5）中耳：位于外耳道和内耳之间；包含3个听小骨。

1）锤骨：锤状；与鼓膜（耳膜）接触。

2）砧骨：砧状；位于锤骨和镫骨之间。

3）镫骨：马镫形；位于中耳和内耳的交界处。身体中最小的骨。

（6）内耳：位于中耳内侧，颞骨岩部内。

1）骨迷路：包含听觉和平衡器官。

2）前庭：空腔的中心部分，大致呈椭圆形。

3）半规管：上管、后管和侧管；位于前庭的后上方。

4）耳蜗：蜗牛壳状；位于前庭的前方。

5.骨化核 部分来源于膜内成骨，部分来源于软骨成骨。

（1）鳞部：1个中心。

（2）岩部和乳部：多达14个中心。

（3）鼓室部分：1个中心。

（4）茎突：2个中心。

（5）骨化中心出现时间从妊娠第2个月到出生。到青春期后融合。

6.颞骨的影像学表现 见图11-18，图11-19。

（五）蝶骨

蝶骨见图11-20，图11-21。

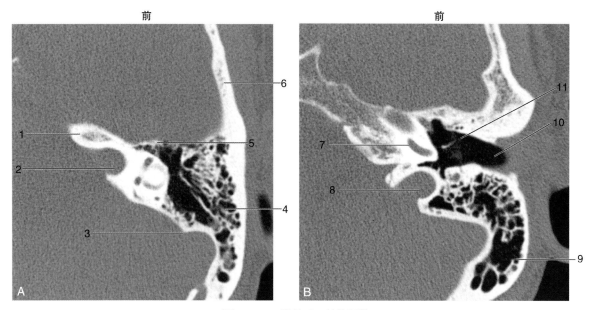

图 11-18　颞骨 CT 轴位图像

A. 岩部上层面；B. 岩部下层面

1. 岩尖；2. 内耳道；3. 岩部后表面；4. 乳突气室；5. 岩部前表面；6. 鳞部颞面；7. 岩部骨迷路；8. 颈静脉孔；9. 乳突（含气室）；10. 外耳道；11. 鼓膜（隐约可见）（引自：STATdx © Elsevier，2022）

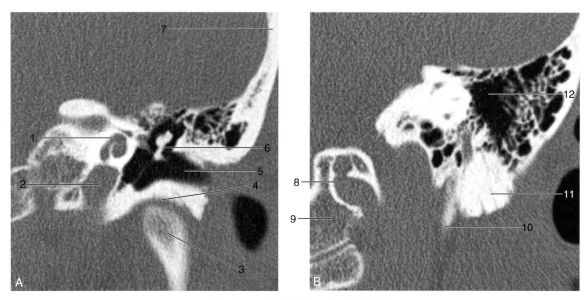

图 11-19　左侧颞骨 CT 冠状位影像

A. 岩部前部；B. 岩部后部

1. 岩部的骨迷路；2. 颈动脉管；3. 下颌骨的头部；4. 下颌窝（颞下颌关节）；5. 外耳道；6. 锤骨（中耳）；7. 颞骨的鳞部；8. 舌下神经管（枕骨）；9. 枕髁；10. 茎突；11. 乳突；12. 乳突气室（引自：STATdx © Elsevier，2022）

👁 **拓展知识**

　　在颞窝内，颅骨（太阳穴）侧面的浅凹陷是颞骨、额骨、顶骨和蝶骨交汇处的 H 形点，称为翼点。翼点在临床上很重要，因为它是颅骨最薄弱的部分，覆盖在脑膜中血管外。直接或间接的创伤会使该区域骨折并损伤血管，导致硬膜外血肿（大脑和颅骨之间的出血）。

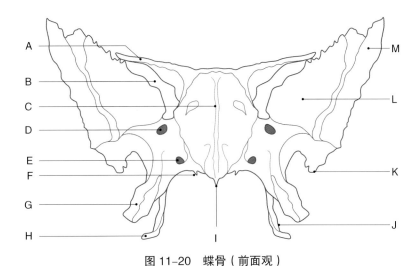

图 11-20 蝶骨（前面观）

A. 小翼；B. 眶上裂；C. 蝶骨嵴；D. 圆孔；E. 卵圆孔；F. 鞘突；G. 翼外板；H. 翼钩；I. 蝶嘴；J. 翼内板；K. 蝶骨棘；L. 眶面；M. 颞面

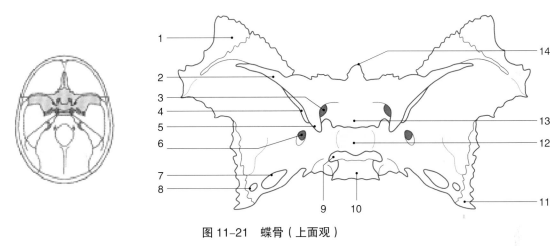

图 11-21 蝶骨（上面观）

1. 大翼；2. 小翼；3. 视神经管（孔）；4. 眶上裂；5. 前床突；6. 圆孔；7. 卵圆孔；8. 棘孔；9. 后床突；10. 鞍背；11. 蝶骨棘；12. 蝶鞍；13. 鞍结节；14. 筛骨棘

1. 类型 不规则骨，含有大量突起和孔。

2. 位置 形成颅底的中间部分，位于额骨、颞骨、顶骨和枕骨之间。

3. 连接 与所有颅骨和犁骨、筛骨、枕骨、额骨、颧骨和顶骨连接。蝶骨大翼与颞骨形成蝶鳞骨缝。

4. 主要解剖结构 蝙蝠形状，由 1 个体部、2 对翅膀（较大和较小）和 2 个翼突组成。

（1）体部：蝶骨的中间部分，立方体形。

1）上表面：与筛骨连接。

2）视神经管（孔）：视神经上表面的外侧部分。

3）鞍结节：位于视神经管后方，形成蝶鞍的前边界。

4）蝶鞍：位于鞍结节后方。"U"形，翻译为"土耳其鞍"，容纳脑垂体。

5）鞍背：蝶鞍的后部。

6）斜坡：在鞍背的后面，与枕骨的斜坡相连。

7）中间床突：鞍结节的向侧方的延伸。

8）前床突：中间床突的外侧。

9）外侧面：与体部和蝶骨大翼连接。

10）颈动脉沟：高于侧面；承载着颈内动脉和海绵窦。

11）前表面：与筛骨连接。

12）蝶骨嵴：在前表面；形成鼻中隔的一部分。

13）蝶窦：在体部内。

14）下表面：①蝶骨嵴，中线突起，与犁骨相连；②鞘突，位于蝶嘴两侧的突起。

（2）蝶骨大翼：蝶骨体部两侧的两个大的突起，形成颅底的前外侧和脑颅侧壁的一部分。

1）蝶鳞缝：大翼和颞骨鳞部之间的连接处。

2）大脑面：构成颅中窝的一部分；有3个孔。①圆孔：在前内侧表面，有上颌神经走行；②卵圆孔：圆孔的后外侧，有下颌神经和副脑膜动脉走行；③棘孔：卵圆孔的内侧，有脑膜中动脉和下颌神经的脑膜支走行。

3）眼眶面：形成眼眶的后侧壁。

4）下眶裂的后外侧边缘：构成眼眶的后外侧面。

5）眶上裂的外侧边缘：构成眼眶的内侧面。

6）破裂孔的前缘：由大翼与体部连接处的后缘形成。

（3）蝶骨小翼：较小的三角形骨板，从体部的上表面向外突出，位于大翼的前外侧。构成颅底和眼眶后部的一部分。

1）上表面：支撑部分大脑额叶。

2）下表面：构成眼眶顶部的一部分。

3）上眶裂的上缘：由小翼的下表面形成。

4）视神经管：在小翼和体部的连接处。

5）眶上裂：承载动眼神经、滑车神经、展神经、三叉神经分支和脑膜中动脉。

（4）翼状突起：蝶骨大翼和体部交界处下方的翼状突起，为下颌的肌肉提供附着点。

1）翼外板：扁平的骨板。

2）翼内板：位于翼外板的内侧，且又窄长。

3）翼钩：翼内板尖端钩状突起。

4）翼切迹：翼外板和翼内板的接合部。

5.骨化核　部分膜内成骨，部分起源于软骨成骨。①蝶骨的前面：6个中心；②蝶骨的后部：8个中心，妊娠第8周出现骨化中心，约1岁时各骨化中心的融合。

（六）筛骨

筛骨（图11-22）翻译过来就是"筛子"，因为里面有许多空腔和小孔。在鼻腔结构中起着重要作用。

1.筛板　水平位，位于额骨的筛骨切迹中，形成鼻腔的顶部。

（1）鸡冠突：三角形，在筛板的中线向上突起，为大脑镰附着点。

（2）筛孔：在筛板上，有嗅觉神经丝穿行。

2.垂直板　位于中线并垂直于筛板；向下方突出形成鼻中隔的上部。

3.筛骨迷路（团）　位于垂直板的两侧。

（1）筛窦气室：在筛骨迷路内。

（2）眶板：形成眼眶的内侧壁。

（3）中板：形成鼻腔的外侧壁。

（4）上鼻甲：筛板上的薄骨板。

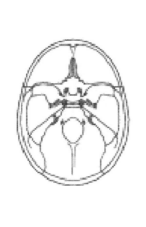

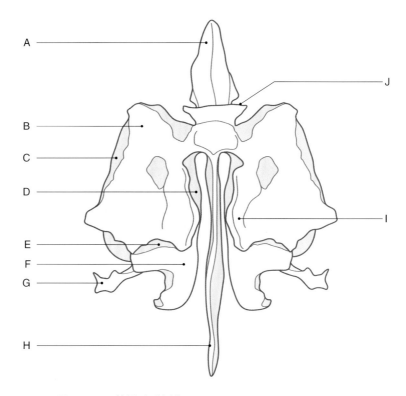

图 11-22　筛骨（后侧）

A.鸡冠突；B.筛骨迷路；C.眶板；D.中板；E.上鼻道；F.中鼻甲；G.钩突；H.垂直板；I.上鼻甲；J.筛板

（5）中鼻甲：参见鼻腔。

（6）上鼻道：上鼻甲和中鼻甲之间的间隙。

（7）中鼻道：中鼻甲和下鼻甲（这是一块单独的骨头，不是筛骨的一部分）之间的间隙。

4.骨化核　软骨成骨。

（1）垂直板：骨化中心，出生后第一年出现。

（2）迷路：2个骨化中心（每个迷路各1个），妊娠第4个月出现，2岁时骨化中心融合。

骨折

 拓展知识

在考虑颅骨创伤和骨折时，必须考虑内部脑组织和血管损伤。因此，颅脑横断面成像，特别是 CT，被认为是首选检查方式。

1.颅骨骨折（图 11-23，图 11-24）

通常为纵向或凹陷型骨折。几乎总是伴随着头皮的血肿，往往被描述为"沼泽样"肿胀。

病因：对头部的直接打击，如钝器。

治疗：非手术治疗，如骨折移位可行手术复位；需要治疗潜在的内部伤。

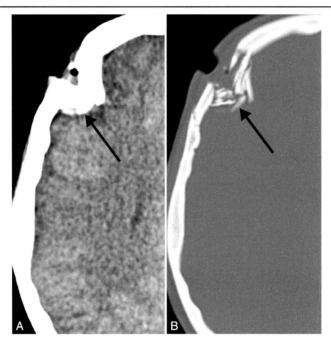

图 11-23　粉碎性凹陷性颅骨骨折 CT 轴位影像

A. 脑窗；B. 骨窗。该患者被锤子击打，下方的脑组织未见明显损伤（引自：STATdx © Elsevier，2022）

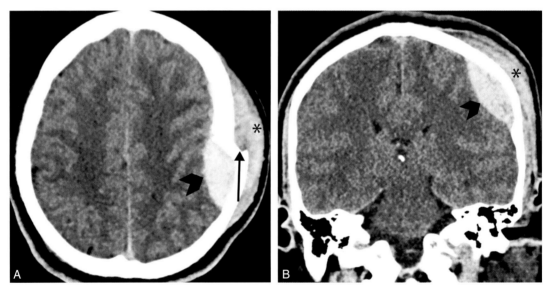

图 11-24　凹陷性颅骨骨折伴硬膜外血肿 CT 影像

A. 轴位；B. 冠状位。颅骨凹陷骨折（长箭头）和硬膜外血肿（短箭头），血肿呈典型的双凸透镜状，提示血液积聚在颅骨和脑膜外层之间。注意：表层头皮肿胀（＊）（引自：STATdx Elsevier，2022）

2. 颅底骨折

累及颅前窝（额骨、筛骨、前蝶骨及鼻窦）、颅中窝（包括蝶骨大翼及蝶骨窦）或颅后窝（枕骨及颞骨岩部）。常伴随面部损伤或其他颅骨骨折，并有软组织损伤，包括脑挫伤和血肿、神经血管损伤、脑脊液漏和颅内积气。

病因：道路交通事故和跌倒。

治疗：治疗颅内损伤比治疗骨折更重要。

病理

颅骨比较常见的病变是多发性骨髓瘤和 Paget 病（图 11-25）。

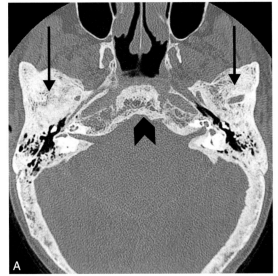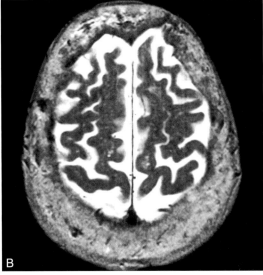

图 11-25　颅骨 Paget 病轴位 CT 和 MRI T₂WI

A. 轴位 CT；B. MRI T₂WI。可见颞骨（长箭头）、蝶骨（短箭头）和广泛颅骨的增厚及硬化（引自：STATdx©Elsevier，2022）

三、面颅骨

（一）上颌骨

成对的 2 块上颌骨（图 11-26）构成了整个上颌、部分眼眶、鼻腔的侧壁和底部及硬腭的大部分。

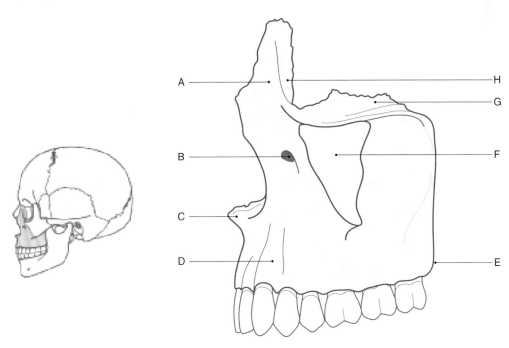

图 11-26　左上颌骨（侧面观）

A. 额突；B. 眶下孔；C. 前鼻棘；D. 犬齿隆起；E. 上颌结节；F. 颧突；G. 眶面；H. 鼻泪沟

1. 类型　成对的不规则骨。

2. 位置　上颌骨在上眼眶和下口腔之间。

3. 连接　与面部的每块骨头均有连接（除了下颌骨）；如对侧的上颌骨、腭骨、泪骨、颧骨、鼻骨、筛骨、额骨、下鼻甲、犁骨和上牙。

4. 主要解剖结构　每块上颌骨都有体部和 4 个突起。

（1）体部：金字塔形，有 4 个表面封闭上颌窦。

1）前表面：朝向前方和侧面。①切牙窝：切牙上方的凹陷；②犬齿窝：犬齿上方的凹陷；③犬齿隆起：在两个窝之间；④眶下孔：犬齿窝上方；走行眶下血管和神经；⑤前鼻棘：两块上颌骨体部连接处的尖突。

2）颞下表面：凸面，位于侧面。

上颌结节：位于第三磨牙（上颌第 8 颗）根部的后侧。

3）眶面：构成眶底部的一部分。①泪切迹：在眼眶表面的内侧边界上；②眶下裂：前缘由眶面后缘形成；③眶下管：眶下孔的延伸。

4）鼻面：形成鼻腔壁。①上颌窦裂孔：位于鼻面后部的开口，通向上颌窦；②鼻甲嵴：前方的斜嵴，与下鼻甲骨相连。

（2）颧突：与颧骨横向连接。

（3）额突：与筛骨、额骨、鼻骨和泪骨连接；形成鼻腔侧壁的一部分。

（4）牙槽突：与上颌齿形成关节。

（5）腭突：构成鼻腔底部的一部分，也是口腔的顶部。连同其他腭突，形成了 3/4 的硬腭。

（6）鼻切迹：在两块上颌骨的交界处有 1 个凹槽，用以与犁骨相连。

5. 骨化核　膜内成骨。3 个初级骨化中心；1 个位于体部；2 个位于牙槽突和腭突；妊娠第 6～7 周出现；骨化中心在妊娠第 3 个月时融合；2 块上颌骨在出生前融合，它们之间的缝隙一直持续存至中年。

👁 拓展知识

通常情况下，两块上颌的腭突在宫内就会融合，如果没有发生融合，则发生腭裂，即口腔和鼻腔之间的异常连接，与上唇裂有关。

（二）颧骨

颧骨见图 11-27。

1. 类型　为成对的不规则骨。

2. 位置　形成骨性面颊和部分眼眶的侧壁和底部。

3. 连接　与上颌骨、颞骨、额骨和蝶骨相连接。

4. 主要解剖结构　呈四边形；每块颧骨都有 3 个面、5 个边和 2 个突起。

（1）侧面：凸面，向侧面和前方突出。有走行神经 / 血管的颧面孔。

（2）颞面：凹面，向内侧和向后突出。与上颌骨相连。

（3）眶面：凹面，构成眶底和侧壁的一部分。

（4）眶缘：凹形，形成眼眶的下方和侧方边界。

（5）上颌边界：通过颧上颌与上颌骨相连接。

（6）颞缘：上凸下凹，为额突的后边界和颞突的上边界。

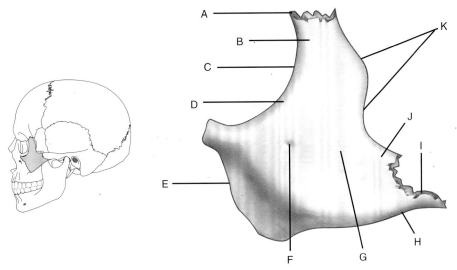

图 11-27　左侧颧骨侧表面

A. 颧额缝；B. 额突；C. 眶面；D. 眶缘；E. 上颌边界（形成颧上颌缝）；F. 颧面孔；G. 外侧面；H. 后下缘；I. 颞颧缝；J. 颞突；K. 颞缘
（引自：MOSBY'S DICTIONARY OF MEDICINE, NURSING & HEALTH PROFESSIONS, Eleventh Edition，2022）

（7）后内缘：与下方的上颌骨和上方的蝶骨连接。为咬肌提供附着点。

（8）后下缘：形成颞突的下面。

（9）额突：与额骨及蝶骨相连接。

（10）颞突：与颞骨相连接，共同形成颧弓，即脸颊上突出的部分。

5. 骨化核　通常只有 1 个初级骨化中心。妊娠第 8 周出现。

（三）腭骨

腭骨见图 11-28。

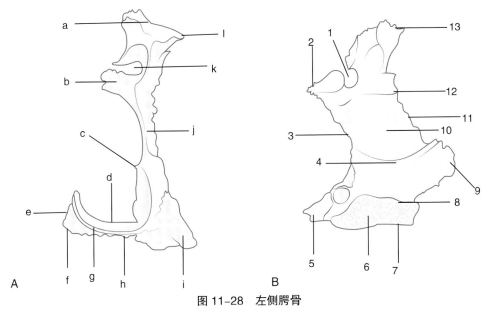

图 11-28　左侧腭骨

A. 正面观；B. 侧面观

a. 眶面；b. 蝶骨面；c. 鼻甲嵴；d. 鼻面水平板；e. 水平板的内侧缘；f. 鼻后棘（连接悬雍垂）；g. 水平板；h. 腭骨水平板；i. 锥突；j. 垂直板；k. 蝶腭切记；l. 眶突；1. 蝶腭切迹；2. 蝶突；3. 垂直板后缘；4. 鼻甲嵴；5. 锥突；6. 水平板；7. 水平板腭面；8. 腭板鼻面；9. 上颌突；10. 垂直板；11. 垂直板前缘；12. 筛嵴；13. 眶突

1. 类型　成对的不规则骨。

2. 位置　位于鼻腔和口腔后部，形成硬腭的后 1/3 及眼眶的一小部分。

3. 连接　与上颌骨、下颌骨、犁骨、下鼻甲、蝶骨和筛骨相连接。

4. 主要结构　骨骼呈"L"形，每块都有 1 个水平和垂直的骨板。

（1）水平板：形成硬腭的一部分，有 2 个面和 4 个边。

1）鼻面：形成鼻腔底部的一部分。

2）腭面：形成骨（硬）腭的后部。

3）后缘：有一个尖的内侧端，形成后鼻棘，为悬雍垂的附着点。

4）前缘：与上颌骨相连接。

5）外侧缘：与水平板和垂直板融合。

6）内侧缘：与另一腭骨相连接，形成鼻嵴的后部。

（2）垂直板：有 2 个面和 4 个边。

1）鼻腔面：形成鼻腔下鼻道的一部分，有两个嵴。①鼻甲嵴：与下鼻甲骨相连接；②筛嵴：与筛窦的中鼻甲相连接；③中鼻道：位于两棘之间的空隙。

2）上颌面：与上颌骨相连（沿垂直板的前边界）形成上颌窦内侧壁的一部分。

3）前缘：薄而不规则，形成上颌窦的一部分。

4）后缘：与蝶骨翼突内侧板相连接。

5）上缘：有两个大的突起。①眶突：与上颌骨和筛骨相连接；形成部分眶底和眶下裂。②蝶骨突：与蝶骨相连；形成鼻腔顶部和侧壁的一部分。③蝶腭切迹：位于 2 个突起之间。

6）下缘：与水平板的侧面融合。

锥突：位于水平板和垂直板交界处的下边界内侧；与上颌骨和蝶骨相连接。

5. 骨化核　膜内成骨。于水平板和垂直板交界处出现唯一初级骨化中心，妊娠第 8 周出现。

（四）鼻骨

鼻骨见图 11-29。

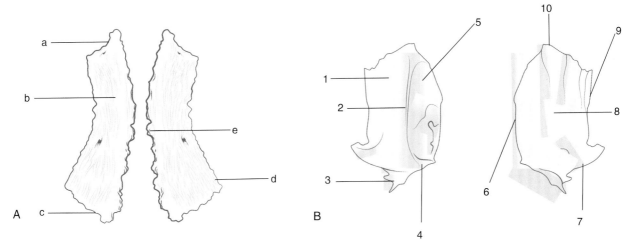

图 11-29　鼻骨、右泪骨

A. 鼻骨前面观；B. 右泪骨外侧观和内侧观

a. 上缘（与额骨相连接）；b. 外表面；c. 下缘（接鼻中隔）；d. 外侧缘（连接上颌骨）；e. 内侧缘（鼻中缝）；1. 外侧（眶）面；2. 泪前嵴；3. 降突；4. 泪骨钩；5. 泪囊窝；6. 前缘（与上颌骨相连接）；7. 下缘（连接上颌骨）；8. 内侧（鼻）面；9. 后缘（连接筛骨）；10. 上缘（连接额骨）

1. 类型　属于成对的扁骨。

2. 位置　形成鼻梁（鼻的大部分结构是软骨）。

3. 连接　与额骨、上颌骨、筛骨及对侧鼻骨相连接，为鼻中隔软骨的延续。

4. 主要结构　鼻骨有 2 个表面和 4 个边缘。

（1）外表面：上面凹陷，下面凸起；像卷轴一样。

（2）内表面：有筛前神经沟。

（3）上缘：在鼻部与额骨相连接。

（4）下缘：与鼻中隔软骨相连接。

（5）外侧缘：与上颌骨相连接。

（6）内侧缘：在鼻中缝处与筛骨、额骨和对侧鼻骨相连接。

5. 骨化核　膜内成骨。1 个初级骨化中心，妊娠第 3 个月出现。

👁 拓展知识

鼻骨骨化的缺失与唐氏综合征有关。可通过产前超声进行筛查。

（五）泪骨

1. 类型　成对的不规则骨。类似指甲的形状和大小，是最小的面部骨。

2. 位置　位于眶内壁上。

3. 连接　与上颌骨、筛骨、额骨和下鼻甲相连接。

4. 主要结构　具有 2 个面和 4 个缘。

（1）外侧面或眶面：被后方的垂直泪嵴分割。

（2）泪囊窝：位于嵴和上颌骨相连处；形成鼻泪管的一部分。

（3）泪骨钩：嵴尾端的钩形结构。

（4）降突：用于连接下鼻甲。

（5）内侧面或鼻面：形成鼻腔的中间鼻道，与筛骨相连接。

（6）前缘：与上颌骨相连接。

（7）后缘：与筛骨相连接。

（8）上缘：与额骨相连接。

（9）下缘：与上颌骨相连接。

5. 骨化核　膜内成骨。有 1 个初级骨化中心，妊娠第 12 周出现。

（六）下鼻甲（鼻甲）

下鼻甲（鼻甲）见图 11-30。

1. 类型　属于成对的不规则骨。

2. 位置　紧贴鼻腔的外侧壁，在筛骨的上鼻甲和中鼻甲下方。凸向鼻腔。

3. 连接　与上颌骨、筛骨、腭骨和泪骨相连接。

4. 主要结构　每块骨有 2 个面，2 条缘和 2 个端。

（1）内侧面：凸面，含有许多血管的凹槽和孔。

（2）外侧面：构成下鼻道的一部分。

（3）上缘：薄而不规则，中间出现 3 个骨突。

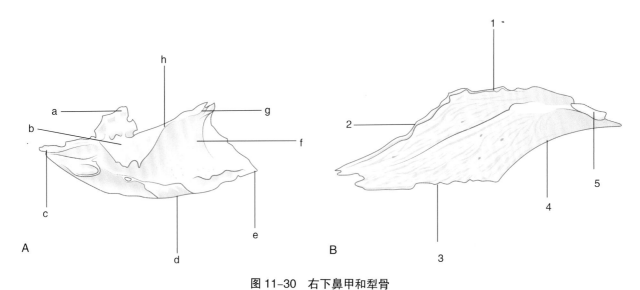

图 11-30　右下鼻甲和犁骨

A. 右下鼻甲外侧观；B. 犁骨左侧观

a. 筛突；b. 上颌突；c. 后端（与腭骨连接）；d. 下缘；e. 前端（与上颌骨连接）；f. 外侧面（下鼻道）；g. 泪突；h. 上缘；1. 上表面 / 缘（与蝶骨和腭骨连接）；2. 前缘（与筛骨和鼻中隔软骨连接）；3. 下缘（与上颌骨和腭骨连接）；4. 后缘；5. 翼

1）泪突：形成鼻泪管的一部分。

2）筛突：与筛骨相连接。

3）上颌突：形成上颌窦内侧壁的一部分。

（4）下缘：较厚，不与其他骨相连接，位于鼻腔内。

（5）骨末端：前面和后面均呈尖角状。

5. 骨化核　软骨内成骨。有 1 个初级骨化中心，妊娠第 5 个月出现。

（七）犁骨

1. 类型　属于扁骨。四边形，呈"犁"形。

2. 位置　形成骨性鼻中隔的后下部分。

3. 连接　与上颌骨、蝶骨、筛骨和腭骨以及鼻中隔软骨相连接。

4. 主要结构　犁骨有 2 个表面和 4 个缘。

（1）上面：有血管和神经的小凹槽。

（2）下面：有血管和神经的小凹槽。

（3）上缘：厚，有一条深的纹路。

（4）翼：上缘的延续；与蝶骨和腭骨连接。

（5）下缘：与上颌骨的鼻嵴和腭骨连接。

（6）前缘：向前下方倾斜，与筛骨和鼻中隔（软骨部分）连接。

（7）后缘：厚且向上方分叉，下部薄。分隔鼻腔后方的后鼻孔。不与其他骨连接。

5. 骨化核　膜内成骨。有 2 个初级骨化中心；分为左、右侧薄板，妊娠第 8 周出现，在青春期融合。

6. 面部骨骼的影像学表现　见图 11-31，图 11-32。

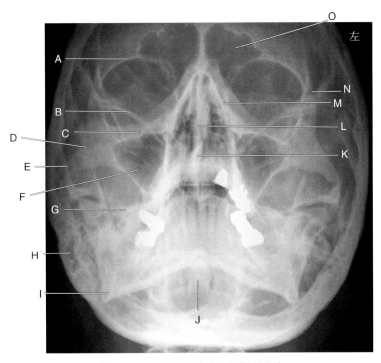

图 11-31 面部骨骼（枕颏投影位）

A.眶上缘；B.蝶骨小翼；C.眶下缘的眶下孔；D.颧骨；E.颧弓；F.上颌窦；G.颞骨岩部；H.乳突气室；I.下颌角；J.齿状突（C₂）；K.犁骨；L.筛骨垂直板；M.鼻骨；N.额颧缝；O.额窦（引自：Bruce, Merrill's Atlas of Radiographic Positioning； Procedures： Volume Two, 14e, Elsevier）

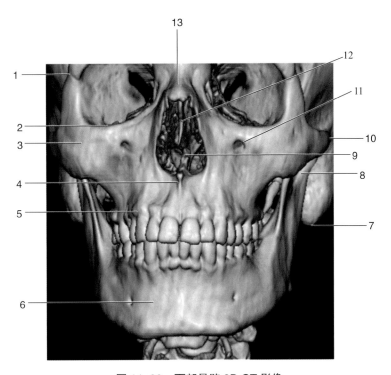

图 11-32 面部骨骼 3D CT 影像

1.额颧缝；2.眼眶下缘；3.颧骨；4.上颌骨的前鼻棘；5.上颌骨牙槽嵴上的犬齿隆起；6.下颌骨；7.颞骨乳突；8.下颌骨髁突；9.犁骨；10.颧弓；11.眶下孔；12.筛骨垂直板；13.鼻骨（引自：STATdx©Elsevier，2022）

骨折

1. 鼻骨骨折

鼻骨骨折为最常见的面部骨折。可能是孤立的或合并其他更复杂的损伤。通常临床诊断不需要影像学检查，除非怀疑有其他相关损伤。

病因：直接打击，如拳击伤。

治疗：非手术治疗，有移位时需手法复位。

2. 颧上颌复合体（ZMC）骨折（图11-33）

以前被称为三脚架骨折，包括3个结构：颧弓、额颧缝和上颌窦壁。通常超过3处骨折，所以现在称为ZMC骨折。

病因：对面颊部的直接打击，如拳击伤。

治疗：手术复位和固定。

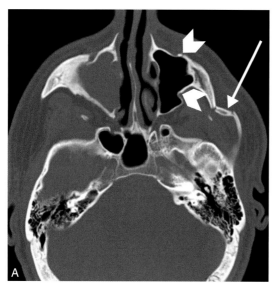
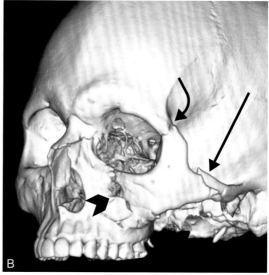

图11-33　颧上颌复合体（ZMC）骨折CT影像

A. 轴位；B. 三维。颧弓骨折（长箭头）、上颌窦壁骨折（短箭头）和眶侧壁骨折（弯曲箭头）（引自：STATdx©Elsevier，2022）

3.Fort骨折（图11-34）

涉及面部骨和蝶骨翼状板的骨折分类，导致上颌骨与颅骨的其余部分分离。多为复杂和双侧损伤，并伴有颅内和眼眶损伤。

病因：面部钝性外伤，如道路交通伤或人身攻击。

治疗：手术复位和固定。

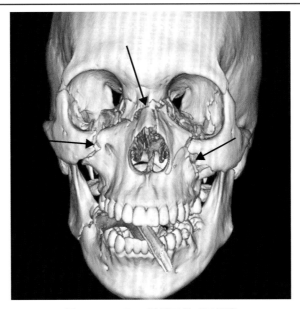

图 11-34 Fort 骨折三维 CT 影像

脸部多处骨折导致上颌骨分离（引自：STATdx©Elsevier，2022）

（八）眶腔

1. 构成眶腔（图 11-35）的骨骼 眶腔包含眼球，连接眼球的肌肉、神经和血管及泪腺。

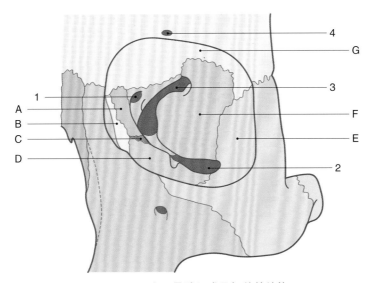

图 11-35 左眶骨骼组成及相关的结构

A. 筛骨（眶板）；B. 泪骨（眶面）；C. 腭骨（眶突）；D. 上颌骨（眶面）；E. 颧骨（眶面及眶缘）；F. 蝶骨（大翼和小翼）；G. 额骨（眶上缘及眶板）；1. 视神经管（视神经孔）；2. 眶下裂；3. 眶上裂；4. 眶上孔（切迹）

（1）蝶骨：大翼和小翼。

（2）颧骨：眶面和边缘。

（3）筛骨：眶板。

（4）腭骨：眶突。

（5）额骨：眶上缘和眶板。

（6）泪骨：眶面。

（7）上颌骨：眶面。

2. 眶腔的特点

（1）眶上裂：走行动眼神经、滑车神经、展神经、三叉神经眼支和眼静脉。

（2）眶下裂：走行上颌神经。

（3）眶上孔（或切迹）：走行眶上血管和神经。

（4）视神经孔：视神经管的开口。

（5）视神经管：走行视神经和眼动脉。

（6）眶下沟：眶下神经穿过眶下管到达眶下孔之前走行的沟。

（7）泪沟：泪囊位于其中。

（8）鼻泪管：鼻泪管从泪腺走行到鼻腔。

3. 眶腔的影像学表现　见图 11-36 ～图 11-38。

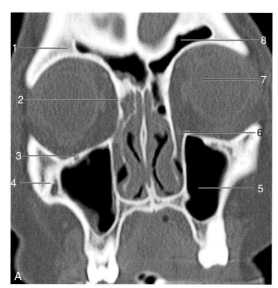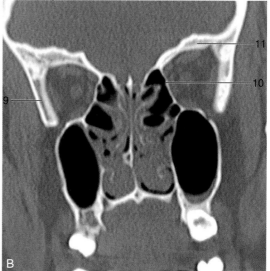

图 11-36　眶腔冠状位 CT 影像

A. 眶前部；B. 眶中部

1. 额骨（眉弓）；2. 泪骨；3. 眶下管；4. 颧骨；5. 上颌窦；6. 鼻泪管；7. 眼球；8. 额窦；9. 颧骨；10. 筛骨（眶板）；11. 额骨（眶板）（引自：STATdx©Elsevier，2022）

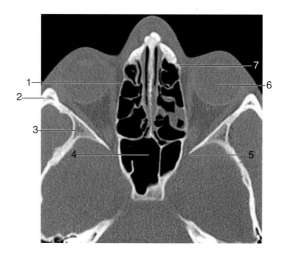

图 11-37　眶腔 CT 轴位影像

1. 筛骨（眶板）；2. 颧骨；3. 蝶骨（大翼）；4. 蝶窦；5. 眶上裂；6. 眼球；7. 泪骨（引自：STATdx©Elsevier，2022）

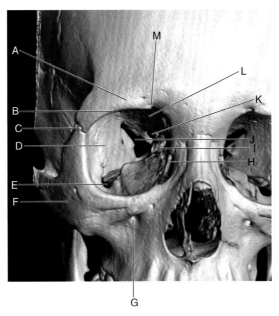

图 11-38 眶腔 3D CT 影像

A. 额骨；B. 眶上缘；C. 额颧缝；D. 蝶骨大翼；E. 眶下裂；F. 颧骨；G. 眶下孔；H. 泪骨；I. 筛骨（眶板）；J. 眶上裂；K. 视神经管；L. 蝶骨小翼；M. 眶上切迹（引自：STATdx©Elsevier，2022）

骨折

爆裂骨折（图 11-39）

眶底或内侧壁骨折，导致眶内软组织结构突出至上颌窦或筛窦。典型的是下直肌下降到上颌窦并嵌顿在骨折中，患者不能向下看。影像学中形成了典型的"泪滴"标志。

病因：直接打击眼眶，如殴打或球类撞击使眶腔压力增加导致眼眶和眶底骨折。

治疗：手术重建。

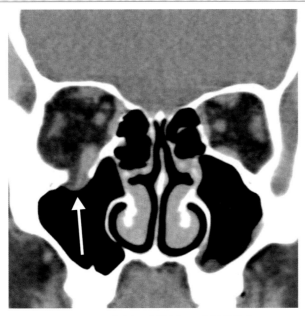

图 11-39 右侧眶底骨折 CT（冠状位）

眶底骨折导致下直肌突出进入上颌窦（箭头），形成经典的"泪滴"标志（引自：STATdx©Elsevier，2022）

（九）鼻腔

为大的拱形结构形成呼吸道的上部。形状不规则（图 11-40，图 11-41）。

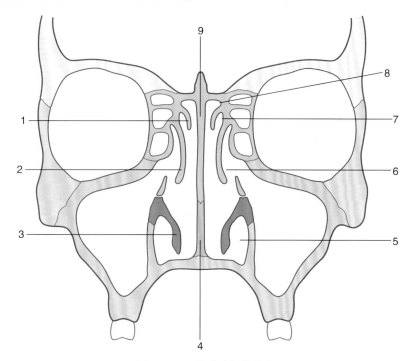

图 11-40　鼻腔（冠状位）

1.筛骨上鼻甲；2.筛骨中鼻甲；3.下鼻甲；4.犁骨；5.下鼻道；6.中鼻道；7.上鼻道；8.蝶筛隐窝；9.筛骨垂直板

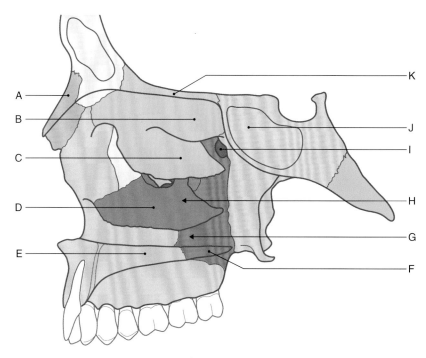

图 11-41　鼻腔（侧壁，矢状位）

A.鼻骨；B.筛骨上鼻甲；C.筛骨中鼻甲；D.下甲骨；E.上颌骨腭突；F.腭骨的水平板；G.下鼻道（腭骨为红色）；H.中鼻道；I.蝶筛隐窝；J.蝶窦；K.筛骨的筛状板

1. 顶部

（1）额骨和鼻骨的鼻中隔。

（2）筛骨的筛状板，多孔（含有嗅觉感受器）。

（3）蝶骨的主体。

2. 底板　形成口腔和鼻腔之间的分界线，由上颌骨的腭突（前部）和腭骨水平板（后部）组成。

3. 内侧壁　简称鼻中隔，将鼻腔分为左、右两部分，由犁骨、筛骨的垂直板、鼻中隔软骨组成。

4. 外侧壁　不规则，由上颌骨鼻面、腭骨垂直板、筛骨迷路、下鼻甲、鼻甲之间的空隙称为鼻道。

5. 鼻甲　鼻腔外侧壁上卷轴状的骨突。增加鼻腔的表面积，调控气流，调节吸入空气的温度和湿度。覆盖在鼻腔的黏膜可捕获微生物和外来颗粒。

（1）上鼻甲：筛骨的突起。

（2）中鼻甲：筛骨的突起。

（3）下鼻甲：为一块单独的骨。

（4）蝶筛隐窝：在上鼻甲的上后方，与蝶窦相通。

（5）上鼻道：位于上鼻甲和中鼻甲之间，与后筛窦相通。

（6）中鼻道：位于中鼻甲和下鼻甲之间，与前筛窦和中筛窦、额窦和上颌窦相通。

（7）下鼻道：位于下鼻甲下方，通过鼻泪管与眼眶相通。

6. 鼻腔的影像学表现　见图 11-42。

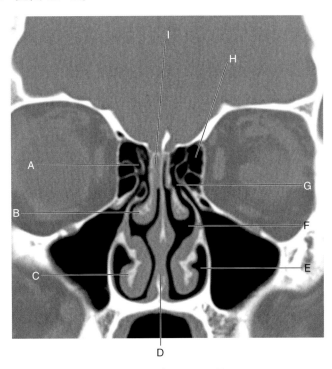

图 11-42　鼻腔 CT 冠状位

A. 上鼻甲；B. 中鼻甲；C. 下鼻甲；D. 犁骨；E. 下鼻道；F. 中鼻道；G. 上鼻道；H. 筛骨气室；I. 筛骨垂直板。注意：鼻腔内部贴附厚的黏膜，特别是中鼻甲和犁骨表面（引自：STATdx©Elsevier，2022）

（十）鼻旁窦

颅骨内充满空气的中空空间。鼻旁窦（图 11-43，图 11-44）由左、右 4 组组成，以所在的位置命名为上颌窦、额窦、筛窦（3 组）、蝶窦。

鼻窦内衬有黏膜，与鼻腔相连，在保护呼吸道免受微生物和微颗粒侵害方面起作用。

黏液通过小孔流入鼻腔。减轻头骨的重量。增强声音的共鸣。

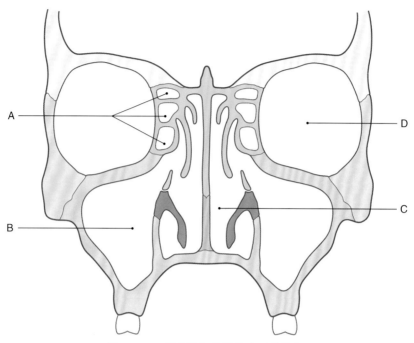

图 11-43　鼻窦及相关结构（冠状位）

A.筛窦；B.上颌窦；C.鼻腔；D.眼眶

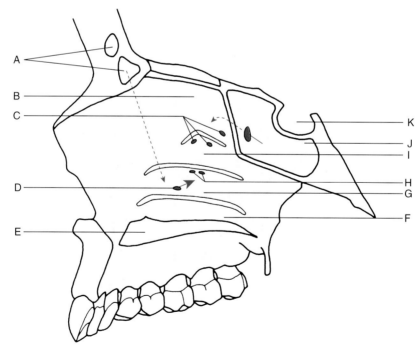

图 11-44　鼻窦及相关结构（矢状位）

箭头指示鼻窦引流方向。A.额窦；B.蝶筛隐窝；C.筛窦开口；D.上颌窦开口；E.硬腭；F.下鼻道；G.中鼻道；H.筛窦开口；I.上鼻道；J.蝶窦；K.蝶鞍（垂体窝）

1. 上颌窦

（1）形状：锥形腔隙。

（2）位置：位于鼻腔的两侧，在眶的下方，在上颌骨内。

（3）结构：最大的鼻旁窦。

1）基底：居中，由鼻腔的侧壁形成。

2）顶点：上外侧伸入上颌骨颧突。

3）底：在下方，由上颌骨的牙槽突形成。

4）顶：上层，由眼眶底板构成。

（4）连通：通过鼻窦口与中鼻道相通。

2. 额窦

（1）形状：不规则。

（2）位置：在额骨的中线，在鼻腔和眼眶的上方。在颅前窝前面，睫状弓的后面。

（3）结构：大小和形状因人而异。被中线附近的隔膜分开。

（4）连通：经额鼻管或筛管连接中鼻道。

3. 筛窦

（1）形状：许多小空洞，形状不规则。

（2）位置：位于眼眶内侧壁和鼻腔之间的筛骨迷路，位于颅前窝的下方。

（3）结构：分为前、中、后 3 组。

1）眶板：为筛窦和眶内侧壁之间的边界。

2）内板：为筛窦和鼻腔外侧壁之间的边界。

（4）连通

1）前组和中组：经蝶筛隐窝连通鼻腔上鼻耳甲上方。

2）后组：连通鼻腔上鼻道。

4. 蝶窦

（1）形状：呈骰子状。

（2）位置：在蝶鞍、脑垂体和下丘脑下方的蝶骨体中。在鼻腔和筛窦的上后方。

（3）连通：通过蝶筛隐窝连通鼻腔。

5. 鼻窦的影像学表现 见图 11-45 ～图 11-47。

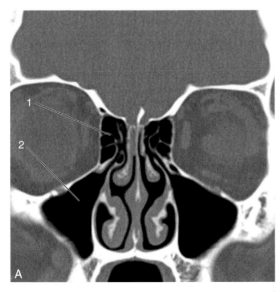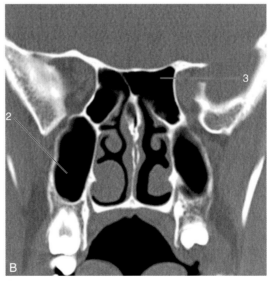

图 11-45 鼻窦 CT 冠状位

A. 前部；B. 后部

1. 筛窦；2. 上颌窦；3. 蝶窦（引自：STATdx©Elsevier，2022）

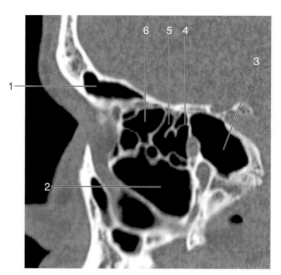

图 11-46　鼻窦 CT 矢状位

1. 额窦；2. 上颌窦；3. 蝶窦；4. 后筛骨气室；5. 中筛骨气室；6. 前筛骨气室（引自：STATdx©Elsevier，2022）

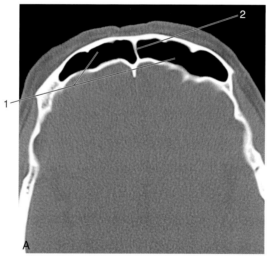

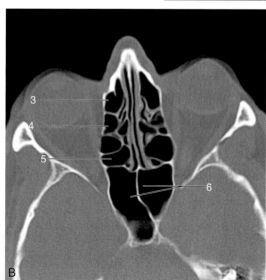
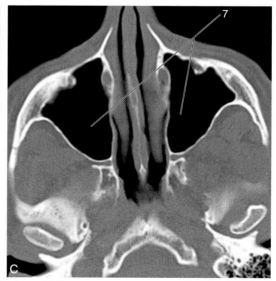

图 11-47　鼻窦 CT 轴位

A. 上部；B. 中部；C. 下部

1. 额窦；2. 额窦间隔；3. 前筛骨气室；4. 中筛骨气室；5. 后筛骨气室；6. 蝶窦；7. 上颌窦（引自：STATdx©Elsevier，2022）

👁 拓展知识

外伤或骨折后，鼻窦可能充血。由于重力作用，影像上液体聚集的位置取决于患者的体位。

相关疾病

鼻窦炎（图11-48）

由鼻窦黏膜炎症引起。表现为面部疼痛和压力感、流鼻涕和鼻塞。病因包括感染和炎症；可为慢性或急性。影像学表现为黏膜增厚、液面增多和窦壁硬化（慢性炎症时）。

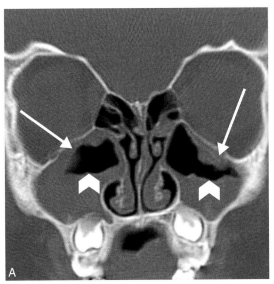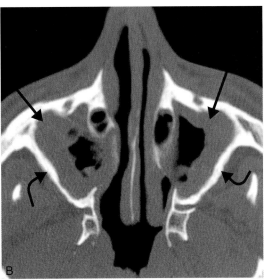

图11-48 慢性鼻窦炎CT

A.冠状位；B.轴位。可见黏膜增厚（长箭头）、积液（短箭头）和两侧上颌窦骨硬化（弯曲箭头）（引自：STATdx©Elsevier，2022）

四、下颌骨

下颌骨（图11-49，图11-50）是面部最大、最强壮的骨头。颅骨中仅有可活动的骨（耳内听小骨除外）。

（一）特征

1. 类型 属于不规则骨。

2. 位置 构成下颌。

3. 连接 下颌骨的头部与颞骨的下颌窝形成了颞下颌关节。下颌牙齿插入牙槽窝。

4. 主要结构 由1个中心体部和2个侧支组成。

（1）体部：马蹄形的骨。

1）外侧面：突出并位于皮下。

2）下颌联合：位于中线，两侧体部在此处连接。

3）颏隆突：颏联合底部；俗称下巴。

4）颏孔：位于第二前磨牙下方；走行颏神经和血管。

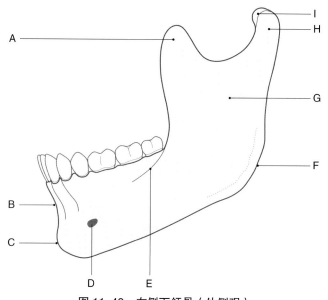

图 11-49　左侧下颌骨（外侧观）

A. 冠状突；B. 下颌联合；C. 颏隆凸；D. 颏孔；E. 斜线；F. 下颌角；G. 下颌支；H. 髁突；I. 下颌头

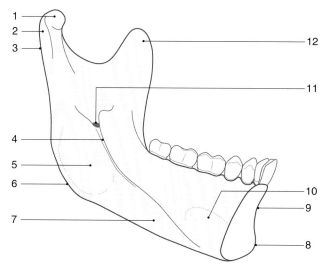

图 11-50　左下颌骨（内侧观）

1. 下颌头；2. 髁突；3. 颈部；4. 下颌舌骨肌线；5. 下颌下窝；6. 下颌角；7. 下颌体；8. 颏隆凸；9. 下颌联合；10. 舌下腺窝；11. 下颌孔；12. 冠突

5）斜线；下颌支前缘的延续。

6）牙槽嵴：包含下牙的牙槽窝。

7）内表面：凹面。

8）下颌舌骨线：连接咽部肌肉的斜嵴。

9）下颌下窝：位于下颌舌骨线下方，容纳下颌下唾液腺和淋巴结。

10）舌下窝：位于下颌舌骨线之上，内有舌下唾液腺。

（2）下颌支（复数支）：与体部成直角的扁平骨，两边各 1 块。

1）下颌孔：在内侧，是下颌管的开口。

2）下颌管：走行颏神经和血管。分为 2 个管。①颏管：在颏孔处开口；②切牙管：在切牙处开口。

3）下颌角：体部和下颌支的连接处。

4）冠突：三角形；形成了下颌支上缘的前部。

5）髁突：下颌支上缘的后方。

6）下颌头：髁突的膨大部分；与颞骨的下颌窝相连构成颞下颌关节。

7）颈部：头部下方的狭窄部分。

（二）骨化核

膜内成骨。

1. 初级骨化中心　体部有左、右2个初级骨化中心，妊娠第6周时出现。

下颌骨最初是成对的骨，在早期融合成一体。体部之间的联合在1岁时骨化。

2. 次级骨化中心　下颌支：4个次级骨化中心，分别位于左、右髁突和冠突。出生前与体部融合。

（三）下颌骨的影像学表现

下颌骨的影像学表现见图11-51，图11-52。

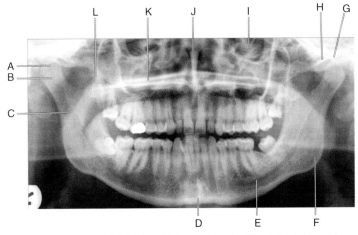

图11-51　下颌骨全景断层图像 / 正断层扫描图（OPG/ OPT）

A. 下颌头；B. 颈部；C. 下颌支；D. 颏隆凸；E. 体部；F. 下颌角；G. 颞下颌关节（TMJ）；H. 颞骨的下颌窝；I. 上颌窦；J. 犁骨；K. 硬腭；L. 冠突（引自：Spratt, Weir； Abrahams' Imaging Atlas of Human Anatomy, 6e, Elsevier）

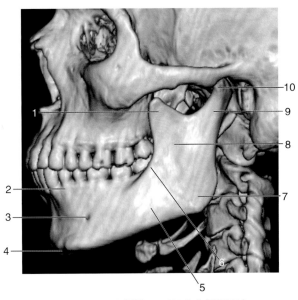

图11-52　下颌骨 3D CT（左侧面观）

1. 冠突；2. 牙槽嵴；3. 颏孔；4. 颏隆凸；5. 体部；6. 斜线；7. 下颌角；8. 下颌支，9. 颈部；10. 髁突（引自：STATdx©Elsevier，2022）

骨折

 拓展知识

由于颞下颌关节的固定，下颌骨被认为是一个环形结构。下颌骨骨折通常会导致第二处下颌骨骨折或对侧颞下颌关节骨折－脱位。

下颌骨骨折（图 11-53，图 11-54）

下颌骨骨折为第二常见的面部骨折。如果骨折延伸到牙根，则认为是开放性骨折，感染（骨髓炎）的风险很高。

病因：下颌受到直接打击，如人身攻击或交通事故。

治疗：常需手术固定。

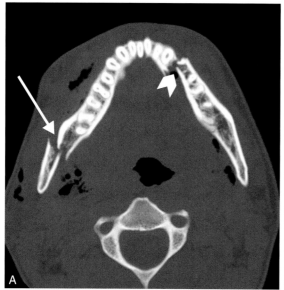 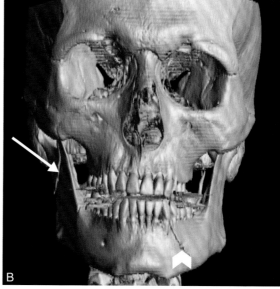

图 11-53 下颌骨骨折 CT 影像

A. 轴位；B. 3D。右下颌支（长箭头）和左体部骨折，累及下牙（短箭头）；因此是开放性骨折（引自：STATdx © Elsevier，2022）

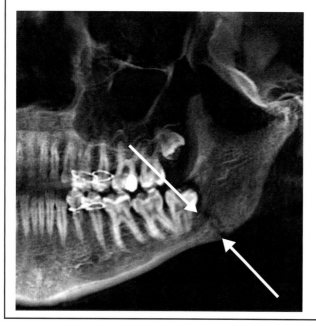

图 11-54 下颌骨骨折全景成像

左下颌角开放性骨折，累及下颌第三磨牙（引自：STATdx © Elsevier，2022）

五、牙齿

牙齿见图 11-55。

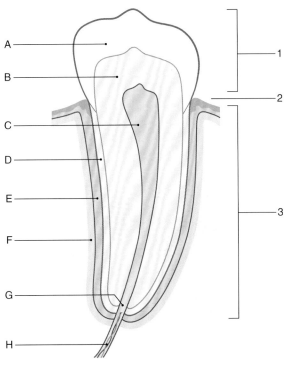

图 11-55 下前磨牙（冠状位）

A.牙釉质；B.牙本质；C.牙髓腔；D.牙骨质；E.牙周膜 F.硬骨板；G.根尖孔；H.神经和血管；1.牙冠；2.牙颈；3.牙根（引自：STATdx©Elsevier，2022）

（一）特征

1. 位置　位于上颌骨和下颌骨的牙槽嵴。

2. 连接　在上颌骨和下颌骨的牙齿和牙槽（窝）之间的纤维关节。

（二）结构

1. 主要结构

（1）牙冠：牙龈上方的区域。

（2）牙颈：牙根和牙冠之间在牙龈水平处的狭窄处。

（3）牙根：嵌在下颌骨和上颌骨的牙槽内。

（4）牙髓腔：牙齿的中央管。

2. 结构

（1）牙釉质：致密（牙体中最致密的物质），白色，无血管结构，覆盖牙冠；厚约 1.5mm，主要由磷酸钙形成（羟基磷灰石）。

（2）牙本质：质硬，黄色或白色的无血管结构，类似于骨。牙本质的小管通往牙髓腔。

（3）牙髓：有血管、神经和淋巴管的结缔组织；位于牙髓腔内。

（4）根尖孔：在根的尖端，为血管和神经的通道。

（5）牙骨质：层骨状组织，与牙釉质相连，覆盖在牙根上。

（6）牙周膜（韧带）：将牙骨质连接到牙槽根窝。

（7）硬骨板：一层薄薄的致密骨，位于牙齿所在的牙槽窝皮质。

（三）牙齿的种类

牙齿的种类见图 11-56。

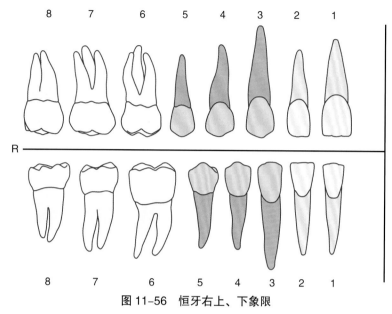

图 11-56 恒牙右上、下象限

1、2.切牙；3.尖牙；4、5.前磨牙；6、7、8.磨牙

1. 切牙　锐利，牙冠呈凿子形状，单牙根。切牙具有透咬和切割食物的功能。

2. 尖牙　不锋利，尖的牙冠，单牙根。尖牙具有抓持和撕扯食物的功能。

3. 前磨牙　2 个尖端，一个位于唇侧，另一个位于舌侧。通常是只有一个带沟槽的牙根，但上颌的 4 颗前磨牙通常有 2 个牙根。前磨牙具有研磨和咀嚼食物功能。

4. 磨牙　最大的牙齿；咬合面为立方状，有 3 或 4 个尖端。上磨牙有 3 个牙根；下磨牙有 2 个牙根。磨牙具有研磨和咀嚼食物的功能。

（四）齿列

1. 乳牙（奶牙）　儿童有 20 颗完整的牙齿：在每个象限中均有两颗切牙，1 颗尖牙和两颗磨牙。

2. 恒牙　成年人有 32 颗牙齿：在每个象限中有 2 颗切牙，1 颗尖牙，2 颗前磨牙和 3 颗磨牙。

（五）牙齿排列公式

为了识别口腔中不同的牙齿，分别使用了数字和字母作为公式。

1. 数字用于识别标记恒牙

上排：R 87654321 | 12345678 L

下排：R 87654321 | 12345678 L

2. 字母用来识别标记乳牙

R edcba | abcde L

R edcba | abcde L

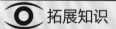 拓展知识

　　为了识别单个牙齿，使用了部分网格和牙齿标记法，如：

右上方第一个是 $\overline{}\!|^{1}$ ，左下角第四个是 $^{4}|\!\overline{}$

（六）牙齿的影像学表现

牙齿的影像学表现见图 11-57。

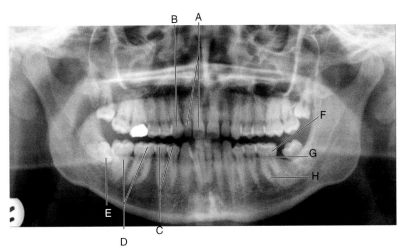

图 11-57　下颌骨全景断层图像 / 正断层扫描图（OPG）

A. 切牙；B. 尖牙；C. 前磨牙；D. 磨牙；E. 第三磨牙（阻生齿）；F. 牙冠；G. 牙髓腔；H. 牙根（引自：Spratt, Weir； Abrahams Imaging Atlas of Human Anatomy, 6e, Elsevier）

相关疾病

龋齿（图 11-58）

俗称蛀牙。牙齿结构的脱矿化导致神经的腐蚀和暴露，出现敏感和疼痛症状。最好通过放射影像来观察，虽然需要失去 40% 的矿化物才能在 X 线上发现。如果继续侵蚀和感染下面的骨窝，可能导致脓肿。

病因：由饮食中的酸及口腔中的细菌分解产生的酸性物质所致。

治疗：用补牙修复龋齿，晚期病例需要拔牙。

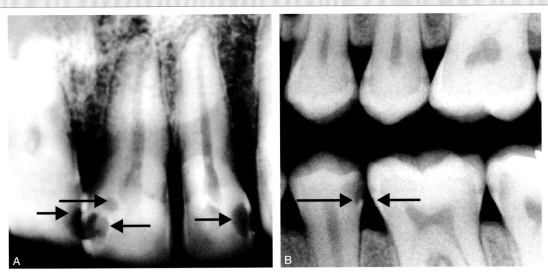

图 11-58　龋齿 X 线片

A. 牙根周围片；B. 牙𬌗翼片。可看到牙齿结构中的透亮区（箭头）（引自：STATdx©Elsevier，2022）

六、颞下颌关节

颞下颌关节（TMJ）见图 11-59。

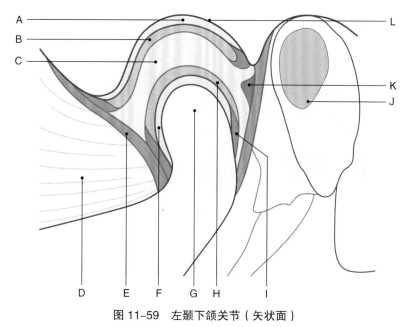

图 11-59 左颞下颌关节（矢状面）

A.纤维软骨；B.滑液；C.关节盘；D.外侧翼状韧带；E.纤维关节囊；F.纤维软骨；G.下颌头；H.滑液；I.滑膜；J.外耳道；K.静脉丛；L.颞骨下颌窝

（一）种类

滑膜双髁关节（2个关节作为1个功能单位）。

1.骨性关节面 关节结节和颞骨下颌窝的前部在上方，下颌骨髁突的头部在下方。关节表面覆盖有纤维软骨。

2.纤维关节囊 包绕关节，与关节结节和下颌骨窝及下颌骨的颈部相连。关节囊上松下紧。

3.滑膜 衬于纤维关节囊内。滑膜分泌滑液，润滑关节。

4.支持韧带

（1）外侧（颞下颌）韧带：从颧骨到下颌骨颈部。

（2）蝶下颌韧带：从蝶骨棘到下颌孔的下颌小舌。

（3）茎突下颌韧带：从茎突到下颌角和下颌支。

5.关节囊内结构 关节盘：纤维组织，将关节腔水平分成两部分并与关节囊融合。

6.活动方式

（1）通过翼外肌下降关节。

（2）由颞肌、咬肌和翼内肌上升关节。

（3）通过翼外肌和翼内肌前伸关节。

（4）通过颞肌后伸关节。

（5）由翼内侧和翼外肌进行关节横向运动。

（6）当口张开时，下颌头自后向前下从下颌窝移动到关节结节。关节盘随下颌头移动以保护关节面。

7.血液供应 颞浅动脉和上颌动脉。

8.神经分布 下颌神经的分支。

（二）颞下颌关节的影像学表现

颞下颌关节的影像学表现见图 11-60，图 11-61。

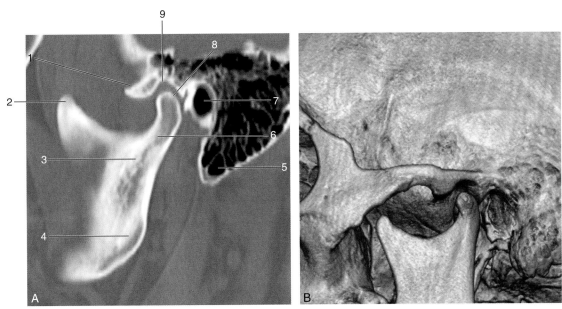

图 11-60 左颞下颌关节 CT

A. 矢状位；B. 三维重建

1. 颞骨关节结节；2. 下颌骨冠突；3. 下颌支；4. 下颌角；5. 乳突；6. 下颌颈；7. 外耳道；8. 下颌头；9. 颞骨下颌窝（引自：STATdx©Elsevier，2022）

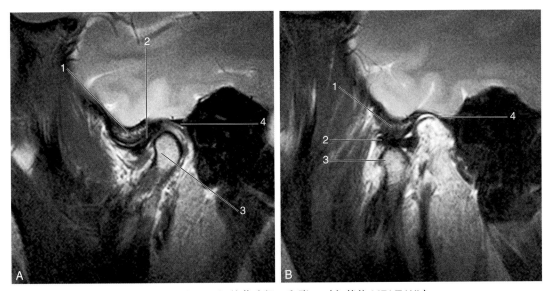

图 11-61 左颞下颌关节（闭口和张口时矢状位 MRI T$_2$WI）

A. 闭口；B. 张口

1. 颞骨关节结节；2. 关节盘；3. 下颌头；4. 颞骨下颌窝。注意：在张口时下颌头和关节盘是如何向前移出下颌窝的（引自：STATdx© Elsevier，2022）

七、舌骨

舌骨（图 11-62）不是严格意义上的面部骨骼，它连接着口部肌肉、舌和咽中缩肌。通过附着的肌肉在许多生理过程中起着重要的作用，如咀嚼、吞咽、呼吸、发声、颈部姿势。

1. 类型 属于不规则骨。

2. 位置 位于颈部前方，舌根处。在下颌角和第三、第四颈椎水平处，高于喉软骨的位置。

3. 连接 通过茎突舌骨韧带悬挂在颞骨茎突上。舌骨的独特之处在于其不直接与任何其他骨头相连。

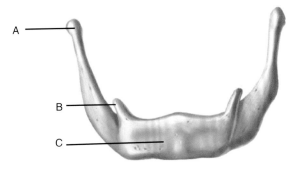

图 11-62 舌骨前面观

A.大角；B.小角；C.体部（引自：MOSBY'S®MEDICAL DICTIONARY, Eleventh Edition, 2022）

4. 主要解剖结构 由体部和两对角组成。

（1）体部：凸形，马蹄状。

（2）大角：从体部后外侧突出。

（3）小角：在体部和大角之间的连接处突出。

5. 骨化核 6 个初级骨化中心。

（1）体部：2 个骨化中心，接近出生时出现。

（2）大角：2 个骨化中心（每侧 1 个），接近出生时出现。

（3）小角；2 个骨化中心（两侧各 1 个），在 1 ～ 2 岁出现。

（4）最初由软骨连接，在中年时期融合。

6. 舌骨的影像学表现 见图 11-63。

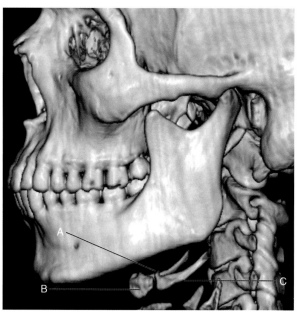

图 11-63 舌骨三维 CT 影像

A.小角；B.体部；C.大角。注意：体部和大角之间的软骨还未融合（引自：STATdx©Elsevier, 2022）

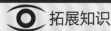 拓展知识

舌骨常在勒颈过程中骨折，因此在法医学上很重要。